全国高等职业教育医学检验技术专业“十三五”规划教材

卫生理化检验

（供医学检验技术专业使用）

主　编　段春燕　司　毅
副主编　李静雅　王思程
编　者　（以姓氏笔画为序）
王思程（辽宁医药职业学院）
司　毅（山东医学高等专科学校）
杨　颖（商丘医学高等专科学校）
李静雅（甘肃医学院）
何　丹（雅安职业技术学院）
张　远（山东医学高等专科学校）
陈香郡（重庆医药高等专科学校）
孟丹丹（信阳职业技术学院）
段春燕（重庆医药高等专科学校）
梁　莎（益阳医学高等专科学校）

中国健康传媒集团
中国医药科技出版社

内容提要

本教材为“全国高等职业教育医学检验技术专业‘十三五’规划教材”之一，系根据本套教材的编写指导思想和原则要求，结合专业培养目标和本课程的教学目标、内容与任务要求编写而成。本教材具有专业针对性强、紧密结合新时代行业要求和社会用人需求、与职业技能鉴定相对接等特点；内容主要包括生物材料检验、食品理化检验、水质理化检验、空气理化检验等。本教材为书网融合教材，即纸质教材有机融合电子教材、教学配套资源（PPT、微课、视额、图片等）、题库系统、数字化教学服务（在线教学、在线作业、在线考试）。

本教材主要供全国高等职业教育医学检验技术专业师生使用，也可作为卫生检验与检疫技术专业等相关专业教材。

图书在版编目（CIP）数据

卫生理化检验 / 段春燕，司毅主编. —北京：中国医药科技出版社，2019.12

全国高等职业教育医学检验技术专业“十三五”规划教材

ISBN 978-7-5214-1433-2

Ⅰ.①卫… Ⅱ.①段… ②司… Ⅲ.①卫生检验—高等职业教育—教材 Ⅳ.①R115

中国版本图书馆CIP数据核字（2019）第266829号

美术编辑 陈君杞

版式设计 易维鑫

出版 **中国健康传媒集团** | 中国医药科技出版社

地址 北京市海淀区文慧园北路甲22号

邮编 100082

电话 发行：010-62227427 邮购：010-62236938

网址 www.cmstp.com

规格 889×1194mm 1/16

印张 14 1/4

字数 313千字

版次 2019年12月第1版

印次 2024年1月第4次印刷

印刷 大厂回族自治县彩虹印刷有限公司

经销 全国各地新华书店

书号 ISBN 978-7-5214-1433-2

定价 42.00 元

数字化教材编委会

主　编　段春燕　司　毅

副主编　李静雅　王思程

编　者　（以姓氏笔画为序）

王思程（辽宁医药职业学院）

司　毅（山东医学高等专科学校）

杨　颖（商丘医学高等专科学校）

李静雅（甘肃医学院）

何　丹（雅安职业技术学院）

张　远（山东医学高等专科学校）

陈香郡（重庆医药高等专科学校）

孟丹丹（信阳职业技术学院）

段春燕（重庆医药高等专科学校）

梁　莎（益阳医学高等专科学校）

出版说明

为深入贯彻《现代职业教育体系建设规划（2014—2020年）》以及《医药卫生中长期人才发展规划（2011—2020年）》文件的精神，满足高等职业教育医学检验技术专业培养目标和其主要职业能力的要求，不断提升人才培养水平和教育教学质量，在教育部、国家卫生健康委员会及国家药品监督管理局的领导和指导下，在全国卫生职业教育教学指导委员会医学检验技术专业委员会有关专家的大力支持和组织下，在本套教材建设指导委员会主任委员胡野教授等专家的指导和顶层设计下，中国医药科技出版社有限公司组织全国50余所高职高专院校及其附属医疗机构近150名专家、教师历时1年多精心编撰了“全国高等职业教育医学检验技术专业‘十三五’规划教材”，该套教材即将付梓出版。

本套教材包括高等职业教育医学检验技术专业理论课程主干教材共计10门，主要供全国高等职业教育医学检验技术专业教学使用。

本套教材定位清晰、特色鲜明，主要体现在以下方面。

一、紧扣培养目标，满足职业标准和岗位要求

本套教材的编写，始终坚持“去学科、从目标”的指导思想，淡化学科意识，遵从高等职业教育医学检验技术专业培养目标要求，对接职业标准和岗位要求，培养具有一定的科学文化水平，良好的职业道德、工匠精神和创新精神，具有较强的就业能力、一定的创业能力和支撑终身发展的能力；掌握医学检验和临床医学的基本知识，具备医学检验工作的技术技能，面向卫生行业临床检验技师、输血技师、病理技师等职业群，能够从事人体各种标本检验及鉴定等工作的高素质技术技能人才。本套教材从理论知识的深度、广度和技术操作、技能训练等方面充分体现了上述要求，特色鲜明。

二、体现专业特色，整体优化，紧跟学科发展步伐

本套教材的编写特色体现在专业思想、专业知识、专业工作方法和技能上。同时，基础课、专业基础课教材的内容与专业课教材内容对接，专业课教材内容与岗位对接，教材内容着重强调符合基层岗位需求。教材内容真正体现检验医学工作实际，紧跟学科和临床发展步伐，内容具有科学性和先进性。强调全套教材内容整体优化，注重不同教材内容的联系与衔接，并避免遗漏和不必要的交叉重复。

三、对接考纲，满足临床医学检验技士资格考试要求

本套教材中，涉及临床医学检验技士资格考试相关课程教材的内容紧密对接《临床医学检验技士资格考试大纲》，并在教材中插入临床医学检验技士资格考试“考点提示”，有助于学生复习考试，提升考试通过率。

四、书网融合，使教与学更便捷更轻松

全套教材为书网融合教材，即纸质教材与数字教材、配套教学资源、题库系统、数字化教学服务有机融合。通过“一书一码”的强关联，为读者提供全免费增值服务。按教材封底的提示激活教材后，读者可通过PC、手机阅读电子教材和配套课程资源（PPT、微课、视频等），并可在线进行同步练习，实时反馈答案和解析。同时，读者也可以直接扫描书中二维码，阅读与教材内容关联的课程资源，从而丰富学习体验，使学习更便捷。教师可通过PC在线创建课程，与学生互动，开展在线课程内容定制、布置和批改作业、在线组织考试、讨论与答疑等教学活动，学生通过PC、手机均可实现在线作业、在线考试，提升学习效率，使教与学更轻松。此外，平台尚有数据分析、教学诊断等功能，可为教学研究与管理提供技术和数据支撑。

编写出版本套高质量教材，得到了全国知名专家的精心指导和各有关院校领导与编者的大力支持，在此一并表示衷心感谢。出版发行本套教材，希望受到广大师生欢迎，并在教学中积极使用本套教材和提出宝贵意见，以便修订完善，共同打造精品教材，为促进我国高等职业教育医学检验技术专业教育教学改革和人才培养做出积极贡献。

中国医药科技出版社

2019年11月

全国高等职业教育医学检验技术专业“十三五”规划教材

建设指导委员会

前 言

Foreword

本教材主要根据全国高等职业教育医学检验技术专业培养目标和主要就业方向及职业能力要求，按照本套教材的编写指导思想和原则要求，结合本课程教学大纲，由全国8所院校从事教学和生产一线的教师、学者悉心编写而成。

卫生理化检验是高职高专医学检验技术专业的必修课程，本教材精选了具有代表性的卫生理化检验项目，内容主要包括生物材料检验、食品理化检验、水质理化检验、空气理化检验等。按照相应的国家标准介绍了样品的采集、处理、保存、检测方法和原理及注意事项等。通过卫生理化检验相关知识的学习，让学生能正确认识食品、水质、空气等与人体健康的关系，学会测定食品、水质、空气、生物材料中有代表性的物质的测定方法，开阔学生视野，提高综合科学素养，为从事理化检验岗位工作奠定理论知识和技能基础。

本教材以工作岗位的理化检验项目为主体，依据国家标准要求进行编写，具有专业针对性强、紧密结合最新行业要求和社会用人需求、与职业技能鉴定相对接等特点。本教材在编写中坚持“三基、五性、三特定”的原则，始终贯彻基本知识、基本理论、基本技能的要求，力求更具实用性、针对性和前瞻性。本教材为理实一体化教材，也是书网融合教材，即纸质教材有机融合电子教材、教学配套资源、题库系统、数字化教学服务（在线教学、在线作业、在线考试）。

本教材主要供全国高职高专医学检验技术专业师生使用，也可作为卫生检验与检疫技术等相关专业用书。

本教材由段春燕、司毅担任主编，参加编写的人员有段春燕（第一章 绪论）、王思程（第二章）、杨颖（第三章第一节、第二节；附录）、张远（第三章第三节）、何丹（第三章第四节、第五节、第六讲）、孟丹丹（第四章第一节、第二节）、梁莎（第四章第二节、第三节）、陈香郡（第四章第四节、第五节）、司毅（第五章第一节、第二节）、李静雅（第五章第三节、第四节）。

本教材在编写过程中得到了各位编委及所在院校领导和老师们的大力支持和帮助，在此表示衷心的感谢。由于编写时间仓促，编者水平有限，教材中难免有疏漏和不妥之处，敬请使用本教材的广大师生提出宝贵的意见，以便在下次修订时改正。

编　者

2019年10月

目　录

Contents

第一章

绪　论

学习目标

1. **掌握**　卫生理化检验的分类、基本步骤。
2. **熟悉**　样品分析前的常用处理方法、检测报告书的一般格式。
3. **了解**　卫生理化检验的定义、意义、常用的分析方法、分析质量控制。
4. 学会标准曲线、回收率的计算方法。

随着社会的发展，人民生活水平提高的同时食品安全问题、水质污染、空气污染等问题屡见不鲜，如何进行有效的治理和预防污染、保障身体健康已成为老百姓关心的头等大事。《"健康中国2030"规划纲要》强调要加强影响健康的环境问题治理，深入开展大气、水、土壤等污染防治、加强食品安全监管。而研究环境因素中与人体健康密切相关的物质就属于卫生检验的范畴。

扫码"学一学"

第一节　卫生理化检验的基本任务和分类

一、卫生理化检验的意义

卫生理化检验是指用物理、化学的基本理论和方法，分析检测与人类健康因素密切相关物质的种类和数量的一门学科。

卫生理化检验属于预防医学的范围，具有两方面的重要意义。

1.评价外界环境中各种物理、化学因素与人体健康的关系及对人体健康影响的程度，为制定卫生标准和采取预防疾病的措施提供科学依据。

2.判断检验对象是否符合卫生标准，评价已经采取卫生措施的实施效果。通过卫生理化检验工作，能有效检测与人体健康相关物质的种类和数量，判断检测对象是否符合相应的卫生标准，并对污染的排放、治理等措施进行评价。

二、卫生理化检验的分类

（一）根据研究领域分类

卫生理化检验根据研究领域的不同，可分为营养与食品卫生检验、环境卫生检验、劳动卫生检验。营养与食品卫生检验的研究对象是食品，其任务是检测食品中营养物质及影响卫生质量的化学物质的种类和数量，从而为食品的营养与卫生提供保证。环境卫生检验的研究对象是人们日常生活所接触到的外部空间、条件和状况，包括大气、水、土壤、公共场所、化妆品等，其任务是检测上述空间中直接或间接影响人类健康的物理、化学因素的种类和含量，从而为人们提供安全、卫生的生活环境。劳动卫生检验的研究对象是劳动环境，其主要任务是研究劳动环境中化学物质的种类和含量、劳动环境中的有毒有害物质进入人体后的代谢产物，从而为识别、评价、控制职业性有害因素和职业病防治提供科学依据。

（二）根据研究对象分类

卫生理化检验可根据样品的对象分为食品检验、水质检验、空气检验、土壤与底质检验、化妆品检验、生物材料检验等。

（三）根据检验性质分类

卫生理化检验有委托检测、监督检测和鉴定检测等几种形式。委托检测是委托者自带检品送检，检验者不对检品来源负责，其检测结果仅对检品负责；监督检测和鉴定检测要求对检测的全过程负责。

扫码“学一学”

第二节　卫生理化检验工作的基本步骤

卫生理化检验的基本步骤包括样品的采集、样品的前处理、样品分析和检测结果的报告四个步骤，每一个环节都可影响分析数据的质量。

一、样品的采集

样品的采集是卫生理化检验的关键步骤。如果采集的样品不符合要求，造成待测成分的损失或者污染，就会使检测结果不可靠，甚至导致错误的实验结论。卫生理化检验通常是从整体中抽取一部分来检验，将检验结果作为整体的检验结论。整体是指根据研究目的确定的研究对象的全体。从整体中抽出部分的过程，叫作样品采集，从总体中随机抽取的部分叫作样品。一般说来，样品与整体是有差异的，这个差异称为采样误差。好的样品采集方案和采样技术可以使采样误差尽可能降低。

样品采集的基本原则是代表性，根据分析目的不同，应充分考虑用均匀性、随机性或典型性来保证代表性。要用样品说明一个整体的性质时，用均匀性或随机性来保证代表性；当样品分析的目的是要说明整体的某一特征时，要用典型性来保证代表性，如掺伪食品的采集、车间空气的采集等。

二、样品的前处理

由于卫生理化检验中食品、水、空气、土壤等样品的组成十分复杂，食品、生物材料等样品中一般含有大量的有机化合物，而有机化合物会包裹待测组分，或与待测组分结合、吸附，从而影响测定结果；有些样品中存在与被测组分性质相近的其他成分（习惯上称为干扰组分）；有些样品中待测组分含量低且分散。这些因素的存在对测定的准确性和可靠性造成干扰，因此，在样品分析前必须采取一定的措施，将这些干扰因素消除或减少。样品的前处理是指样品在测定前消除或减少干扰因素，浓缩待测成分，使样品能满足分析方法要求而采取的处理措施。样品前处理是卫生理化检验顺利进行的保障，对保证分析结果的准确度是十分必要的。

样品前处理的方法很多，经典样品前处理的主要方法是破坏有机质，将待测组分释放出来；或利用被测组分与干扰组分性质的差异将其分离。在实际工作中，应根据样品的种类、分析对象、待测组分的理化性质及选用的分析方法来确定样品前处理的方法。选择样品前处理方法的原则是：①被测组分与干扰组分完全分离，防止被测组分的损失；②处理过程中不得引入被测组分，也不能引入干扰成分；③经处理的样品不得影响后续样品分析；④避免由试剂引入过多的杂质；⑤安全、简便、高效。

（一）有机质分解法

有机质分解法通常是采用长时间的高温处理或与强氧化剂作用，使样品中的有机物分解，所含的碳、氢、氧元素以二氧化碳和水的形式逸出，其他元素被释放出来，以简单无机离子的形式存在。这种处理方法主要用于食品、土壤、生物材料、化妆品等样品中无机元素的测定。根据操作条件的不同，可分为干灰化法和湿消化法。

1. 干灰化法 干灰化法的原理是将样品经高温灼烧，使样品中的有机物氧化分解成二氧化碳、水和其他气体而挥发，残留物以盐类或氧化物的无机形式存在，被稀酸溶解后供测定用。干法的操作过程分为三个阶段。

（1）炭化 将样品置于坩埚中，在普通电炉上加热（约300℃），使样品脱水炭化至无烟。炭化水分较多的样品时，应先小火加热至近干，再逐渐加大火力，防止样品因受热过急而使液体溅出，造成被测组分的损失。

（2）灰化 将炭化样品和坩埚一起移至高温电炉中，在500~600℃下高温灼烧至样品变为无黑色炭粒的灰白色粉末。如果残渣仍有黑色颗粒，说明灰化不彻底，可加入少量稀硝酸润湿冷却，水浴蒸干后再进行灰化。

（3）溶解 灰白色粉末状残渣是样品残留的无机盐类或氧化物，可用稀盐酸溶解后过滤，滤液定容后供测定用。由于硝酸是氧化性的酸，残留的硝酸会对后续测定有影响，所以一般不用硝酸作溶剂。

干灰化法的优点在于：①可以不加或加入很少的试剂，引入的杂质少，试剂空白值较低；②操作简便，能同时处理多个样品，适用于批量样品的测定。干灰法的缺点是：①灰化是在敞口容器中进行，灰化时间长，温度高，容易造成待测组分的挥发损失；②高温条件下坩埚材料会形成微小空穴，对待测组分有吸附作用，从而使待测物难以溶出，导致测定的回收率降低。

为了防止待测组分的损失，提高回收率，可以采取以下措施：①采用适宜的灰化温度，通常选用500~550℃灰化4小时，一般不超过600℃，如果灰化温度超过600℃，钾、钙、氯等元素易挥发损失造成误差，磷酸盐也会包裹炭粒，熔化凝结成固形物，使灰化难以彻底完成，所以灰化温度不得超过600℃。现代低温灰化技术可以使灰化温度降至150℃以下，从而大大减少元素的损失；②在样品中加入助灰化剂，加速有机物氧化，防止某些被测组分挥发损失和被坩埚吸附。常用的助灰化剂有碳酸钠、氢氧化钠、硝酸镁、氧化钙、硝酸钠等；③选择材质合适的坩埚，不同材质的坩埚耐受高温的程度及对待测组分的吸附程度不同，选择合适的坩埚有助于提高回收率，坩埚的种类有石英坩埚、瓷坩埚、铂金坩埚、石英纤维坩埚等；④在规定的灰化温度和时间内，若样品仍不能完全灰化，可以待坩埚冷却后，加入适量的酸或水，帮助灰分溶解或改变盐的组成，解除对碳粒的包裹，使灰化完全。

2. 湿消化法 湿消化法是在强酸性和加热沸腾的条件下，样品中的有机化合物被强氧化剂氧化，其化学结构被破坏，使待测的无机成分释放出来，形成不挥发的无机化合物。湿消化法破坏样品装置见图1-1。

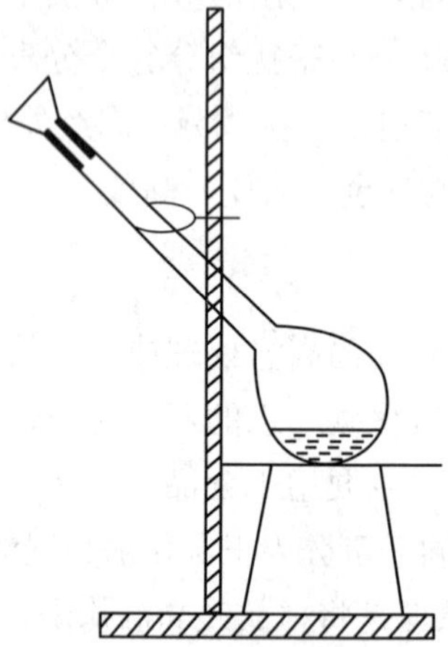

图1-1 湿消化法破坏样品装置

（1）常用的强酸 湿消化法中常用的强酸有硝酸、高氯酸、硫酸等，有时还可以加入一些强氧化剂（如高锰酸钾、过氧化氢等）或催化剂（如硫酸铜、硫酸汞、五氧化二钒等），以加速样品的氧化分解，完全破坏样品中的有机物。

浓硝酸（65%~68%，14mol/L）具有较强的氧化能力，能将样品中的有机物氧化成CO_2和H_2O除去，本身分解为O_2和NO_2，过量的硝酸容易通过加热除去。硝酸具有较强的溶解能力，除铂和金外，其他硝酸盐几乎都易溶于水。由于硝酸的沸点较低（121.8℃），且易分解，其氧化能力不持久，易烧干，在消化过程中需要经常补加。在消化液中通常会残存氮氧化物，当对待测成分的测定产生干扰时，可加入一定量的纯水加热驱赶。在多数情况下，单独使用硝酸不能使有机物完全分解，常与其他酸配合使用。

高氯酸（65%~70%，11mol/L）能与水形成恒沸溶液，其沸点为203℃。室温时高氯酸的氧化能力很弱，但热的高氯酸是一种强氧化剂，其氧化能力强于硝酸和硫酸，几乎所有的有机物都能被它分解破坏。这是由于高氯酸在加热条件下能产生氧和氯，其反应如下：

$$4HClO_4 \longrightarrow 7O_2+2Cl_2+2H_2O$$

高氯酸能将大多数金属氧化，生成相应的高氯酸盐和水。除K^+和NH_4^+的高氯酸盐外，一般的高氯酸盐都易溶于水；高氯酸的沸点适中，氧化能力较为持久，消化食品样品的速度较快，并且过量的高氯酸也易于加热除去。

在使用高氯酸时，需要特别注意安全。在高温下，当高氯酸直接接触某些还原性较强的物质（如乙醇、甘油、脂肪、糖类）时，因反应剧烈，故有发生爆炸的危险。因此，一般不单独使用高氯酸处理样品，而采用硝酸-高氯酸混酸分解有机物。在消化过程中应随时注意补加硝酸，直至样品无炭化、消化液颜色变淡为止。切忌使消化液烧干，以免发生危险。使用高氯酸消化时，应在通风橱内操作，以便生成的气体和酸雾能及时排出。

浓硫酸（98%，18mol/L）具有一定的氧化能力，对有机物有强烈的脱水作用，并使其炭化，进一步氧化生成二氧化碳，同时硫酸受热分解为氧、二氧化硫和水，其反应式如下：

$$2H_2SO_4 \longrightarrow O_2 + 2SO_2 + 2H_2O$$

硫酸具有沸点高（338℃）、不易挥发损失的优点，与其他酸混合使用，在加热蒸发至出现三氧化硫白烟时，可以除去低沸点的硝酸、高氯酸、水及氮氧化物。硫酸与碱土金属（如钙、镁、钡、铅）所形成的盐类在水中的溶解度较小。

（2）常用的消化方法　有硫酸消化法、硝酸–高氯酸法、硝酸–硫酸法、硝酸–硫酸–五氧化二钒法等。

1）硫酸消化法　热的浓硫酸具有较强的氧化性，脱水作用可使样品中的有机物脱水炭化，从而破坏样品中的有机物。消化液炭化后耗时较长时可以加入硫酸钾提高硫酸的沸点，加适量硫酸铜或硫酸汞作为催化剂以缩短消化时间。例如，凯氏定氮法测定食品中蛋白质的含量就是采用硫酸消化法。

2）硝酸–高氯酸消化法　此法可以采取以下方式进行：一是在样品中先加入硝酸进行消化，待大量有机物分解后，再加入高氯酸继续消化；二是将样品用硝酸–高氯酸混合液浸泡过夜或先小火加热至大量泡沫消失，再继续加热至消化完全。该法氧化能力强，消化温度较低，炭化过程不明显，挥发损失少。应该注意：当消化温度高、消化时间过长时，硝酸被消耗完，残余的高氯酸与未消化的有机物剧烈反应，有可能引起燃烧或爆炸。因此为防止烧干，可加入少量硫酸，硫酸的沸点高，可以提高消化温度，充分发挥硝酸和高氯酸的氧化作用。三种酸的加入顺序为硝酸、硫酸、高氯酸。消化过程中应补加混合酸，不能单独使用高氯酸。在消化结束后需要进行脱硝处理，除去氧化性的硝酸和氮氧化物的过程称为脱硝。某些含有还原性组分如乙醇、甘油、油脂等较多的食品样品不宜采用此法。

3）硝酸–硫酸消化法　在样品中加入硝酸和硫酸的混合液，加热使有机物分解、炭化。硝酸–硫酸法破坏有机质的过程分为五个阶段：①硝酸浸泡；②加入硫酸，开始消化；③消化过程中及时补加氧化剂，防止炭化，直至溶液澄清透明无色或微带黄色；④终止消化；⑤脱硝。

根据消化技术的不同，湿法消化可分为敞口消化法、回流消化法、冷消化法、密封罐消化法和微波消化法。湿消化法的优点是：①分解有机物的速度快，所需时间短；②加热温度较干灰化法低，可以减少待测成分的挥发损失；③使用的设备、仪器简单，应用较为广泛。缺点是：①在消化过程中，产生大量的有害气体，操作必须在通风橱中进行；②试剂用量较大，有时空白值较高。

知识拓展

微波消解法已在样品处理中广泛地应用。微波可以直接穿入试样的内部，在试样的不同深度产生热效应，使加热更迅速、更均匀，缩短消化所需加热的时间。与常规湿法消化相比，微波消解法具有消解时间短、消化试剂用量少、空白值低、样品交叉污染少、产生的酸雾少等优点。

（二）待测成分提取

由于样品的成分复杂，待测组分的含量较低，且经常共存大量的干扰物质，因此，在对样品进行分析测定前应先对待测成分进行提取、净化。这种处理过程不仅可以将待测组分处理成适于测定的状态，而且能够消除大量杂质对测定的干扰，使其满足分析方法的要求。

提取是将待测组分从样品基体中分离出来并转移至溶液中的处理过程。有机待测成分一般采用溶剂分离提取的方法，应选择对待测组分溶解度较大的溶剂，以节省试剂用量、缩短提取时间、保证较高的提取效率。

1. 溶剂提取法 是根据相似相溶的原理，用适当的溶剂将待测成分从样品基体中分离提取出来。常用的提取方法包括浸提法、液－液萃取法。

（1）浸提法 是利用液体溶剂浸泡固体样品，将待测组分在溶剂中溶解，从而与样品的其他基体分离。为提取充分，往往要经过多次提取。常用的浸提法有漂洗法、索氏提取法、超声波提取法、加速溶剂萃取等。

（2）液－液萃取法 是利用溶质在两种互不相溶的溶剂中分配系数的差异，将待测组分从一种溶剂转移至另一种溶剂中，从而达到分离的目的。此法适用于液态样品或经过其他方法提取后的液态基质。目前，随着分析技术的不断发展，出现了一些新的液－液萃取技术，如连续萃取、逆流萃取、在线萃取和自动液液萃取等。

2. 挥发法和蒸馏法 是利用待测成分的挥发性将其转变为气体或通过化学反应转变为具有挥发性的物质，从而与样品基体分离。这种样品前处理方法可以排除大量非挥发性基体成分对测定的干扰。常用的方法包括扩散法、顶空法、蒸馏法、吹蒸法等。

（1）扩散法 是加入某种试剂使待测组分生成气体而被测定，通常在扩散皿中进行，如肉、鱼或蛋制品中挥发性盐基氨的测定。

（2）顶空法 是将样品置于密封的顶空瓶中，在一定温度下加热一段时间后，待测组分在气－液（或气－固）两相中达到动态平衡，通过测定气相中待测组分的含量间接得到样品中该组分的含量。顶空法适用于液体、半固态和固态样品中痕量易挥发性组分的分离测定，通常与气相色谱法联用，可分为静态顶空法和动态顶空法。顶空分析法对于痕量低沸点化合物的分离十分有效。近年来结合填充气相色谱、毛细管色谱－质谱联用技术，顶空法在许多分析领域的应用范围不断被拓宽，在理化检验中的应用也越来越普遍。

（3）蒸馏法 在较高的温度下，利用蒸馏装置，将样品中挥发性物质以蒸气的形式从样品基体中逸出，直接收集馏出液或经合适的吸收液吸收后用于分析。可分为常压蒸馏法（图1–2）、减压蒸馏法及水蒸气蒸馏法（图1–3）。

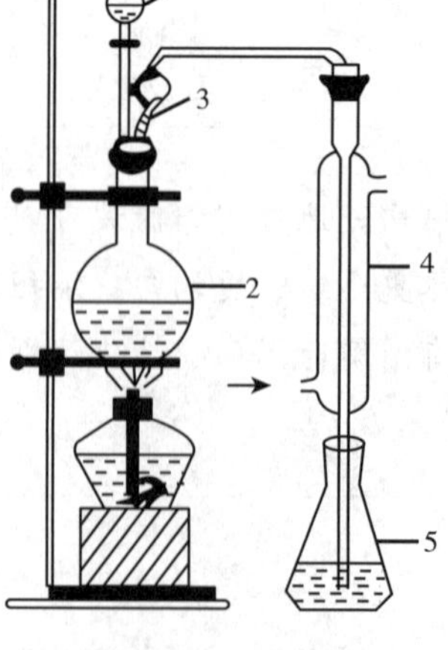

图1–2 常压蒸馏装置

1. 加液漏斗；2. 样品蒸馏瓶；3. 缓冲液；4. 冷凝管；5. 吸收瓶

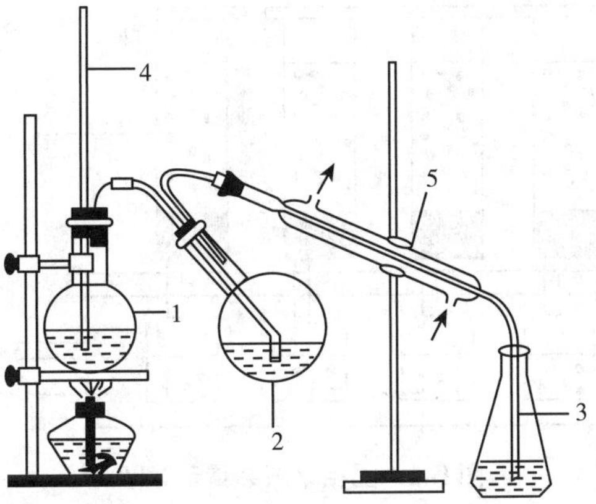

图1-3　水蒸气蒸馏装置

1. 水蒸气发生瓶；2. 样品蒸馏瓶 3. 吸收管；4. 安全管；5. 冷凝管

3. 基质固相分散法　是在固相萃取的基础上发展起来的新型样品前处理方法，其原理是将样品直接与适量的固相萃取填料研磨、混匀，制成半干混合物后作为填料装柱，然后选择合适的溶剂淋洗柱子，用来洗脱待测组分，收集洗脱液用于检测分析。基质固相分散法适用于固态、半固态和高黏性样品的提取净化处理。

4. 微波辅助萃取法（MAE）　是将样品与一定量的溶剂装入萃取容器中，密闭后置于微波系统中，利用微波辅助来提高溶剂萃取的速度和萃取效率的一种新型前处理方法。

5. 超临界流体萃取法（SCF）　是在两相之间进行的一种萃取方法，与普通液-液萃取和液-固萃取不同之处在于萃取剂使用的是超临界流体。超临界流体萃取常与色谱分析联用，可用于样品中多环芳烃、多氯联苯、农药残留等有害成分的检测。

（三）待测成分净化和浓缩

1. 净化　是指对样品提取液进行适当的处理，去除干扰成分的处理过程。适用于样品提取液中含大量的基体成分（如蛋白质、脂肪、糖类、色素）且这些基体组分会干扰检测结果的情况。常用的净化方法有液-液分配法、液相色谱法、固相萃取法、固相微萃取法、皂化法、磺化法等。

（1）液-液分配法　利用待测组分和杂质溶解度的差异，选择互不相溶的溶剂对样品提取液进行净化。

（2）液相色谱法　是利用各分离组分在固定相和流动相两相间分配系数的差异，当两相作相对运动时，组分在两相间进行多次分配，从而实现各组分分离的方法。

（3）固相萃取法（SPE）　是一种包括液相和固相的物理萃取过程，采用选择性吸附、选择性洗脱的方式对样品进行富集、分离和净化。固相萃取装置示意图见图1-4。固相萃取的操作步骤包括萃取柱的预处理、上样、淋洗、洗脱等四步（图1-5）。萃取柱预处理一般用两种溶剂，一种溶剂用于除去吸附剂上的杂质，另一种溶剂是使吸附剂溶剂化，当样品溶液通过萃取柱时，样品溶液可与溶剂化的吸附剂紧密接触，从而提高待测物的富集效率和测定的重复性。上样过程是加入一定体积的样品溶液，并以一定的流速完全通过萃取柱，使溶液中被萃取组分保留在萃取柱上，溶剂和其他不易保留的组分从柱中流出。淋洗过程是加入适当的洗涤溶剂去除萃取柱上的干扰组分。洗脱是用洗脱溶液把保留在萃取柱上的待测组分洗脱下来并收集在试管中备用。

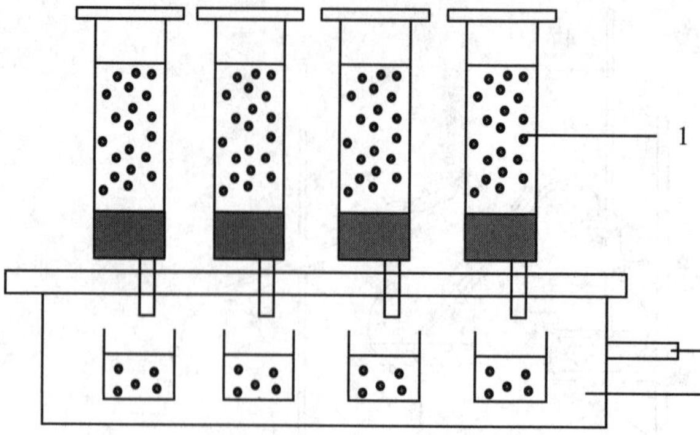

图1-4　固相萃取装置示意图

1. 固相萃取柱；2. 抽真空；3. 负压

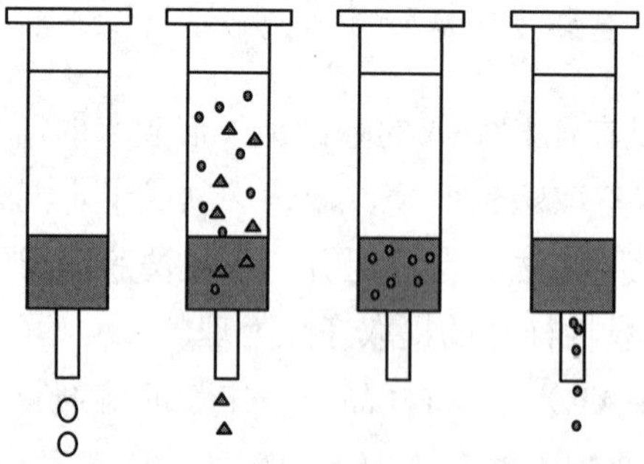

1. 预处理　2. 上样　3. 淋洗　4. 洗脱

图1-5　固相萃取的基本步骤

（4）固相微萃取法（SPME）是一种无溶剂样品处理过程，是利用待测组分在石英纤维表面的固定相和样品之间达到分配平衡的原理富集待测组分，再通过解吸，直接用相应的分析仪器测定。与传统的萃取方法相比，固相微萃取技术克服了液-液萃取法需要大量溶剂和大量样品、处理时间长和操作步骤繁琐等缺点，可直接从样品中提取挥发和非挥发性物质，简化了样品处理过程，缩短了分析周期，提高了分析灵敏度，易于实现自动化。固相微萃取装置见图1-6。

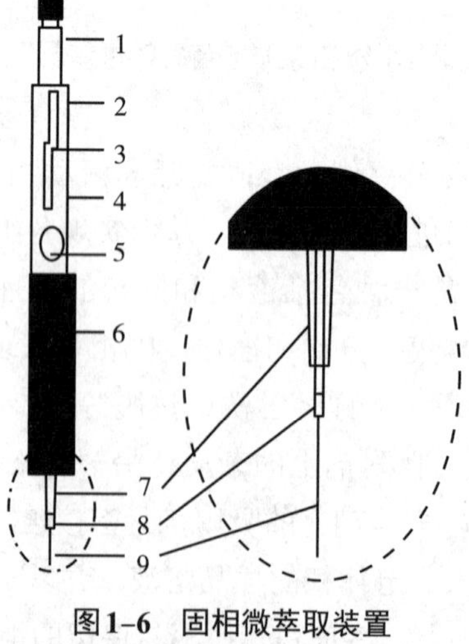

图1-6　固相微萃取装置

1. 推进杆；2. 手柄筒；3. Z型支点；4. 支撑推杆旋钮；5. 透视窗；6. 针深度调节；7. 穿刺隔垫针筒；8. 萃取头套管；9. 萃取头

（5）皂化法 皂化反应是碱催化下的酯水解反应，皂化法是利用脂肪在碱中水解，生成易溶于水的羧酸盐和醇，从而去除样品中的脂肪的方法，主要适用于对碱稳定的待测成分的净化。如食品样品进行皂化处理除去脂肪，测定其中维生素A的含量。

（6）磺化法 是利用脂肪与浓硫酸反应，在分子末端引入羧酸基团，生成极性较大且易溶于水的化合物，从而使脂肪从有机溶剂转入浓硫酸中，再用水洗除去。浓硫酸还可以与色素等杂质中的不饱和键发生加成反应，生成物不能被弱极性的有机溶剂溶解，从而起到净化作用。磺化法主要用于对酸稳定的待测组分的净化，如测定食品中有机氯农药（DDT和六六六等）。

2. 浓缩 是指减少样液的体积，使待测组分浓度增加的处理过程。适用于样品处理液中待测组分的浓度较低，无法满足检测要求的情况。浓缩法通常包括直接水浴浓缩法、减压蒸馏浓缩法、气流吹蒸浓缩法和真空离心浓缩法。

（1）直接水浴浓缩法 又叫常压浓缩法，就是将试样溶液置于蒸发皿中，在水浴上直接加热，加速溶剂的挥发，此法适用于非挥发性物质且稳定性较好的待测组分的浓缩。

（2）减压蒸馏浓缩法 是将试液置于减压蒸馏装置中，在一定真空度下适当加热，蒸发溶剂，此法适用于易挥发物或热不稳定性物质的浓缩。

（3）气流吹蒸浓缩法 是在室温或一定温度条件下，用一定流速的气流吹拂待浓缩的溶液表面，加速溶剂的挥发，此法可用于易氧化物溶液的浓缩，使用的仪器是氮吹仪。

（4）真空离心浓缩法 是综合利用离心力、加热和真空作用进行溶剂蒸发，以减小样品溶液的体积。真空离心浓缩法可以同时处理多个样品，且能避免样品间的交叉污染。

三、样品的分析

日常的卫生理化检验工作中，在样品采集、前处理之后的操作就是样品的分析。由于检验目的不同，样品的种类、状态、性质不同，所选用的分析方法也不尽相同。常用的分析方法有感官检查法、物理检查法、化学分析法、仪器分析法等。

（一）感官检查法

感官检查是指利用人体的视觉、听觉、味觉和触觉等，对样品的外观、颜色、气味、滋味、弹性和声响等进行综合性评价的一种检验方法。感官检查简便易行、直观实用，可在短时间内对大量样品作出判断。如果样品的感官检查不合格，则不必再进行理化检验，因此，感官检查往往是卫生理化检验首先使用的检验方法，有时甚至是必不可少的检验方法，如判断食品有无腐败变质，检查水体是否有异味、异臭。但感官检查有一定的主观性，易受检验者个人喜好的影响。通常采用群检的方式，组织具有感官检查能力和具有相关知识的专业人员组成感官检查小组进行检查。

（二）物理检查法

物理检查法是不经过化学反应，根据样品的某些物理性质与被测组分之间的关系进行直接测定的分析方法。如用电导率仪测定电导率来反映水体中离子的含量水平，测定液体食品的相对密度来初步判断该食品质量是否正常。

（三）化学分析法

化学分析法是以化学变化为基础设计的检验方法，包括定性分析和定量分析两部分。定性分析的目的是确定某一或某些物质是否存在，常用于毒物分析；定量分析的目的是准确测定待测组分的含量。化学分析法适于常量分析，主要包括重量分析法和滴定分析法，滴定分析法包括酸碱滴定法、氧化还原滴定法、配位滴定法和沉淀滴定法。化学分析法在理化检验中应用较广，如食品中水分、灰分、脂肪含量的测定用的是重量分析法，水的总硬度、溶解氧含量的测定用的是滴定分析法。

（四）仪器分析法

仪器分析法是以物质的物理或物理化学性质为基础，主要是利用物质的光学、电学和化学等性质来测定物质的含量的分析方法，包括物理分析法和物理化学分析法。仪器分析方法具有灵敏度高、快速、准确的优点，常用于样品中微量成分或低浓度物质的含量分析。目前，卫生理化检验常用的仪器分析方法有紫外－可见分光光度法、原子吸收分光光度法、气相色谱法、高效液相色谱法、电化学分析法、气相色谱－质谱法、液相色谱－质谱法、等离子发射光谱－质谱联用法等。

1. 紫外－可见分光光度法 吸收光谱在200~760nm波长范围内的称为紫外－可见光，紫外－可见分光光度法是利用物质对紫外－可见光的吸收特征和吸收强度，对物质进行定性和定量分析的一种仪器分析方法。如二苯碳酰二肼分光光度法测定水中六价铬的含量、酚试剂分光光度法测定空气中甲醛含量。

2. 原子吸收分光光度法 是将试样中的待测元素转变为基态原子蒸气，吸收待测元素空心阴极灯发出的特征谱线，在一定条件下，其吸收程度与其含量成正比。原子吸收分光光度法研究的是元素的原子吸收现象，目前能够测定的元素达到70多种，如铜、铁、锌、铅等，是微量和痕量金属元素分析的首选分析方法。

3. 气相色谱法 是以气体作为流动相，将汽化后的试样带入色谱柱，由于试样中各组分与色谱柱中固定相的作用力不同，从色谱柱中流出时间不同，使组分彼此分离的一种色谱分析方法。适用于沸点较低、热稳定性好的中小分子有机化合物的分析，如食品中有机磷农药残留含量的测定、空气中苯系物含量的测定。

4. 高效液相色谱法 是以液体为流动相，采用高压输液系统，将流动相载入装有固定相的色谱柱，在色谱柱内将试样中各组分分离后进入检测器检测分析。高效液相色谱法适用于高沸点、大分子、热稳定性差的有机化合物的分析，如食品中防腐剂、色素含量的测定。

5. 电化学分析法 是测量化学电池的电压、电流、电导（电阻）、电量等电化学参数，利用电化学参数与被测物质之间量的关系对物质进行分析的一种方法，如生活饮用水pH的测定、溶液电导率的测定。

6. 质谱法 是利用离子化技术，使物质分子失去外层价电子形成分子离子，并继续发生某些有规律的裂解而形成不同质量的碎片离子。碎片离子在电场或磁场作用下，根据质荷比的差异进行分离测定。将色谱和质谱技术进行联用，对混合物中微量或痕量组分的定性和定量分析具有重要意义，被广泛应用。如气相色谱－质谱检测方法测定10种有机磷农药残留量（敌敌畏、二嗪磷、皮蝇磷、杀螟硫磷、马拉硫磷、毒死蜱、倍硫磷、对硫磷、乙硫磷、蝇毒磷），液质联用法测定水果、蔬菜及其制品中酚酸含量。

四、检验结果的报告

（一）检验结果

1. 检验记录 理化检验实验室应有符合管理体系的记录制度及相应的记录表格，一般原始记录包括实验室使用记录和现场记录。样品采集后应在现场及时填写样品登记表，并认真做好记录。检验过程中的原始数字均应完整地记录在规定的原始记录上，数字有错误时，不得随意涂改，应按照相关质量体系文件要求“杠改”“签章”。原始记录应编页码，不得随意撕毁，如有误作废可划掉，盖上检验人员签章。非工作需要，原始记录不得携带出实验室。

2. 检验结果的数据处理 在分析工作中实际能够测量到的有意义的数字称为有效数字。它包括从左端起非0数字开始的所有数字，且只应保留一位可疑数字。报告结果时只能报到可疑位数，检验结果的有效数字位数应在方法的灵敏度以内，不应任意增加或减少位数。可疑数字以后的数字按数字修约规则进行修约。

（1）修约规则 有效数字的修约一般按“四舍六入五留双”的规则修约。具体来说就是当尾数小于或等于4时舍去；当尾数大于或等于6时进1；当尾数等于5时，则分两种情况：①5后面数字并非全部为0，则末位数进1；②5后面数字全部为0，则末位数单进双不进。如25.45053，修约为三位有效数字是25.5；而25.4500，修约为三位有效数字是25.4。对负数进行修约时，应先按修约规则修约其绝对值，最后把负号加上。修约数字时，应在修约位数确定后，一次修约到位，不能多次按修约规则修约。例如将15.686修约成两位数应为16，而不是15.686→15.69→15.7→16。

（2）有效数字的运算规则 数字的运算法则有加减乘除四种。加减运算时，以小数点后面位数最少的数为标准，其他数据修约至与其相同，再进行加减计算。乘除运算时，以有效数字位数最少的数为标准，其他数据修约至与其相同，再进行乘除运算。在数据的计算过程中，可以暂时多保留一位有效数字，得到最终结果时再根据修约规则去除多余的位数。计算有效数字时，若第一位有效数字大于或等于8，则有效数字的位数可以多算1位。

（3）异常数据处理 在一组平行测定的结果分析中，有时会出现个别值或少数值与其他值相差较大的情况，这些数据称为离群值或逸出值。检验者应先检查该数据的记录是否正确，或实验过程中是否有严重错误等，如果找到原因，就有充分理由决定弃去；找不到原因就要用统计检验的方法（如Q检验法、F检验法、t检验法等）对这些可疑值作出判定。

3. 检验结果的表示方法 卫生理化检验的分析结果的表示必须规范、完整和准确。检测结果应按中华人民共和国法定计量单位表示，检验结果的表示方式应与检验标准一致。检验结果的单位一般有毫克每百克（mg/100g）、毫克每升（mg/L）、克每百克（g/100g）、百分含量（%）等。对于固体样品，常用质量分数或质量百分含量表示，如食品中蛋白质含量；对于液体样品，可用质量浓度或质量百分浓度表示；空气中大多数有害物质的含量用质量浓度毫克每立方米（mg/m^3）表示。

在报告结果时，应考虑方法的检出限、定量下限，也应考虑国家标准限值。检测结果数值的有效数字个数应与对应的卫生标准的位数相同或多报一位；测定结果小于方法检出限时，在报告结果时可用“未检出”或“<检出限（写出方法的检出限数值）”表述；若检测结果在方法检出限与定量下限之间，应视为样品中含有被测组分，但定量结果不够准确，在报告结果时可用“<定量下限”表述。

（二）检验报告

卫生理化分析的结果最后以检验报告的形式表达出来。检验报告是对整个检验过程的总结，也是对检验对象进行综合评价的依据。检验报告一般由封面、首页、正文、说明四部分组成。报告中应包括为说明检验结果所必需的信息、采用方法等，如样品名称、批号、生产日期和有效期、产品规格、送检单位、送检日期、检验依据、报告日期、检验项目、检验结果、检验结论等，且需要检验人签字、复核人签字和审核人签字，并加盖检验单位的公章。

报告书上所填写的任何内容应以实验的原始记录为依据，不允许对实验数据进行估计、猜测及伪造。对报告书的评价及结论，应严格按照工作程序和职责范围进行。

扫码“学一学”

第三节　实验室质量控制

实验室质量控制是对整个检验过程的全面质量管理，是实验室科学管理水平和检验技能的综合体现，对保证检验结果的可靠性和提高检验质量起着关键作用。实验室质量控制包括质量管理体系、质量控制与评价和实验方法的选择与评价等内容。

一、实验室质量管理体系

实验室质量管理体系是为实施质量管理所需要的组织结构、程序、过程和资源。实验室质量管理体系主要包括制定组织的质量方针、质量目标、质量策划、质量控制、质量保证及质量改进等活动，是将实验室的政策、制度、计划、程序和指导书形成体系文件，应将体系文件传达至有关人员，并被其理解、获取和执行，对影响实验室检测/校准结果的因素进行有效、全面的控制。

二、实验室的质量控制与评价

实验室的质量控制与评价是质量管理的主要环节，关系到检验结果的准确性和可靠性，包括实验室内部质量控制和实验室外部质量控制。

（一）实验室内部质量控制

实验室内部质量控制是实验室内部质控人员对操作者实施质量控制、技术管理的过程。内部质量控制要求：①检验人员必须经过专业培训，经考核合格后方可上岗；②与检验相关的所有仪器设备必须进行定期的校准，并保留专业部门出具的校准证明；③对日常检验过程和结果进行质量控制，评价本批次检验结果的可靠性。

（二）实验室外部质量控制

实验室外部质量控制是利用实验室以外的质量控制手段来保证检测结果所采取的方式，是上级或授权实验室对某个或某些实验室开展某项检测工作的能力的监控和评价。实验室外部质量控制一般预先规定条件，组织多个实验室对相同被测样品进行检测，然后评价，各实验室根据评价结果查找原因，及时采取措施进行纠正，以提高检验质量。

三、实验方法的选择与评价

（一）实验方法选择原则

选择正确的实验方法是保证检验工作质量的前提。实验室应采用满足客户需求，且实验室有能力开展检验工作的抽样方法和实验方法。当客户未制定检验方法时，实验室应按照下列顺序选择：①法律法规规定的标准；②国际标准、国家（或区域性）标准；③行业标准、地方标准、标准化主管部门备案的企业标准；④非标准方法、允许偏离的标准方法。

（二）采（抽）样程序制定

由于样品来源的复杂性、检验组分的差异性，应根据样品种类和检验项目来制定采（抽）样程序。检验标准中已有采（抽）样规定的应执行检验标准，没有规定的，实验室应制定采（抽）样程序。

实验室制定的采（抽）样程序规定一般采用随机抽样方式，应注意采集样品的代表性和均匀性，特殊样品的采集应具备典型性。在采（抽）样程序中还应规定现场需要调查及记录的因素、样品运输、保存及处理的条件，规定不同样品采（抽）样的措施。采集到的样品应注明抽样编号、抽样时间、样品名称、来源、采样者、采样情况、采样时的气候条件等信息。

（三）标准方法验证

1. 空白试验　在不加样品或以等量溶剂代替样品溶液的情况下，按照与测定样品相同的方法和步骤进行定量分析，测定的结果作为空白值。空白值能全面反映检验工作中所用试剂与分析仪器的质量状况，反映分析人员的操作及实验室的环境条件等方面的问题。

2. 检出限　对某一特定分析方法，在给定的置信水平内能检测出待测物质的最小浓度或最小量。检出限可根据空白试验的多次测定计算得到，反映测量系统的质量水平。

3. 定量下限　是指在限定误差能满足预定要求的前提下，用特定方法能够准确定量测定待测组分的最低浓度或含量。

4. 校准曲线　用于描述待测物质浓度（或含量）与测量信号值之间定量关系的曲线，包括工作曲线和标准曲线。将与样品中待测组分相同的标准物质配制成一系列不同浓度的标准溶液，采用与样品分析完全相同的步骤进行测定，以待测组分的浓度或含量为横坐标，检测值为纵坐标所得的曲线为工作曲线。标准溶液的分析步骤与样品的分析步骤不完全相同，制作的校准曲线称为标准曲线。

校准曲线常受到温度、试剂、仪器、检验者等因素的影响而发生变化，因此一般要求在测定样品的同时绘制校准曲线。校准曲线的线性好坏用测量信号值与待测物浓度或含量的相关系数（r）反映。$|r|$越接近1，校准曲线的线性关系越好，说明各测定溶液的测量误差越小。

5. 准确度　指在一定实验条件下同一样品多次测定结果的平均值与真值的符合程度，用误差来表示。误差越小，检测结果的准确性越高，常用绝对误差和相对误差表示准确度。

$$\text{绝对误差} = \text{测定值} - \text{真实值} \tag{1-1}$$

$$\text{相对误差} = \frac{\text{绝对误差}}{\text{真实值}} \times 100\% \tag{1-2}$$

在实际工作中常采用在样品中加入已知量的被测组分（一般加入一定量的标准溶液，称为加标样品），按照样品的前处理方式处理后，测得样品中待测物质的含量，计算回收率，公式如下：

$$p = \frac{x_1 - x_0}{m} \times 100\% \tag{1-3}$$

式中，x_1为加标样品中待测物质的测定值；x_0为未加标样品中待测物质的测定值；m为样品中加入的标准物质的量。

回收试验是用于评价检验方法和测定准确度广泛采用的方法。在确定一个测定方法时，要测定低、中、高三个浓度水平的回收率，且回收样品中待测物的浓度必须在方法的线性范围内，若方法未规定回收率，则以95%~105%为目标范围计算95%置信区间，作为正常允许范围。

课堂互动 用高效液相色谱法测得某样品中维生素C的含量为0.04mg/ml，加入0.2ml浓度为1mg/ml的维生素C标准品定容至10ml，测得加标样品中维生素C的含量为0.058mg/ml，回收率是多少？

6. 精密度 是指在相同的实验条件下多次测定，其测定结果相互接近的程度，常用多次测定结果的相对标准偏差（RSD）表示。相对标准偏差越小，表明测定结果的随机误差越小，精密度越高。

准确度和精密度是评价分析结果的不同指标，准确度越高，则测量值和真实值之间的差异就越小；精密度越高，则多次平行测量的测量值之间就越接近。精密度是保证准确度的先决条件，但是高的精密度不一定能保证高的准确度。一般说来，测量精密度不好，就不可能有良好的准确度。反之，测量精密度好，准确度不一定好，因为测定中随机误差小，但系统误差可能较大。为了提高分析方法的准确度和精密度，可采用以下措施：选择合适的分析方法，定期标定或校正试剂、仪器和器皿，适当增加测定次数，进行空白试验、对照试验和回收试验等。

考点提示 卫生理化检验的分类、基本步骤；样品分析前处理的概念，常用处理方法、检测报告书的一般格式。

本章小结

卫生理化检验根据研究领域的不同，可分为营养与食品卫生检验、环境卫生检验、劳动卫生检验；根据样品的对象分为食品检验、水质检验、空气检验、土壤与底质检验、化妆品检验、生物材料检验等。卫生理化检验有委托检测、监督检测和鉴定检测等几种形式，基本步骤包括样品的采集、样品的前处理、样品分析和检测结果的报告。样品分析前的常用处理方法有机质分解法、溶剂提取法、挥发法和蒸馏法等。检测报告书一般由封面、首页、正文、说明四部分组成。

扫码“练一练”

习　题

一、选择题

1. 卫生理化检验一般步骤不包括

A. 样品的采集　　　　B. 检测结果的报告

C．样品分析　　D．样品的限度检查

2. 感官检查不合格产品，是否需进行理化检验

A．需要进行　　B．不进行，直接判为不合格产品

C．可以进行，也可以不进行　　D．必须进行检验

3. 同一样品分析，采取一种相同的分析方法，每次测得的结果依次为31.27%、31.26%、31.28%，其第一次测定结果的相对偏差是

A．0.03%　　B．0.06%

C．-0.03%　　D．0%

4. 当样品中待测物浓度低于检验方法的检测限时，应该用（　）表示方法。

A．未检出　　B．0

C．无结果　　D．<0.0005

5. 卫生理化检验根据研究领域的不同，可分为营养与食品卫生检验、环境卫生检验和

A．土壤与底质检验　　B．委托检验

C．监督检验　　D．劳动卫生检验

6. 检测报告书一般由封面、首页、正文、（　）四部分组成。

A．封底　　B．注意事项

C．签章　　D．说明

二、简答题

1. 卫生理化检验的基本步骤包括哪些？

2. 什么叫作样品分析前处理？常用的样品分析前处理的方法有哪些？

第二章

生物材料检验

学习目标

1. **掌握** 生物材料中铜、铁、锌、钙、镁、铅、汞、碘及砷的测定方法、原理。
2. **熟悉** 铜、铁、锌、钙、镁、铅、汞、碘及砷在人体内的代谢和生物监测指标。
3. **了解** 生物材料中铜、铁、锌、钙、镁、铅、汞、碘及砷的测定意义。
4. 学会生物材料中铜、铁、锌、钙、镁、铅、汞、碘及砷的测定操作。

扫码“学一学”

第一节 概 述

生物材料是人体体液、排泄物、分泌物、毛发、指甲以及组织脏器等的总称。生物材料检验是研究生物材料中化学物质及其代谢产物，或由化学物质引起人体产生的生物学效应指标变化的检验。根据生物材料检验结果，可以对人体在工作场所和生活环境中可能摄入的有害因素进行定性和（或）定量评估，真实反映人体对有害物质的吸收、代谢、排泄、生物利用、生物转化和个体差异等信息，可以评价人体接触有毒有害物质的水平及其对机体造成的危害程度，为职业健康风险评价提供重要的参考依据，还可为制定相关卫生标准、正常参考值范围和生物接触限值等提供科学依据。

知识拓展

生物监测是指定期而系统地利用生物个体、种群或群落对环境污染或变化所产生的反应信息阐明环境污染状况，从生物学角度为水、空气和土壤等环境质量的监测和评价提供依据。生物监测的任务是对一个或多个环境参数进行定期或连续评价，从而探明环境的污染情况，以评价人体接触有害物质的程度及可能的健康影响，以达到控制和降低人体对有害物质的接触水平，保护接触者的身体健康的目的。生物材料检验是生物监测的基础和任务。

生物标志物是反映生物系统与外源化学、物理和生物因素之间进行相互作用的任何测定指标，主要是化学物质在生物体内形成的代谢产物，以及可以测定的系统、器官、组织、细胞及亚细胞结构或功能的改变或可能发生改变的生化指标。生物标志物可用于疾病诊断、判断疾病分期或者用来评价新药或新疗法在目标人群中的安全性及有效性，目前主要用于接触评价、健康危害评价及职业医学诊断等。生物标志物从功能上一般分为接触（暴露）生物标志物、效应生物标志物、敏感性生物标志物。

生物接触限值指劳动者在职业活动过程中长期反复接触，对绝大多数接触者的健康不引起有害作用的允许接触水平。生物接触限值可作为评价有害因素对人体健康造成影响时的依据。生物材料检验还经常用到正常参考值，是指无职业有害因素接触史和无明显肝、肾及血液系统疾病的“健康人”的生物样品中某种成分的含量或生化指标值，常通过对某地区的“健康人”的生物材料抽样测定结果进行统计分析后确定。

一、化学物质在体内的吸收、代谢

（一）吸收

吸收是污染物从机体的接触部位透过生物膜进入血液的过程。吸收的主要部位是呼吸道、消化道和皮肤。

1. 经呼吸道吸收　呼吸道是气态污染物（气体、蒸汽）和气溶胶（雾、尘）的主要吸收途径。由于肺具有毛细血管网密集分布，肺泡数量众多、表面积大等解剖生理特点，使得污染物经肺吸收十分迅速。气态物质的吸收与作用主要是通过它们的溶解性和浓度来实现的。在一定条件下，气体和挥发性液体在血液中的分压与肺泡气中的分压达到平衡，在两相中的浓度（均以mg/L计算）之比，称为血气分配系数。此系数值越大，表示该污染物经肺吸收越快，但在血中达到饱和所需时间越长。对于一种特定的气体来说，血气分配系数是一常数，如苯为7.5、苯乙烯为15、丙酮为239。

2. 经消化道吸收　消化道是外源性化学物质的主要吸收途径之一。消化道的任何部位均有吸收作用，由于小肠具有表面积大的特点，是吸收的主要部位。影响吸收或改变毒性的因素有：①酸碱度的影响，胃内pH为1.0左右，弱有机酸物质（如苯甲酸）易于在胃内吸收；小肠pH为6.6左右，弱有机碱物质（如苯胺）易于吸收；②胃肠道内容物的量和性质；③胃排空时间、肠蠕动及肠道菌群均可对化学物质的吸收产生影响。

3. 经皮肤吸收　皮肤吸收外源性化学物质可分为穿透阶段和吸收阶段。化学物质首先要透过表皮层，进入到真皮层，被小血管和毛细淋巴管吸收。表皮层最上层的角质层能起到限制化学物质吸收速率的作用，但毛囊、汗腺、皮脂腺则可加快吸收速度。真皮层的结构中含有多孔的、非选择性和水溶性的扩散介质，其限速作用远小于表皮层。皮肤条件的变化可影响外源性化学物质的吸收状况，如角质层损害不完整、炎症、湿度增大等都会加快吸收。

（二）分布

环境污染物被人体吸收后，随血液和淋巴液被分散到全身组织器官。化学物质在体内的分布并不均匀，这取决于组织器官的血流量。初期，在血液灌注量大的器官中化学物质的浓度可达峰值，如心、肝、肾、肺；经数小时或数天后，随着机体新陈代谢和生物转化，血液中化学物质的浓度逐渐下降。某种毒物在体内呈现毒作用，并引起典型病变的主要部位，这一部位如为器官则称作靶器官，如为组织则称作靶组织。进入人体的环境污染物，对机体各器官的毒作用并不相同，对机体毒作用的强弱与靶器官中含该毒物的浓度有关。

（三）排泄

排泄是指机体在新陈代谢过程中，把所产生的不能再利用的（尿素、尿酸、二氧化碳、氨等）、过剩的（水和无机盐类）以及进入人体的各种异物排出体外的过程。这一过程主要通过肾脏形成尿的方式来完成，其次是随粪便排出，气态物质还可通过肺的呼吸运动而排出体外。另外，一些化学物质还可以随乳汁、汗液、唾液等分泌物以及毛发和指甲排出体外。

二、生物材料检验指标

检验指标能反映一个或一类特定化学物质的接触水平。一种外来化合物剂量与个体或群体呈现某种效应的定量强度或平均定量强度，称之为剂量–效应关系，剂量–效应关系好的指标可作为理想的检验指标。

1. 化学物质原形

（1）参与生物转运、未经生物转化的化学物质。化学毒物在体内的吸收、分布和排泄过程称为生物转运。生物转化指毒物经过酶催化后，化学结构发生改变的代谢过程，即毒物出现了质的变化。

（2）缺乏毒代动力学资料的化学物质。毒代动力学是研究机体对毒物的吸收和消除的规律，即研究毒物在体内的量变规律的一门学科。另外，接触剂量小、代谢产物不足量时也可测定化学物质原形。

2. 化学物质的代谢产物 化学物质进入机体后发生了生物转化反应，生成的代谢产物中有一些能反映机体接触一个或一类物质的水平。

3. 生物效应指标 有害物质进入机体后会引起相应的生化、生理指标及其他功能和结构的改变，可以选择适当的生物效应指标作为接触有害物质的检测指标。

考点提示 生物标志物、生物接触限值、正常参考值范围、生物材料检验指标的类型。

扫码“学一学”

第二节　样品的种类、采集、保存和预处理

一、样品的种类

生物材料检验的主要样品是血液、尿液、头发和呼出气。适合的生物材料需满足以下要求：①样品中被测物的含量与环境水平或与机体效应有剂量关系；②样品和待测成分须有足够的稳定性以便于运输、保存、测定；③样品采集方便，对人体无损害，能被受检者接受。至今，尚无一种样品适用于所有化学物质的生物检测，因此应根据待测化合物的理化性质、代谢特点和在机体内的分布情况选择合适的样品。

（一）血液

化学物质进入机体后都会首先被血液吸收，血液中化学物质的浓度可反映机体近期的接触水平。恰当的血液标本采集方法和正确的标本抗凝、保存与处理是获得准确可靠检验结果的前提。根据检验目的的不同，血液标本可分为全血、血浆和血清。血液是最为理想

的生物材料检验样品，特别是静脉血。但血液样品在分析前常需要采用提取、净化或消解等预处理步骤，会提高分析成本，增加解释检验结果的难度，且采集血液样品是损伤性的，收集也不太方便。

（二）尿液

尿液是常用的生物材料检验样品，适用于水溶性化学物质、金属等的检测项目。尿样可分为晨尿、随机尿、计时尿和特殊尿样品。晨尿即清晨起床后，在未进早餐和其他活动之前采集的第一次尿液样品。随机尿即随时排出的尿液样品。计时尿又可分为餐后尿、3小时尿、12小时尿和24小时尿，其中24小时尿能更好地反映化学物质及其代谢产物的排泄量和机体的内剂量，24小时尿样受饮水量、出汗量等影响较小，但收集和保存比较困难。在对职业工人进行生物检测时，可根据化学物质的理化性质、检验要求和生物标志物的特点，选择班前、班中、班后或晨尿。班前指进入工作岗位前1小时，班中指开始工作后2小时至下班前1小时，班末指下班前1小时内，班后指下班后1小时内。

尿液检测结果可反映机体接触化学物质的程度和体内的平衡状况。缺点是外来化学物质在尿液中的含量会受到水分摄入量和其他与膳食相关因素的影响，活动强度以及代谢特征等也会影响其检测结果。

（三）呼出气

人体在含有气态、气溶胶污染物和挥发性化学物质的环境中生活或者工作时，可通过呼出气中化学物质浓度水平估计血液中该挥发性化学物质的含量水平。呼出气作为样品适用于在血液中溶解度低的挥发性有机溶剂和在呼出气中以原形排泄的化学物质的生物监测。其优点在于采样便捷，干扰物少，为受试者所接受。缺点是待测组分含量较低时需要浓缩，或者需要更为灵敏的分析方法。

（四）头发

头发可作为某些金属元素如铜、铁、锌、硒和重金属元素如铅、镉、汞、铋等元素的检验样品，还可作为对吸烟人群尼古丁吸入情况的检验样品。头发作为样品的优点在于采集、保存和运输的便捷性，稳定性好。而缺点在于头发表面易受污染，并且属于不同时期的混合样品，因此测定结果与接触量的关系难以确定。

二、样品的采集、保存和预处理

（一）采集和保存

1. 血液　血液标本通常采集的是静脉血或末梢血，容器一般用聚四氟乙烯、聚乙烯或硬质具塞玻璃管。采集量至少是0.1ml，当样品量要求大于0.5ml时，应取静脉血。静脉血能准确反映全身血液的真实情况，不易受气温和末梢循环的干扰，更具有代表性，已被广泛应用。如被测物是金属化合物，采血时应用0.5%硝酸和去离子水先后清洗皮肤表面，再用75%的乙醇消毒。如被测物为有机物时，要注意乙醇的干扰。末梢血不仅是毛细血管血，而是微动脉、微静脉和毛细血管的混合血，因此采末梢血时不得用力挤压采血部位，应让其自然流出，弃去第一滴血，避免血液样品被组织液稀释。血液样品若不能及时检测，短期保存可存放在4℃冰箱中冷藏，长期保存则应存于-20℃环境中冷冻干燥保存。

2. 尿液 尿样标本通常收集在透明、不渗透、不与尿液发生反应的样品容器中，如硬质玻璃瓶、聚乙烯瓶、聚四氟乙烯瓶等。容器需要用3%硝酸浸泡过夜，再用纯水多次清洗干净。检测有机化合物的尿样应收集在玻璃或铝合金容器中，尿样采集应大于50ml。为减少饮食和尿量等影响，使随机尿与24小时尿的结果有可比性，应取部分尿样尽快测定尿比重或肌酐含量，以便对测定结果进行校正。

尿比重是指在4℃条件下尿液与同体积纯水的重量之比，其大小取决于尿中溶解物质的浓度，尿比重与固体总量成正比。尿比重的测定对了解肾脏的浓缩和稀释功能很有用处。正常人尿比重可因饮食和饮水、出汗和排尿等情况的不同而有较大的波动，但一般应在1.010到1.030之间。比重低于1.010或高于1.030的尿液应弃去，需重新采样测定。

将尿液比重校正至标准1.020后表示其含量。校正公式为：

$$c_{校正} = \frac{1.020 - 1.000}{d - 1.000} \times c \tag{2-1}$$

式中，c为测得尿液中待测组分的浓度，mg/L；d为实际测得尿液比重。

肌酐是肌肉在人体内代谢的产物，健康人一天通过尿液排出的肌酐量约为1.8g，一般情况下，饮食、饮水量和利尿剂对肌酐的排出率影响不大。因此，尿液中待测成分的浓度可用经尿液排出1g肌酐所对应的待测组分的量（mg）来表示。换算校正公式为：

$$\text{尿样中待测组分含量}(\text{mg/g 肌酐}) = \frac{\text{实测浓度}(\text{mg/L})}{\text{肌酐浓度}(\text{g/L})} \tag{2-2}$$

把尿中待测组分的含量（mg/g肌酐）乘以1.8，即可换算成24小时尿中的含量（mg/24h）。肌酐浓度小于0.3g/L或大于3.0g/L的尿样，也应重新采样测定。

常温下尿液中某些成分会自然分解、变质，磷酸盐等易析出结晶沉淀，所以尿样应尽快分析，如不能立即分析，则应储存于4℃冰箱；如需长期保存，则贮存于−20℃冰箱。检验金属元素含量的尿样时，可加0.5%~1%硝酸酸化，这样既能防止尿样腐败，又能防止金属盐类沉淀或被器壁吸附。需要抑制细菌生长时，可加入5~10mg/L的三氮化钠，也可加入1%三氯甲烷。

3. 呼出气 可分为混合呼出气和终末呼出气。混合呼出气是指尽力吸气后用最大力量呼出气至不能再呼出的全部气体；终末呼出气是指先尽力吸气，在平和呼气后，再尽力呼气至不能呼气为止的最后一段呼出气。采集呼出气常用的有玻璃管或塑料袋等。玻璃管主要用于采集终末呼出气，可采集末端气50~100ml。塑料袋可收集混合气和终末呼出气。通过玻璃管呼气入塑料袋中，达到分段收集的目的。塑料袋或玻璃管收集呼出气操作简便，但样品不便保存，且只适合于高含量样品的收集。采集呼出气时，应先深吸一口清洁空气，屏气约10秒后再呼出。呼出气样品应尽快分析，不宜长期保存。采集呼出气时，应记录采样点的气温和气压，以便将采集的呼出气体积换算成20℃和101.3kPa时的采样体积。

4. 头发 采集发样要尽量避免年龄、性别、染发、生理状态和疾病等各种因素的影响。在同一时期内，采得的发样只能代表该时期机体的代谢情况。通常采集的是枕部发根处头发，用不锈钢剪刀剪下距头皮约2.5cm的发段1~2g。采样前两个月内禁止染发和使用含有待测化学物质的洗发护发品。由于目前没有合适的洗涤方法将发样完全洗净，使得发样外部依旧存在吸附或玷污的物质，因此，应慎用头发作为生物检测样本。在评价检测结果时，也需格外慎重。

（二）预处理

生物材料检验样品的种类多，成分复杂，通过预处理可以尽可能地除去干扰成分，因而选择适宜的样品预处理方法是生物材料检验中的一个重要环节。做无机元素分析的样品预处理时，可选用稀释法、酸提取法、干灰化法、湿消解法和微波消解法等；做有机物分析的样品预处理时，可选用顶空法、水蒸气蒸馏法、溶剂萃取法、固相萃取法、固相微萃取法和液液微萃取法等。

考点提示 样品的特点、采集和保存，对尿样测定结果进行校正的两种方式：尿液比重校正和肌酐浓度校正。

扫码“学一学”

第三节　金属元素的测定

人体内化学元素有80余种，其中碳、氢、氧、氮、钙、硫、磷、钠、钾、氯、和镁11种元素是人体不可缺少的宏量元素。而占人体总重量的0.01%以下，每人每日需要量在100mg以下的元素称为微量元素。

一、铜、铁、锌、钙和镁的测定

（一）概述

1. 理化性质　纯铜是柔软的金属，也是人体所必需的一种微量元素，单质呈紫红色，延展性好，导热性和导电性高。铜的主要氧化态有+1、+2。铜在干燥空气中较稳定，在空气中加热时表面形成黑色氧化铜；若氧气不足则形成红色氧化亚铜；在含二氧化碳的潮湿空气中可形成主要成分为碱式碳酸铜的铜绿；在室温下不和四氧化二氮反应，但在硝基甲烷、乙腈、乙醚或乙酸乙酯存在时，可反应生成硝酸铜。

纯铁外观呈现银白色，有好的延展性和导热性，也能导电。能溶于强酸和中强酸，不溶于水。铁常见的氧化态有+2、+3。铁的化学性质活泼，为强还原剂，在室温条件下可缓慢地从水中置换出氢，在500℃以上反应速率增高。在干燥空气中，铁基本不与氧发生作用，在潮湿空气中易被腐蚀，若含有酸性气体或卤素蒸气时，腐蚀更快。

纯锌外观呈现银白色，有延展性，在地壳中主要以闪锌矿和红锌矿等形式存在。锌为中等活泼的金属元素，能与铜等多种金属形成合金。在化合物中锌表现为+2价，比较重要的化合物有氧化锌、硫酸锌、氯化锌等。

钙是银白色的轻金属，质软，氧化态为+2。化学性质活泼，能与水、酸反应，有氢气产生，跟碳在高温下反应生成碳化钙。空气在其表面会形成一层氧化物和氮化物薄膜，以防止继续受到腐蚀。加热时，几乎能还原所有的金属氧化物。

镁是一种轻质有延展性的银白色金属，是轻金属之一，是航空工业的重要材料。具有强还原性，能与热水反应放出氢气，镁能和氮气与氧气反应，在空气中燃烧时会发出耀眼白光，放热，生成白色固体。金属镁能与大多数非金属和酸反应，镁离子可与多种配位体形成配位离子。

2. 代谢和生物监测指标 铜在正常人体内的含量是50~150mg，大部分以结合状态存在，小部分以游离状态存在，铜主要存在于肌肉、骨骼和肝，少量分布于血液中，其中93%以铜蓝蛋白的形式存在。铜主要在小肠被吸收，少量由胃吸收，其中80%通过胆汁排出，其余经汗液和尿液排出。铜主要由食物供给，成年人每天可从食物中吸收2.5~5mg铜，只要吸收2mg就足以维持代谢平衡。

铁在人体内的总含量为4~5g。铁分布于各组织中，肝、脾含量最高。进入体内的铁主要经胆汁、粪便、尿液排出体外，也可经皮肤、汗液和毛发排出，每日排出量为0.5~1.5mg。粪便中铁含量变化比较大，相对而言，尿液排出比较稳定，一般情况下，正常成人尿中铁含量约为170 μg/L。人体所需要的铁主要由食物供给，口服铁主要由小肠吸收。世界卫生组织建议供铁量为成年男子5~9mg，成年女子14~28mg。

锌在人体内含量为2~3g，主要分布在骨骼、肌肉、血和发中，血清锌大部分结合在血清蛋白内，小部分结合在α-球蛋白内。体内的锌主要由粪便、尿液、汗、乳汁和毛发等排出体外。全血锌含量3.8~7.9mg/L，血清锌含量0.7~1.8mg/L。一般健康成年人每天通过饮食摄入锌10~15mg，吸收率为20%~30%，主要由食物供给，几乎所有的食物都含有锌，动物性食物中锌的利用率比植物性食物高，奶、鱼、肉、肝等均是锌的良好来源。

钙在正常人体内的含量为1200~1400g，占人体重量的1.5%~2.0%，身体的钙大多分布在骨骼和牙齿中，约占总量的99%，其余1%分布在血液、细胞间液及软组织中。正常成人每天需要钙的量为800~1200mg，儿童、孕妇和哺乳期妇女对钙的需要量更大一些。人体通过尿、汗、乳汁和粪便排出钙，约80%经肠道排出，约20%经肾脏排出。

镁在人体内的含量为20~35g，其中60%~65%存在于骨和牙齿中，30%分布于软组织中。镁主要分布于细胞内，细胞外液的镁不超过1%。镁主要在小肠吸收，由血液运行，进入人体的镁主要经尿排出，部分可由汗排出。

3. 样品采集及保存 生物材料检验中铜、铁、锌以及钙、镁测定的样品主要是血液和头发。

（1）血样 通常采集清晨空腹静脉血或毛细血管血，可用3%硝酸溶液和医用酒精依次清洗皮肤，采1~2ml肘前静脉血于一次性真空采血管（无添加剂）中，待血液凝固后（30~60分钟），离心10分钟（3000r/min），取全部血清，置于酸处理过的冻存管中。若不能立即检测，应在4℃冷藏保存，在-20℃和-80℃超低温还可以保存更长时间。溶血标本中的钙、铁和锌含量均可增高，影响测定结果，因此抽取血样时要防止标本溶血。

（2）发样 取受检者头枕部距头皮1~3cm的发段1~2g，剪成0.2~0.3cm的小段，充分混匀，用水漂洗数次后，加入50g/L中性洗涤剂浸泡1小时，用去离子水洗至无泡沫，再用丙酮浸泡1小时，60~70℃烘干。

（二）测定意义

微量元素的需求值虽然很小，但种类繁多，且生理作用广泛而重要。人体摄入的铜不足时，可引起血红素减少，患低蛋白贫血症，还可能导致类风湿关节炎、肝硬化、冠心病等；当人体缺铁或者铁利用不良时，会导致氧的运输、贮存、二氧化碳的运输及释放、电子的传递、氧化还原等代谢过程紊乱，最终引发一些疾病，如缺铁性贫血；锌在人体生长发育、生殖遗传、免疫、内分泌等重要生理过程中起着极其重要的作用，发育中的儿童缺锌时会引起厌食症、侏儒症等；人体钙元素摄入不足时，容易引发骨质疏松症，还可引发高血压、动脉粥样硬化、糖尿病等多种非骨骼疾病；镁含量缺乏时易引发血管硬化，心肌损害，镁还可以预防高胆固醇饮食引起的冠状动脉粥样硬化。

微量元素摄入过量时也会诱发一些疾病，摄入大量的铜可导致消化系统出现多种症状，严重时可造成肾损害、溶血、急性肾功能衰竭和尿毒症，甚至死亡；摄入大量的铁会损伤肝脏、脑下垂体、肾脏及甲状腺的机能；若锌摄入过量可引起急慢性中毒；钙摄入过量会导致骨质硬化、白内障、肾结石、胆结石等，还会影响其他必需矿物质如铁、锌等的吸收率；镁中毒患者会出现口干、燥热、困倦、神经肌肉反应性降低或深部腱反应消失，严重时会出现心房纤颤或呼吸衰竭，甚至死亡。

通过生物材料检验工作可做到对铜、铁、锌、钙、镁含量的检测和监测，评价人体与金属元素的接触水平；为金属元素中毒诊断、治疗疗效观察、地方病、营养缺乏病的诊断和预防提供参考、科学依据。

（三）测定方法

铜、铁、锌、钙和镁含量的测定方法有原子吸收分光光度法、电感耦合等离子体原子发射光谱法（ICP-AES）、电感耦合等离子体-质谱联用法（ICP-MS）等。测定血清中的铜还可采用双环己酮草酰二腙比色法，测定血清中的铁可用亚铁嗪直接比色法，测定血清锌含量可用吡啶偶氮酚比色法、碳酸酐酶再激活法，测定钙离子含量可用离子选择电极法，测定镁含量可用比色法。这些方法中火焰原子吸收分光光度法（WS/T 93—1996）最为简便，使用范围最广。

1. 原理　血清用硝酸或正丁醇水溶液稀释，混匀后测定。经处理后的样品溶液喷入空气-乙炔焰中，被测元素转变成基态原子蒸气，基态原子蒸气吸收由该元素空心阴极灯辐射出的特征谱线产生分析信号，与标准溶液比较定量。

2. 分析步骤

（1）样品采集与处理　抽取静脉血5ml，3000r/min离心10分钟，离心分离后取上层血清2.00ml，以稀硝酸稀释，根据含量一般稀释5~8倍。

（2）标准溶液系列的配制　分别取适量的标准应用液于一定体积的容量瓶中，用稀硝酸定容，配制标准系列溶液。

（3）按仪器操作说明调整仪器并设置仪器测定参数　测定溶剂空白，以此作为空白值，按由稀至浓的顺序测定标准系列，并绘制标准曲线。测定样品溶液的吸光度，与标准溶液比较定量。

3. 方法说明

（1）火焰原子吸收法对铜、铁、锌元素的选择性较好，灵敏度也较高。在贫燃焰和适宜的观测高度下，通常不会出现明显的干扰。

（2）可溶性固体、酸浓度过高或样品与标准品之间的黏度相差过大可能会带来基体效应。

（3）乙炔-空气焰测定钙元素含量时应注意铝、铍、钛、硅、硫、磷等元素的干扰，一般可加入0.1%~1%的镧盐或适量的EDTA溶液减少干扰。

（4）测定铁含量时，应注意防止采集样品时用针头、刀片等带来的污染，在样品保存和处理时，应防止实验器皿、试剂等产生的污染。

（5）用乙炔-空气贫燃焰测定镁含量时，火焰温度过高会导致部分电离，使分析的灵敏度降低。镁是常见元素，测定时需防止玷污，注意器皿的清洁，严格控制水和试剂空白。

二、铅、汞的测定

扫码“看一看”

（一）概述

1. 理化性质 铅是银白色的金属，易被氧化，在空气中表面很快被一层暗灰色的氧化物所覆盖。铅是柔软且延展性强的金属，有毒。铅不溶于水，易溶于硝酸、硫酸。加热至400~500℃时有大量铅蒸气逸出，铅的氧化态主要有+2、+4价。汞是一种密度大、室温下为液态的过渡金属，俗称水银，常温下可挥发，汞蒸气易被衣物或墙壁吸附。汞在空气中不易被氧化，加热至沸时才与氧缓慢作用生成氧化汞。汞的氧化态有+1价和+2价。汞具有强烈的亲疏性，很容易与硫单质化合生成稳定化合物，实验室通常用硫黄处理散落的汞滴。汞易与大部分普通金属形成合金，这些汞合金统称汞齐。汞与大多数酸不发生反应，但浓硫酸、浓硝酸和王水可以溶解汞并形成相应的盐。常见的无机汞有氯化亚汞（也称甘汞）、氯化汞（俗称升汞）。甲基汞（CH_3Hg）是人体内有机汞的主要存在形式之一，是一种具有神经毒性的环境污染物，主要侵犯中枢神经系统，有剧毒。

2. 代谢和生物监测指标 铅及其化合物可以通过呼吸道和消化道吸收，少数化合物可通过皮肤吸收。铅吸收后进入血液循环，约有95%的铅以不溶性的正磷酸铅［$Pb_3(PO_4)_2$］稳定地沉积于骨骼系统，仅5%左右的铅存留于肝、肾、脑、心、脾、基底核等器官和血液中。进入体内的铅主要通过尿液和粪便排出，部分经乳汁、胆汁、月经、汗液、唾液、头发、指甲等排出。沉积在骨骼中的铅的半衰期为27年。血铅和尿铅为接触和铅负荷的主要生物监测指标。铅可影响体内血红素的合成，会抑制δ-氨基乙酰丙酸脱水酶、粪卟啉原氧化酶和亚铁螯合酶，因此血液中的δ-氨基乙酰丙酸脱水酶活性水平、游离原卟啉和锌原卟啉水平、尿中δ-氨基乙酰丙酸和粪卟啉原排出量也是铅的生物标志物。

汞易被皮肤、呼吸道和消化道吸收，主要蓄积在肾脏，其次是肝、脾和脑等组织。无机汞和有机汞化合物主要通过消化道吸收，有机汞的吸收率可达到90%以上，毒性比金属汞更大。体内的金属汞和无机汞化合物主要由粪便和尿液排出，约90%有机汞通过肠道由粪便排出，10%经尿液排出。汞在体内的生物半减期一般为2~3个月。接触金属汞和无机汞化合物的生物监测指标主要有尿汞和血汞，接触有机汞的生物监测指标主要有血汞和发汞，其中血汞为接触有机汞（尤其是甲基汞）的首选生物监测指标。发中汞能长时间稳定存在，能较确切地反映体内汞的蓄积情况，可以评价过去不同时间段的汞接触水平，也是反映甲基汞接触的良好指标。

3. 样品采集及保存

（1）血样 测定铅含量时应采集静脉血置于枸橼酸钠抗凝剂真空管中并混匀，置于4℃冰箱中可短期保存。测定汞含量时一般于清晨空腹采集静脉血，置于已装有肝素的具塞试管中，混匀，冰瓶运输。分析血汞时，要求采血前工人须更换工作服并淋浴，以防污染。应在工作周末的班末采集职业性接触汞的工人的血样。采用灵敏度高的测定方法时，可采集耳垂或指尖血（去掉第一滴）适量置于盛有0.1% Triton-X-100溶液的具塞离心管中，混匀，加少量1%硝酸，混匀备用。血样在4℃冰箱可保存1周，在-20℃低温冰箱可保存数月。

（2）尿样 一般收集晨尿或全日尿，保存在干净干燥的聚乙烯塑料瓶中，尽快测量尿比重或肌酐，然后按1%的比例加入硝酸，混匀，于4℃冰箱可保存2周。分析汞含量时，需采集接触6个月后工作班末尿样，并加入一定量氢氧化钠或少量盐酸，不能加入防腐剂，避免生成沉淀而使汞损失。

（二）测定意义

铅及其化合物对人体有毒，摄取后主要贮存在骨骼内，部分取代磷酸钙中的钙，不易排出。铅毒主要抑制细胞内含巯基的酶，而使人体的生化和生理功能发生障碍，以神经系统、肾脏造血系统和血管等方面的改变更为显著。人口服铅的最小致死量为5mg/kg。

汞是一种常见的有毒重金属元素，二价汞离子可以与生物体内的巯基、羟基、氨基等结合，从而破坏细胞内的酶系统和蛋白质的巯基，引起急性中毒和慢性中毒，主要损害神经系统和肾脏，对口、黏膜和牙齿有不良影响。水俣病就是因食入被有机汞污染河水中的鱼、贝类所引起的甲基汞为主的有机汞中毒疾病。

（三）铅测定方法

测定尿铅和血铅的方法较多，如石墨炉原子吸收分光光度法、电感耦合等离子体原子发射光谱法、电感耦合等离子体－质谱联用法、萃取－火焰原子吸收光谱法、氢化物原子吸收光谱法等。目前最常用的方法是石墨炉原子吸收分光光度法（GBZ/T 316.1—2018）。

总汞的测定方法有氢化物发生－原子荧光光度法、二硫腙萃取－分光光度法、氯化亚锡还原－冷原子吸收光谱法、流动注射－冷原子吸收光谱法等；甲基汞的测定方法有气相色谱法和酸提取巯基棉－氢化物发生原子荧光法等；有机汞和无机汞测定的方法有高效液相色谱法、电感耦合等离子体质谱法、选择性还原－冷原子吸收光谱法等。氢化物发生－原子荧光光度法具有灵敏度高，检出限低，精准度高，谱线简单，选择性好，线性范围宽、能实现多元素同时分析以及自动化程度高等优点，在汞的检测中已得到广泛应用。

1. 原理　血样用Triton X–100作机体改进剂，溶血后用硝酸处理，在283.3nm波长下用石墨炉原子吸收分光光度法测定铅的含量，与标准溶液比较定量。

2. 分析步骤

（1）样品采集与处理　①常规采集耳垂或手指血（严格控制污染和组织液稀释，去掉第一滴），用微量取液器抽取血样40 μl，置于盛有0.32ml Triton X–100溶液的带盖离心管中，充分振摇，然后加入40 μl硝酸溶液，混匀。②早晨空腹采集静脉血置于预先加有肝素钠抗凝剂的管中，充分振摇。取40 μl置于盛有0.32ml Triton X–100溶液的带盖离心管中，充分振摇，然后加入40 μl硝酸溶液，混匀。取0.32ml Triton X–100溶液，加入40 μl硝酸溶液，混匀，做空白试验。

（2）标准溶液系列的配制　分别取适量的标准应用液于7个带盖离心管中，加入一定量Triton X–100溶液，加入40 μl硝酸溶液，混匀。

（3）按仪器操作说明调整仪器并设置仪器测定参数　测定溶剂空白，以此作为空白值，按由稀至浓的顺序测定标准系列，并绘制标准曲线。测定样品溶液与试剂空白的吸光度，与标准溶液比较定量。

3. 方法说明

（1）血液采集时间不限，采血时必须离开作业场所，局部采血铅依次用肥皂、稀硝酸擦洗，用乙醇消毒。

（2）测定过程中，干燥、灰化温度和时间的选择很重要，要防止样品的飞溅。灰化阶段是为了去除共存和低沸点有机物，使待测元素单一组态进入原子化阶段。灰化能否消除基体影响，取决于待测物和基体的沸点、挥发性、蒸发温度，若待测元素原子化温度很高，提高灰化温度可产生明显效果。

（3）血中三倍于正常值的NaCl、K^+、Ca^{2+}、Mg^{2+}和三倍治疗量的EDTA对测定无影响，用标准加入法分析可以消除基体的干扰。

（4）背景校正是一种建立在仪器本身配置有背景消除装置基础上的消除干扰的方式，现有偏振塞曼校正法、HCL强脉冲自吸收法。

（四）汞测定方法

利用氢化物发生－原子荧光光谱法测汞。

1. 原理 样品经酸加热消解处理后，各种形式的汞转化为二价汞，在酸性条件下，汞离子被硼氢化钾还原生成基态汞原子，由氩气带入石英原子化器中，经汞空心阴极灯的激发产生原子荧光，其荧光强度与样品中的汞浓度成正比，标准曲线法定量。

2. 分析步骤

（1）采集尿样，测定尿的比重。取一定体积样品加入硝酸和高氯酸混合液，于电热板上消化，冷却后移入比色管中，用硝酸定容，同时作空白对照。

（2）标准溶液系列的配制。分别取适量的标准应用液于一定体积的容量瓶中，用稀硝酸定容，配制标准系列溶液。

（3）按仪器操作说明调整仪器并设置仪器测定参数。按由稀至浓的顺序测定标准系列，并绘制标准曲线。测定样品空白和样品溶液的荧光强度，与标准溶液比较定量。

3. 方法说明

（1）硼氢化钠（硼氢化钾）溶液应临用现配，保持一定的碱度，以保证溶液的稳定性。

（2）负高压增大仪器的灵敏度，也相应增大噪声，负高压过高或过低时信号都不稳定。

（3）硼氢化钾浓度对测定结果有较大影响，当硼氢化钾浓度过高时，会产生大量氢气稀释待测元素，同时反应太过剧烈易引起液相干扰，导致荧光强度下降；而硼氢化钾浓度过低时，不利于待测元素的还原。

（4）灯电流的大小会影响荧光强度值的强弱和稳定性，也会影响灯的使用寿命。

（5）载气过小时氢－氩火焰不稳定会造成噪声过大；载气过大会稀释火焰中原子浓度，导致信号下降。

（6）测定汞时，标准溶液的最高浓度应尽量控制在10ng/ml以下，否则会污染管路，使背景值增大，灵敏度降低。

（7）硒和碲的存在会严重干扰汞的测定，可加入硫脲作为掩蔽剂消除干扰。

考点提示 铜、铁、锌、钙、镁的测定方法和原理，铅、汞的测定方法和原理。

扫码“学一学”

第四节 非金属元素的测定

一、碘

（一）概述

1. 理化性质 碘是一种卤族元素，相对原子质量126.9，熔点113.5℃，沸点184.35℃。单质碘呈紫黑色，易升华，有毒性和腐蚀性，碘单质遇淀粉会变为蓝紫色。碘在水中的溶解度很小，但易溶于碘化钾溶液。碘具有较强的氧化性，主要用于制造药物、染料等。

2. 代谢和生物监测指标 碘是人体必需的微量元素，主要在胃和小肠吸收，吸收的碘化物在血液中以游离的形式存在，很快被甲状腺上皮细胞摄取和浓集，碘是甲状腺激素的重要组成成分。在稳定条件下人体排出及摄入的碘是平衡的。碘主要经肾脏排泄，约有80%碘经尿液排出，10%经粪便排出，5%的随汗液或呼吸排出。因此，尿碘的检验可作为甲状腺功能检验的辅助方法，也是碘及其化合物职业中毒的诊断指标，人们也广泛使用血清碘作为甲状腺功能的指标。

3. 样品采集及保存 采集尿样于聚乙烯试管或玻璃管内，或采集末梢血1ml，迅速转移至加2%肝素抗凝的聚氯乙烯塑料管中，密封口在4℃可保存2个月。采集血样时，消毒皮肤时应避免用含碘的消毒剂。

（二）测定意义

碘是维持人体甲状腺正常功能所必需的元素。当人体缺碘时就会患甲状腺疾病，因此碘化物可以防止和治疗甲状腺肿大。碘的放射性同位素^{131}I可用于甲状腺肿瘤的早期诊断和治疗。

（三）测定方法

生物材料样品中碘的检测方法很多，包括催化分光光度法、电感耦合等离子体质谱法、直接滴定法、顶空气相色谱法、离子色谱脉冲安培法，其中砷铈催化分光光度法和电感耦合等离子体质谱法较为常用。砷铈催化分光光度法（WS/T 107—2016）可直接取样消化测定0～300 μg/L低浓度范围和300～1200 μg/L高浓度范围尿碘。

1. 原理 酸性介质中，砷铈氧化还原反应中碘起到催化作用：

$$H_3AsO_3+2Ce^{4+}+H_2O \longrightarrow H_3AsO_4+2Ce^{3+}+2H^+$$

反应中黄色的Ce^{4+}被亚砷酸还原成无色的Ce^{3+}。碘含量越高，反应速度越快，剩余Ce^{4+}越少。在单位时间内，被还原的Ce^{4+}量与碘量成正比。控制反应温度和时间，在420nm波长下测定体系中剩余Ce^{4+}的吸光度，求出碘含量。

2. 分析步骤 取碘标准溶液及待测样品，加入过硫酸铵溶液，混匀后置于控温100℃的消化控温加热装置中消化60分钟，取下冷却至室温。在试管中加入一定体积的亚砷酸溶液，充分混匀后放置15分钟；秒表计时，依顺序每管间隔相同时间向各管准确加入硫酸铈铵溶液，立即混匀。依顺序每管间隔同样时间以纯水作参比，测定各管吸光度值。

3. 方法说明

（1）实验过程无法判断消化终点，所以每批样品消化时都必须设置空白对照和标准系列。

（2）采集血液样品时，应避免使用含碘的消毒剂进行皮肤消毒。实验环境、器皿及试剂应尽量避免碘污染。

二、砷

（一）概述

1. 理化性质 砷是有毒的两性类金属，加热到613℃，可直接升华为蒸气，砷蒸气具有一股难闻的大蒜臭味。氧化态为+3和+5价，砷不溶于水，溶于硝酸和王水生成砷酸，也能溶解于强碱生成砷酸盐。砷单质很活泼，易与氟和氧化合。砷化合物有无机砷和有机砷两种形式。

2. 代谢和生物监测指标 砷可经呼吸道、皮肤或消化道进入体内。人体内的砷贮存于肝、肾、脾和骨骼等处，尤其是毛发、指甲和骨骼中的砷可形成贮存库。体内吸收的砷主要从尿液中排出，尿砷的生物半减期为4天左右，尿砷是目前评价砷接触的主要标志物。砷在血液中的清除速度很快，血砷一般用来衡量短期的高剂量砷暴露水平。

3. 样品采集及保存 由于尿中无机砷的生物半减期短，一般采集工作周末班末尿，尿样中不加防腐剂。采样时应避免污染，因此采样必须在工作场所之外。尿样于4℃冰箱可保存1~2周。

（二）测定意义

单质砷毒性小，砷的化合物都是有毒的，且三价砷的毒性大于五价砷，无机砷比有机砷毒性大。砷及其化合物可与细胞中含巯基的酶结合，抑制细胞氧化过程，还能麻痹血管运动中枢，使毛细管麻痹、扩张及通透性增高，可引起人体的急慢性中毒。

（三）测定方法

氢化物发生–火焰原子吸收光谱法测定砷。

1. 原理 尿样用混合酸消化，以破坏有机物。加入硼氢化钠，产生砷化氢，输送到火焰燃烧器上的石英管中，在193.7nm波长进行原子吸收光谱法测定砷的含量。

2. 方法说明

（1）职业接触者砷的排出很快，尿样采集时间可以在班末，必须离开作业场所，脱掉工作服，搞好个人卫生后采集尿样，以避免污染。尿样不需加任何保存剂，4℃下至少可保存2周。

（2）氢化物发生的条件可根据不同仪器生产厂家的规定而设置。输送气可以用氮气代替氩气，盐酸溶液和还原剂的浓度对氢化反应的影响很大，同一批样品要严格控制一致。

（3）1倍量以上的硒、10倍量以上的铬有明显负干扰。但一般尿样中干扰元素的含量均未达到干扰水平，用尿样加标制备的标准曲线足以消除可能存在的干扰。

（4）尿样含砷量超出测定范图，可将样品液增加稀释度测定，然后再乘上稀释倍数。

（5）质控样如使用标准尿样或加标的模拟尿时可考察准确度和精密度，如使用接触者尿或加标的正常尿时可考察精密度。但人尿不易久存，模拟尿只含人尿中的大量成分。

考点提示 碘、砷的测定方法和原理、方法说明。

实训1 血清铜含量的测定

一、实训目的

1. 掌握血液的采集与血清的处理方法。
2. 熟悉原子吸收分光光度法测定金属元素的原理。
3. 了解金属元素的含量在临床上的意义。

二、测定原理

血清用1%硝酸溶液稀释后，在324.8nm波长下用乙炔–空气火焰原子吸收光谱法测定铜的浓度。

三、仪器与试剂

（一）试剂

1. 实验用水为去离子水。

2. 硝酸 ρ=1.40g/ml 优级纯。

3. 硝酸溶液，1%（V/V）。

4. 硝酸溶液，3%（V/V）。

5. 乙醇溶液，75%（V/V）。

6. 铜标准溶液，采用GBW 08615水中铜成分分析标准物质，标准值为100μg/ml，临用前用1%硝酸溶液逐级稀释成0.0、0.5、1.0、2.0、3.0、4.0、5.0mg/L的标准应用液。

（二）仪器

1. 玻璃和塑料器皿均用20%（V/V）硝酸溶液浸泡过夜，用去离子水冲洗净，避尘晾干备用。

2. 具塞塑料管，5ml。

3. 离心机，4000r/min。

4. 具塞比色管，10ml。

5. 铜空心阴极灯。

6. 原子吸收分光光度计。

四、实训内容

1. 试样处理 用硝酸溶液（3%）和乙醇溶液（75%）依次清洗皮肤后抽取静脉血3ml于具塞型塑料管中（5ml），放置1小时后再以3000r/min离心10分钟，缓慢取出全部血清再置于具塞塑料管中，在4℃下至少可以保存两周，在冷冻条件下可保存七周。将血清充分混匀后，取1.0ml于具塞比色管中，加入4.0ml硝酸溶液（1%）混匀供测定用。以硝酸溶液（1%）作为试剂空白，和样品同时进行测定。火焰原子吸收分光光度法测定铜的仪器参考条件见表2-1。

表2-1 火焰原子吸收分光光度法测定铜的仪器参考条件

参数	设置参考	参数	设置参考
波长	324.8nm	乙炔流量	2.0L/min
狭缝	0.3nm	空气流量	8.0L/min
灯电流	3mA	燃烧器高度	6mm

2. 标准曲线的绘制 取7只具塞比色管，按表2-2配制标准管；将仪器调节到最佳状态，测定各管的吸光度，每个浓度测定3次，求平均值，以吸光度均值为纵坐标，铜的浓度（mg/L）为横坐标，绘制标准曲线。

表2-2 铜标准管的配制

管号	0	1	2	3	4	5	6
不同浓度的铜标准应用液（ml）	1.0	1.0	1.0	1.0	1.0	1.0	1.0
硝酸溶液（ml）	4.0	4.0	4.0	4.0	4.0	4.0	4.0
铜的浓度（mg/L）	0.0	0.5	1.0	2.0	3.0	4.0	5.0

3. 测定 在标准曲线测定的同样条件下，测定样品和试剂空白的吸光度，测得的样品的吸光度减去试剂空白的吸光度后，由标准曲线查得血清中铜的浓度（mg/L）。

实训2 血铅含量的测定

一、实训目的

1. 掌握石墨炉原子吸收分光光度法测定血中铅的原理和方法。
2. 熟悉石墨炉原子吸收法测定血铅的样品处理方法及基体改进剂的使用。
3. 了解铅的含量在临床上的意义。

二、测定原理

血样用Triton X-100作机体改进剂，溶血后用硝酸处理，在283.3nm波长下用石墨炉原子吸收分光光度法测定铅的含量，与标准溶液比较定量。

三、仪器与试剂

（一）试剂

所用试剂除另有说明者外，均为分析纯级试剂。

1. 实验用水，亚沸蒸馏水或去离子水。
2. 硝酸，$\rho_{20}=1.42$g/ml，优级纯。
3. 硝酸铅，优级纯或金属铅，光谱纯。
4. 硝酸溶液1%（V/V）。
5. 硝酸溶液0.1%（V/V）。
6. 肝素钠溶液，5g/L。
7. Triton X-100溶液，0.1%（V/V）。
8. 铅标准溶液，称取0.1000g金属铅，溶于1.0ml浓硝酸中，加水稀释至100ml，此溶液1ml=1.0mg铅。或称取0.1598g硝酸铅（105℃干燥2小时）用1mol/L硝酸溶解并稀释至100ml。临用前，用0.1%硝酸溶液逐级稀释成1ml=0.4μg铅的中间液，然后用Triton X-100溶液稀释成1ml=0.1μg（应用液Ⅰ）和1ml=0.2μg（应用液Ⅱ）的铅标准应用液。

（二）仪器

1. 原子吸收分光光度计，具石墨炉装置和背景校正装置。
2. 铅空心阴极灯。
3. 石墨环。
4. 微量取液管。

5. 聚乙烯加盖离心管。

6. 容量瓶，25ml。

7. 所有容量器皿均用1+3硝酸浸泡过夜，冲洗干净，晾干后备用。

四、实训内容

（一）前处理

1. 样品采集与处理　可用下列两种方式。

（1）常规采集耳垂或手指血（严格控制污染和组织液稀释，去掉第一滴），用微量取液器抽取血样40 μl，置于盛有0.32ml Triton X–100溶液的带盖离心管中，充分振摇，然后加入40 μl硝酸溶液，混匀。

（2）早晨空腹采集静脉血置于预先加有肝素钠抗凝剂的管中，充分振摇。取40 μl置于盛有0.32ml Triton X–100溶液的带盖离心管中，充分振摇，然后加入40 μl硝酸溶液，混匀。取0.32ml Triton X–100溶液，加入40 μl硝酸溶液，混匀，做空白试验。

2. 标准溶液系列的配制　取7个带盖离心管中，按照表2–3配制标准系列。

表2–3　尿铅标准管的配制

管号	0	1	2	3	4	5	6
铅标准应用溶液（Ⅰ）（ml）	0.00	0.02	0.04	0.08	0.16	0.32	0.00
铅标准应用溶液（Ⅱ）（ml）	0.00	0.00	0.00	0.00	0.00	0.00	0.20
Triton X–100（ml）	0.32	0.30	0.28	0.24	0.16	0.00	0.12
正常人血（ml）	0.04	0.04	0.04	0.04	0.04	0.04	0.04
铅浓度（μg/L）	0.00	5.00	10.00	20.00	40.00	80.00	100.00

（二）测定

1.仪器操作条件　参照表2–4仪器操作条件，将原子吸收分光光度计调节到最佳测定状态。

表2–4　仪器操作条件

参数	设置参考	参数	设置参考	
波长	283.3nm	干燥	70~110℃	70秒
狭缝	1.3nm	灰化	400~500℃	30秒保持10秒
灯电流	7.5mA	原子化	2400℃	7秒
载气（Ar）	150ml/min（原子化时停气）	清洗	2500℃	3秒
背景校对	塞曼效应或自吸收或氘灯			

2.测值　标准管中各加入40 μl硝酸溶液，混匀，测定吸光度值。

3.标准曲线的绘制　以1~6号标准管的铅浓度为横坐标，测得的吸光度减去0号管的吸光度后作为纵坐标，绘制标准曲线。

4.样品测定　将采集处理好耳垂或末梢血样直接测定吸光度值。或取40 μl处理好的静脉血样置于盛有0.32ml Triton X–100溶液的带盖离心管中，充分振摇，然后加入40 μl硝酸溶液，混匀后测定吸光度值。

将样品的吸光度减去空白管的吸光度后，由标准曲线查得稀释血样中铅的浓度。在测定前后以及每测定10个样品后，测定一次质控样。

（三）计算

按以下公式计算尿中铅的浓度。

$$x=10c$$

式中，x为血中铅的浓度，μg/L；c为由标准曲线查得的铅浓度，μg/L；10为稀释倍数。

实训3　尿汞含量的测定

一、实训目的

1. 掌握尿液的采集与处理方法。
2. 熟悉原子荧光法测定汞的原理。
3. 了解尿汞的含量在临床上的意义。

二、测定原理

尿样经酸加热消解处理后，各种形式的汞转化为二价汞，在酸性条件下，汞被还原成基态汞原子蒸气，由载气（氩气）带入电加热石英原子化器中分解为基态原子，在汞的高性能空心阴极灯发射谱线照射下，基态原子被激发至激发态，返回基态时发出原子荧光。在一定条件下，其荧光强度与溶液中汞的含量成正比，标准曲线法定量。

三、仪器与试剂

（一）试剂

1. 硝酸－高氯酸混合酸（4∶1，V/V）。
2. 硼氢化钾1%~2%。
3. 硼氢化钠1%~2%。
4. 氢氧化钠5g/L。
5. 氢氧化钾0.5%。
6. 盐酸2%~5%。
7. 汞标准溶液。

（二）仪器

1. 锥形瓶。
2. 电热板。
3. 原子荧光光度计。

四、实验内容

1. 试样处理　湿法消化法：吸取10.0ml尿样于50ml锥形瓶中，加入5ml硝酸－高氯酸混合酸（4∶1，V/V），于电热板上低温消化（微沸）1小时，然后升高温度继续消化，待出现大量高氯酸白色烟雾，至溶液呈无色透明约0.5ml，否则再补加少许混合酸，继续消化。

取下锥形瓶，冷至室温。

2. 测定 汞空心阴极灯电流：30mA；原子化器温度200℃；负高压：240V；载气（氩气））流量：300~500ml/min；屏蔽气流量500~1000ml/min；还原剂：1%~2% KBH_4 或$NaBH_4$（内含0.5% KOH或NaOH）；载流：2%~5% HCI。

3. 结果 在一定条件下，其荧光强度与溶液中汞的含量成正比，标准曲线法定量。

实训4　砷铈催化分光光度法测碘

一、实训目的

1. 掌握尿液的采集与处理方法。
2. 熟悉砷铈催化分光光度法测定碘的原理。
3. 了解尿碘的含量在临床上的意义。

二、测定原理

采用过硫酸铵溶液在100℃条件下消化尿样，利用碘对砷铈氧化还原反应的催化作用，反应中黄色的Ce^{4+}被亚砷酸还原成无色的Ce^{3+}，碘含量越高，反应速度越快，所剩余Ce^{4+}的则越少；控制反应温度和时间，比色测定体系中剩余Ce^{4+}的吸光度值，求出碘含量。

三、仪器与试剂

（一）试剂

1. 试剂规格，除另有指明外，所用试剂均为分析纯试剂，实验用纯水应符合GB/T6682二级水规格。
2. 过硫酸铵［$(NH_4)_2S_2O_8$，M_r=228.2］。
3. 硫酸（H_2SO_4，$\rho_{20℃}$=1.84g/ml）优级纯。
4. 三氧化二砷（As_2SO_3，M_r=197. 8）。
5. 氯化钠（NaCl，M_r=58.4），优级纯。
6. 氢氧化钠（NaOH，M_r=40.0）。
7. 硫酸铈铵［$Ce(NH_4)_4(SO_4)_4 \cdot 2H_2O$，$M_r$=632.6］或四水合硫酸铈铵［$Ce(NH_4)_4(SO_4)_4 \cdot 4H_2O$，$M_r$=668.6］。
8. 碘酸钾（KIO_3，M_r=214.0），基准试剂或标准物质。

9. 过硫酸铵溶液｛c［$(NH_4)_2S_2O_8$］=1.0mol/L｝ 称取114.1g过硫酸铵溶解于约400ml纯水后，在加纯水至500ml，置冰箱（4℃）可保存一个月。

10. 硫酸溶液［c（H_2SO_4）=2.5mol/L］ 取140ml硫酸缓慢加入到700ml纯水中，边加边搅拌，冷却后用纯水稀释至1000ml。

11. 亚砷酸溶液［c（H_3ASO_3）=0.025mol/L］ 称取2.5g三氧化二砷、40g氯化钠和1.0g氢氧化钠置于1L的烧杯中，加纯水约500ml，加热至完全溶解，冷至室温，再缓慢加入200ml硫酸溶液［c（H_2SO_4）=2.5mol/L］，冷至室温，用纯水稀释至1000ml，储存于棕色瓶，室温放置可保存6个月。注意此溶液剧毒。

12. 硫酸铈铵溶液［c（Ce^{4+}）=0.025mol/L］ 称取15.8g硫酸铈铵（$Ce(NH_4)_4(SO_4)_4$·$2H_2O$，M_r=632.6）或16.7g四水合硫酸铈铵［$Ce(NH_4)_4(SO_4)_4$·$4H_2O$］溶于700ml硫酸溶液［c（H_2SO_4）=2.5mol/L］，用纯水稀释至1000ml，储存于棕色瓶，室温放置可保存6个月。

13. 碘标准储备溶液［ρ（I）=100μg/ml］ 准确称取0.1686g经105~110℃烘干至恒重的碘酸钾（KIO_3，M_r=214.0），加纯水溶解，并用纯水定容至1000ml。储存于具塞严密的棕色瓶，置冰箱（4℃）可保存6个月。

14. 碘标准中间溶液［ρ（I）=10μg/ml］ 吸取10.00ml碘标准储备溶液（ρ（I）=100μg/ml）置于100ml容量瓶中，用纯水定容至刻度。储存于具塞严密的棕色瓶，置冰箱（4℃）内可保存1个月。

15. 碘标准使用系列溶液Ⅰ［ρ（I）=0~300μg/L］ 临用时吸取碘标准中间溶液（ρ（I）=10μg/ml）0、0.50、1.00、1.50、2.00、2.50、3.00ml分别置于100ml容量瓶中，用纯水定容至刻度，此标准系列溶液的碘浓度分别为0、50、100、150、200、250、300μg/L。

16. 碘标准使用系列溶液Ⅱ［ρ（I）=300~1200μg/L］ 临用时吸取碘标准中间溶液（ρ（I）=10μg/ml）3.00、4.00、6.00、8.00、10.00、12.00ml分别置于100ml容量瓶中，用纯水定容至刻度，此标准系列溶液的碘浓度分别为300、400、600、800、1000、1200μg/L。

（二）仪器

1. 消化控温加热装置　恒温消解仪（孔间温差≤1℃）。
2. 数显式分光光度计，1cm比色杯。
3. 超级恒温水浴　控温精度±0.3℃。
4. 玻璃试管　15mm×150mm。
5. 秒表。

四、实验内容

（一）0~300μg/L浓度范围尿碘的测定

1.分别取0.25ml碘标准使用系列溶液Ⅰ及尿样（取样前摇匀尿液，使沉淀物混悬；如果尿样中碘浓度超过标准曲线的碘浓度范围，则按实验内容（一）步骤2测定）各置于玻璃试管中，各管加入1.0ml过硫酸铵溶液，混匀后置于控温100℃的消化控温加热装置中，消化60分钟，取下冷却至室温。可在20~35℃之间一个稳定的温度环境下（室温或控温）进行分析，要求温度波动不超过±0.3℃。

2.各管加入2.5ml亚砷酸溶液，充分混匀后放置15分钟；注意将标准系列管按碘浓度由高至低顺序排列。

3.秒表计时，依顺序每管间隔相同时间（均30秒或均20秒）向各管准确加入0.50ml硫酸铈铵溶液，立即混匀。

4.待第一管（即标准系列中300μg/L碘浓度管）的吸光度值达到0.15~0.18时，依顺序每管间隔同样时间（与步骤3的间隔时间一致）于400nm波长下，用1cm比色杯，以纯水作参比，测定各管吸光度值。0~300μg/L浓度范围尿碘的不同温度测定对反应的反应时间见表2-5。

表2-5　0~300 μg/L浓度范围尿碘的不同温度测定对反应的反应时间

温度（℃）	反应时间（min）	温度（℃）	反应时间（min）
20	53	28	34
21	50	29	32
22	47	30	30
23	45	31	29
24	42	32	27
25	40	33	26
26	38	34	24
27	36	35	23

（二）300~1200 μg/L浓度范围尿碘的测定

分别取0.20ml碘标准使用系列溶液Ⅱ及尿样（取样前摇匀尿液，使沉淀物混悬，如果尿样的碘浓度超过标准曲线的碘浓度范围，则作适当稀释后取样）各置于玻璃试管（15mm × 150mm）中，按与实验内容（一）步骤1的消化处理相同操作后，冷却至室温。可在20~30℃之间一个稳定的温度环境下（室温或控温）进行实验内容（二）步骤分析，要求温度波动不超过 ± 0.3℃。

对300~1200 μg/L浓度范围尿碘的测定，不同温度下测得实验内容（二）第一管（即标准系列中1200 μg/L碘浓度管）吸光度值达到0.05~0.08时砷铈反应所需时间的参考值见表2-6。

表2-6　300~1200 μg/L浓度范围尿碘的不同温度测定对反应的反应时间

温度（℃）	反应时间（min）	温度（℃）	反应时间（min）
20	33	26	24
21	31	27	23
22	30	28	21
23	28	29	20
24	27	30	19
25	25	–	–

五、结果计算

1. 回归方程法　碘质量浓度c（μg/L）与吸光度值A的对数值成线性关系见式（2-3），求出标准曲线的回归方程，将样品管的吸光度值代入式（2-3），求出所测样品中碘质量浓度，再按式（2-4）计算尿中碘的质量浓度。

$$c=a+b\lg A \quad (2\text{-}3)$$

$$\text{或} c=a+b\ln A$$

式中，c为碘标准使用系列溶液（或所测样品）中碘的质量浓度，μg/L；A为碘标准使用系列溶液（或所测样品）测定的吸光度值；a为标准曲线回归方程的截距；b为标准曲线回归方程的斜率。

2. 标准曲线法　以碘标准使用系列溶液Ⅰ或Ⅱ的碘浓度为横坐标和吸光度值为对数纵坐标，在半对数坐标系中绘制标准曲线，以样品管的吸光度值在标准曲线上查得所测样品中碘质量浓度，再按式（2-4）计算尿中碘的质量浓度。

3.计算 尿中碘的质量浓度，按式（2-4）计算。

$$\rho（\mathrm{I}）=c\times K \qquad (2-4)$$

式中，ρ（I）为尿中碘（I）的质量浓度，μg/L；K为尿样稀释倍数；c为由标准曲线回归方程计算得的或由标准曲线查得的所测样品中碘的质量浓度，μg/L。

本章小结

生物材料检验的主要样品是血液、尿液、头发和呼出气。对尿样测定结果进行校正的两种方式是尿液比重校正和肌酐浓度校正。呼出气可分为混合呼出气和终末呼出气。金属元素中铜、铁、锌、钙、镁测定的样品可以是血液和尿样，测定的方法是火焰原子吸收法；测定铅含量的方法是石墨炉原子吸收法；测定汞的方法是氢化物发生原子荧光分光光度法。非金属元素中碘采用砷铈催化分光光度法测定，砷的测定采用氢化物发生-火焰原子吸收光谱法。

扫码“练一练”

习 题

一、选择题

1. 生物材料检验的主要样品是

A．血液　B．尿液　C．头发　D．呼出气

2. 血液标本可分为

A．全血　B．血浆　C．血清　D．血细胞

3. 当血液样品量要求大于0.5ml时，应取

A．静脉血　B．动脉血

C．毛细血管血　D．微动脉、微静脉和毛细血管的混合血

4. 检测有机化合物的尿样应收集在玻璃或铝合金容器中，尿样采集应大于

A．40ml　B．50ml　C．60ml　D．70ml

5. 铜在正常人体内的含量是

A．10~20mg　B．30~40mg　C．50~60mg　D．70~100mg

6. 血清锌的检测方法是

A．吡啶偶氮酚比色法　B．碳酸酐酶再激活法

C．火焰原子吸收分光光度法　D．亚铁嗪直接比色法

7. 用乙炔-空气火焰原子吸收光谱法测定铜的浓度，其波长为

A．276.8nm　B．297.8nm　C．304.8nm　D．324.8nm

8. 砷铈催化分光光度法测定尿中碘的含量时，采用（　）溶液在100℃条件下将尿样消化。

A．过硫酸铵　B．四甲基氢氧化铵　C．曲拉通X-100　D．高锰酸钾

9. 氢化物发生-火焰原子吸收光谱法测定尿中砷的含量时，其波长为

A．169.3nm　B．172.4nm　C．189.7nm　D．193.7nm

10. 下列（　）被称为砒霜。

A. 二硫化二砷　　B. 砷化氢

C. 三氧化二砷　　D. 三硫化二砷

11. 碘的放射性同位素（　）^{131}I可用于甲状腺肿瘤的早期诊断和治疗。

A. 碘125　　B. 碘131　　C. 铯137　　D. 铱192

二、简答题

如何应用负荷试验评定人体水溶性维生素?

三、案例分析

患儿，男，3岁，出生5个月后反复腹泻、腹痛，多次到各级医院就诊治疗未愈，再次来到广东省妇幼保健院就诊，患儿反应良好，营养中等，发育正常，心肺无异常杂音，腹部无异常包块和压痛，检测血铅为330g/L；患儿有一6个月龄胞妹，在广东省妇幼保健院检测末梢血铅为248g/L。2例患儿后转入上海交通大学附属新华医院儿童环境医学研究中心，入院前复查静脉血铅，男患为303g/L，女患为385g/L。经排查铅暴露源，初步确定为接触红丹粉：一种含四氧化三铅的爽身粉，通过儿童手-口动作导致消化道吸收所致。入院后予去除污染源，依地酸二钠钙静脉滴注，持续5天，复查男患血铅为118g/L，女患血铅为88g/L，准予出院，并嘱其避免再次接触红丹粉等铅污染源和注意个人卫生。

请分析：患儿属于高铅血症还是铅中毒?

第三章

食品理化检验

学习目标

1. **掌握** 食品中水分、灰分、脂类、蛋白质、碳水化合物、维生素C的检测方法、原理和方法说明；酱油、植物油和乳制品等检验项目的测定方法和原理。

2. **熟悉** 食品样品采集原则、保存原则与方法、分析前处理的常用方法；相对密度、折射率、旋光度的测定原理；防腐剂、甜味剂、合成色素等添加剂，农药残留，有害污染物测定方法及原理。

3. **了解** 食品样品采集方法；食品相对密度、折光率、旋光度、食品营养成分、添加剂、有害污染物的测定意义。

4. 学会食品中水分、灰分、脂类、蛋白质、碳水化合物、维生素C的测定，酱油中总酸、氨基酸态氮、植物油的酸价过氧化值和乳制品酸度测定。

"民以食为天，食以安为先"，食品是人类赖以生存和发展的物质基础，食品安全是直接关系到人民身体健康和社会稳定的重大公共卫生问题。食品品质的优劣不仅在于营养成分的高低，更重要的是食品中是否存在有毒有害的物质，是否会对人体健康造成危害，这就需要采用现代分离、分析技术对食品进行检验。

食品理化检验内容主要有感官性状的检验、营养成分的检验、食品添加剂的检验、有害成分的检验等。

（1）感官性状的检验　食品的感官检查是依据人们对各类食品的固有观念，借助人的感觉器官，如视觉、嗅觉、味觉和触觉等，对食品的外观、形态、色泽、口感、风味、浑浊度、是否有沉淀和杂质等性质进行检验。感官性状检验常可用来判断食品的质量及变化情况，但带有一定的人为主观性。

（2）食品营养成分的检验　食品必须含有人体所需的营养成分，一般营养成分包括有蛋白质、脂肪与类脂化合物、糖类（碳水化合物）、无机盐、维生素和水。它们赋予食品组织结构、风味、口感及营养价值。不同的食品所含营养素的品种和质量均有差异，组成比例也不相同。一般粮谷类富含淀粉等碳水化合物；肉、鱼、蛋、奶类主要含蛋白质和脂肪；蔬菜水果类主要含维生素和无机盐。通过对食品中营养成分的分析，可了解各类食品所含的营养成分的种类、质量和数量，为人类的合理膳食搭配提供指导，防止营养缺乏病的发生。

（3）食品添加剂的检验　食品添加剂是指为改善食品品质和色、香、味，以及为防腐、保鲜和加工工艺的需要而加入食品中的人工合成或者天然物质。《食品安全国家标准　食品添加剂使用标准》（GB 2760—2014）将允许使用的添加剂按功能和用途分为23类，共2400多种，包括防腐剂、着色剂、膨松剂、增味剂、消泡剂、增稠剂等。食品添加剂促进了现代食品工业的发展，但添加剂多为化学合成物质，如果滥用会严重危害公众的健康。我国食品安全国家标准对食品添加剂的使用原则、允许使用的品种、使用范围及最大使用量或残留量均有严格规定。为监督食品生产中合理地使用食品添加剂，保证食品的安全，必须对食品添加剂进行检验。

（4）有害污染物的检验　在食品生产（烹调）、包装、运输、储存、销售等过程中，由于种种原因可能会产生、引入或污染某些有害物质而使食品受到污染；某些食品本身也可能含有一些有害物质，这些有害物质并非食品本身所固有的，而是由污染引起的，故称其为食品中有害污染物。食品中常见的有毒有害物质包括有害金属元素、农药和兽药残留、黄曲霉毒素、亚硝胺类物质等。分析检测食品中的有害污染物有助于加强食品的卫生监督管理，保障人民的健康。

扫码“学一学”

第一节　食品样品的采集、制备和保存

一、样品的采集

在食品样品采集前，应根据食品卫生标准规定的检验项目和检验目的，进行周密细致的卫生学调查，结合调查情况，制订出切实可行的采样方案。对感官性状不同的食品应分别采样，并分别检验。采样的同时应详细记录现场情况、采样地点、时间、所采集的食品名称、样品编号、采样单位及采样人等事项。根据检验项目，选用硬质玻璃瓶或聚乙烯制品作为采样容器。

（一）采集原则

对于食品理化检验，通常采用抽样检验，即从整批被检的食品中抽取一部分进行检验，并以检验结果对整批食品进行评价。被检验的“一批食品”的全体称为总体；从总体中取出一部分，作为总体的代表，称为样品。由于抽样检验的处理对象是批而不是个体，因而可能存在错判的风险。因此食品样品的采集是食品检验成败的关键之一，采集食品样品应遵循以下原则。

1. 代表性　所采集的样品对总体应具有充分的代表性，即所采集的食品样品应能反映总体的组成、质量和卫生状况。采样时必须注意食品的生产日期、批号和均匀性，尽量使处于不同方位、不同层次的食品样品有均等的被采集机会，即采样时不能带有选择性。

2. 准确性　采样过程中应尽量保持食品原有的理化性质，防止待测成分的损失或污染。

3. 典型性　当检测目的是要说明整体的某一特征时，要用典型性来保证代表性。例如，对于食物中毒食品、掺伪食品及污染或疑似污染食品，应采集可疑部分作为样品。

（二）采样前准备

1. 采样准备　采样前必须审查待测食品的所有资料，包括食用情况、运输情况、有关检验检疫机构的检验报告和证明书等；还应尽可能了解食品原料的来源地点、加工方法、储存、运输、销售等各个环节的具体情况；明确采样目的，确定采样件数，准备采样用具，制定合理可行的采样方法。

2. 现场调查 了解待测食品的一般情况，记录食品种类、数量、批号、生产日期、加工方法、贮运条件（包括起运日期）、销售卫生情况，观察该批食品的整体情况，包括感官性状、品质、储藏、包装情况等。

（三）采样方法

具体的采样方法随食品的形态、种类和检验项目的要求而异。采样的数量应根据检验项目所需的数量而定，所采集的样品分为检验、复查和备查三部分。

1. 液体、半液体食品

（1）对储存在缸、桶、罐等大容器内的液体或半流体食品（如植物油、鲜乳、酒类等）应搅拌均匀后再采样。如容量过大，可按高度分上、中、下三层取样，充分混合；对于散（池）装的液体食品，可用虹吸法在储存池的四角和中央各取等量样品，混合后再缩减至所需的采样量。

（2）流动的液体食品，可定时、定量从输出管口取样，混合后再采样。

（3）互不相溶的液体，如油与水的混合物，应首先使不相溶的成分分离，再分别进行采样。

2. 均匀的固体食品

（1）大包装固态食品 根据大包装食品的总件数确定应采集的件数，计算结果为小数，则需进为整数。计算公式：

$$采样件数 = \sqrt{\frac{总件数}{2}} \quad (3\text{–}1)$$

在食品堆放的不同部位随机采样，取出选定的大包装，用采样器在每一个包装的上、中、下三层和五点（周围四点和中心）取出样品。将采集的样品充分混匀，用四分法缩减至所需的采样量。

四分法取样方法如图3–1所示。将样品置于一大张方形纸或布上，充分混合，铺平，然后将样品平均分成四等份，除去对角的两份，将剩下的两份按上法再进行混合，重复操作直至剩余量达到采样量为止。

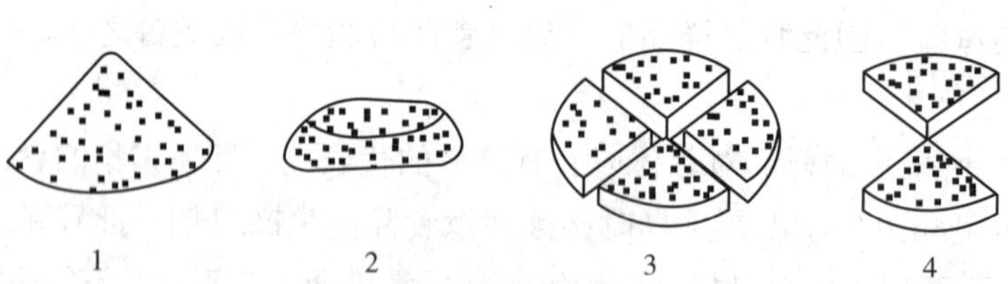

图3–1 四分法取样

（2）小包装食品 对于罐头、袋装或听装乳粉等，一般可按批号随机抽取数件，在实验室进行粉碎、混匀、分取。同一批号取样件数，250g以上的包装不得少于6个，250g以下的包装不得少于10个。

（3）散装固态食品 对于粮食等散装固定食品，应自每批样品的上、中、下三层中的不同部位分别采集样品，混匀后用四分法减至所需的采样量。

3. 组成不均匀的食品 如肉、鱼、果品、蔬菜等食品，其本身各部位分布不均匀，个体大小及成熟程度差异很大，采样时更应注意代表性，可按下述方法采样。

（1）肉类、水产品 应根据分析项目的要求，分别采取不同部位的样品。如小鱼、小虾等个体较小，可随机取多个样品，切碎、混匀后，按四分法取样，缩减至所需数量；对个体较大的鱼和肉类，可从若干个体上切割少量可食部分，将肥瘦分开，切碎混匀后，再按四分法缩减至所需数量。

（2）果蔬类 体积较小的果蔬类食品（如山楂、葡萄等），随机取若干个整体，切碎混匀，按四分法分取至所需数量；体积较大的果蔬类食品（如西瓜、苹果、萝卜等），可按成熟度及个体大小的组成比例，选取若干个体，对每个个体按生长轴纵剖分四份或八份，取对角线两份或四份，切碎混匀，再按四分法分取至所需数量；体积蓬松的叶菜类（如菠菜、小白菜等），由多个包装（一筐、一捆）分别抽取一定数量，混合后捣碎、混匀、分取，缩减到所需数量。

4. 食物中毒和掺伪食品 应采集具有典型性的样品，结合食品感官性状、食品污染程度特征分别采样，尽可能采集含毒物或掺伪最多的部位，这类食品切忌与正常食品相混，也不能简单混匀后取样。

（四）采样数量

采样数量的确定，应考虑分析项目的要求、分析方法的要求及被检物的均匀程度三个因素。样品应分成3份，分别供检验、复查和备查用。每份样品数量一般不少于0.5kg或0.5L。检验掺伪食品的样品，与一般的成分分析的样品不同，分析项目事先不明确，取样数量要多一些。

（五）采集的注意事项

1. 合理选择采样仪器、设备和容器 所有采样工具，如采样器、容器、包装纸等都应清洁，不得将任何有害物质带入样品中，也不得与样品的被测组分发生反应。

2. 保持样品原有微生物的状况和理化指标 检验前应保证食品样品成分不发生变化，防止污染、变质、腐败、霉变、挥发、微生物死亡、毒物分解以及水分增减等。

3. 分类包装 感官性状极不相同的样品，不可混在一起，应另行包装，并注明其性质。

4. 样品标签填写准确、详细 盛装样品的器具上要贴牢标签，注明样品名称、采样地点、采样日期、样品批号、采样方法、采样数量、分析项目及采样人。

5. 及时送检 样品采集后，要迅速送往实验室进行分析。运送中要密封避光，必要时应降温。

二、样品的制备

样品制备是指对采集的食品样品进行分取、粉碎、混匀、缩分等处理工作。由于许多样品组成不均，且采集的样品量比分析所需量多，因此，在检验之前必须经过样品制备过程，使待检样品具有均匀性和代表性，并能满足检验对样品的要求。样品的制备方法有搅拌、切细、粉碎、研磨或捣碎等，常用的样品制备工具包括研钵、磨粉机、万能微型粉碎机、球磨机、高速组织捣碎机、绞肉机、搅拌机等。对于不同的食品样品，采用的制备方法不尽相同，食品样品制备的一般步骤如下。

1. 去除机械杂质 所采集的食品样品应预先剔除生产、加工、运输、保存中可能混入的肉眼可见的机械杂质，如泥沙、金属碎屑、玻璃、非该食品应用的动植物等异物。

2. 去除非食用部分 食品样品一般应剔除非食用部分。对于植物性食品，根据品种的不同分别去除根、茎、叶、皮、柄、壳、核等非食用部分；对于动物性食品，常需去除羽毛、鳞、爪、骨、胃肠内容物、胆囊、甲状腺、皮脂腺、淋巴结、蛋壳等；对于罐头食品，则应注意剔除其中的果核、骨头、调味品（葱、辣椒及其他）等。

3. 均匀化处理 食品样品送达实验室后，应进一步粉碎、过筛或混匀，使检验样品均匀化，达到分析的要求。①对于干燥的固态样品（如粮食等），一般可采用20~40目的分样筛，或根据分析方法的要求过筛。过筛时要求样品全部通过规定的筛孔，未通过的部分应继续粉碎后过筛，不得随意丢弃，否则将影响样品的代表性；②对于液态或半流体样品，如牛奶、饮料、液态调味品等，可用搅拌器充分搅拌均匀；③对于互不相溶的液态样品，应先将其分离，再分别搅拌均匀；④对于含水量较高的水果和蔬菜类，一般先用水洗净泥沙，擦干表面附着的水分，取可食部分，放入高速组织捣碎机中充分混匀（可加入等量的蒸馏水或按分析方法的要求加入一定量的溶剂）。对制备好的食品样品应尽可能及时处理或分析。

三、样品的保存

食品中含有丰富的营养物质，食品样品在运输、检测、保存等过程中，常因受潮、干燥、挥发或者细菌生长繁殖、酶的活动，而使样品的组成和性质发生变化。因此，必须采取有效措施，防止食品样品中待测成分的挥发损失和污染，尽量保持样品原有的性状，以保证检验结果的准确性。

（一）保存原则

1. 稳定待测成分 食品中某些待测成分不够稳定，容易挥发损失、分解或氧化，应根据后续的检测方法，在采样后立即加入某些溶剂或试剂或采取适当的措施，使待测成分处于稳定状态，而不致损失。

2. 防止污染 采集和保存食品样品的各种工具、容器不能含有待测成分及其他干扰分析的物质。凡是接触样品的器皿和手，必须清洁，不得带入新的污染物。采集好的样品要密封加盖。

3. 防止腐败变质 采集的食品样品应盛放在密封洁净的容器内，选择适宜的温度或加入合适的制冷剂和防腐剂（如三氯甲烷、氯化汞、重铬酸钾等）。通常可采取低温冷藏，以降低酶的活性及抑制微生物的生长繁殖，但要防止制冷剂和冷凝水对样品的污染。在不影响检验工作的前提下，允许加乙醇或食盐。

4. 稳定水分 即保持原有水分的含量，防止蒸发损失或干燥食品的吸湿。对含水量较大的食品样品，若不能尽快分析，可先测其水分，保存烘干样品，分析结果可通过折算，转换为原样品中待测成分的含量。

（二）保存方法

食品样品的保存要求做到净、密、冷、快。净是指采集样品的工具和容器必须保持清洁干净，不得含有待测成分和其他可能污染样品的成分。密是指样品包装应密闭以稳定水分，防止挥发成分损失，并避免在运输、保存过程中引进污染物质。冷是指在冷藏下运输和保存，以降低食品内部的化学反应速率，抑制酶的活性和微生物的生长繁殖。快是指采样后应尽快分析，避免食品样品变质。

考点提示　总体和样品，样品采集的基本原则，采样数量，保存原则与保存方法。

扫码“学一学”

扫码“看一看”

第二节　食品物理特性测定

食品的物理特性检验是根据食品的一些物理常数，如相对密度、折射率和旋光度等与食品的组分及其含量之间的关系进行检测的方法。

一、食品相对密度的测定

（一）概述

密度是指物质在一定温度下单位体积的质量，以符号ρ表示，单位为g/cm^3。物质具有热胀冷缩的性质，密度随物质温度的改变而改变，所以应标明密度测定时物质的温度。

相对密度是指在一定的温度下物质的质量与同体积纯水的质量之比，以d表示。通常应在d的右下角标明水的温度，右上角标明待测物的温度，如d_4^{20}表示某液体在20℃时对4℃水的相对密度。相对密度是物质重要的物理常数之一。我国规定液态食品密度测定时的标准温度为20℃，所以食品理化检验中相对密度通常是指20℃时，某物质的质量与同体积20℃纯水质量的比值，以d表示。

液态食品的相对密度可反映其浓度和纯度。在正常情况下，各种液态食品都有一定的相对密度范围。例如，全脂牛奶为1.027~1.032，脱脂牛奶为1.033~1.037，酒（60度）为0.9046~0.9136，植物油（压榨法）为0.9090~0.9295。相对密度的测定是食品分析中常用的一种简便检测方法，是食品生产过程中经常采用的一种工艺控制指标，常用于监控原料、成品、半成品。测定过相对密度的食品样品还可做其他项目的分析。

（二）测定意义

当液态食品中有掺杂、脱脂、浓度改变或品种改变时，均会出现相对密度的变化。因此，测定液体食品的相对密度可初步判断该食品质量是否正常。但相对密度只是物质的一种物理性质，不能全面反映物质本质的变化，只依靠密度判断食品的质量和卫生状况是不可靠的。因此，当食品的相对密度异常时，可肯定食品质量出现问题，但是食品的相对密度正常时，则不能判定食品的质量合格。必须在测定相对密度的同时，结合感官检查和其他理化指标检测，才能正确评价食品的质量。例如，牛乳的相对密度与其脂肪含量、总乳固体含量有关。脱脂乳的相对密度比全牛乳高；掺水牛乳相对密度降低，故测定牛乳的相对密度可检查牛乳是否脱脂，是否掺水。但是当牛乳中既加水又脱脂时，则难以从相对密度的变化来判断牛奶的质量。

（三）测定方法

测定相对密度的常用方法有密度瓶法、天平法和比重计法（GB 5009.2—2016）。

1. 密度瓶法

（1）原理　在20℃时分别测定同一密度瓶的纯水和样品的质量，根据密度瓶、纯水和试液的质量，计算待测试样的密度。

（2）分析步骤　准确称取洗净、干燥密度瓶（图3–2）的质量。先装满纯水，密塞，浸入20℃的恒温水浴中，放置0.5小时，用滤纸条擦干瓶外壁，加盖后称重，得空瓶与纯水的质量；然后将水全部倾出，装满样液后，密塞，按上法操作，称取空瓶和样液的质量，计算待测样液的密度。

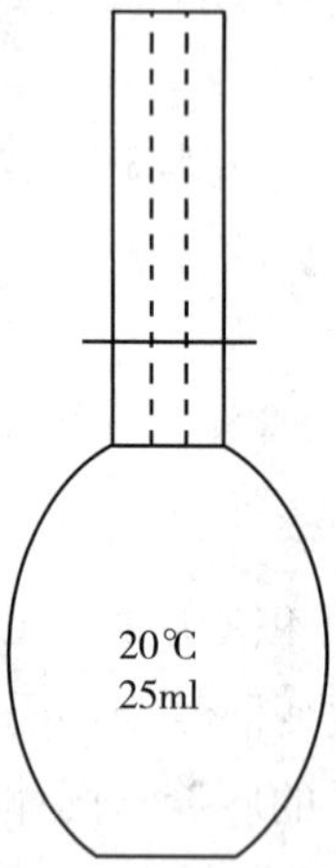

图3–2　密度瓶

（3）方法说明　①水和样液应完全装满密度瓶不得留有气泡，多余液体可从瓶塞顶部小孔溢出，用滤纸吸去；②在达到恒温后取拿密度瓶时，不得用手接触密度瓶的球部，以免受热使液体流出，最好用工具夹取；③水浴中的水必须清洁无油污，避免污染密度瓶外壁；④天平室温度不得高于20℃，否则瓶中的液体会膨胀溢出。

2. 比重计法

（1）原理　比重计（图3–3）利用了阿基米德原理，将待测液体倒入一个较高的容器，再将比重计放入液体中。比重计下沉到一定高度后呈漂浮状态。此时液面的位置在玻璃管上所对应的刻度就是该液体的密度。测得试样和水的密度的比值即为相对密度。

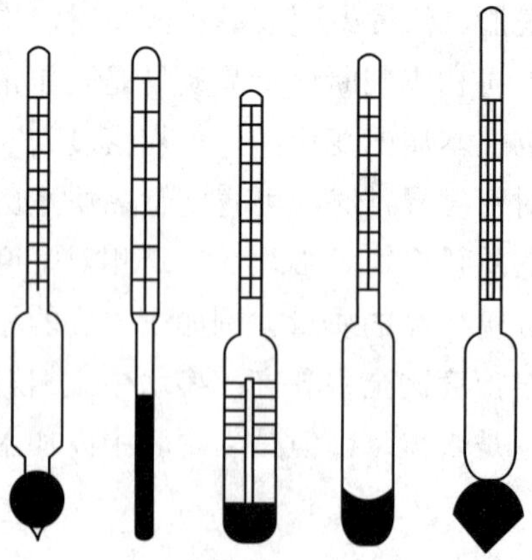

图3–3　比重计

1. 普通密度计；2. 波美计；3. 锤度计；4. 酒精计；5. 乳稠计

（2）分析步骤 将比重计洗净擦干，缓缓放入盛有待测液体试样的量筒中，不能使其碰触到容器四周及底部，保持试样温度在20℃，待其静置后，再轻轻按下少许，然后待其自然上升，静置至无气泡冒出后从水平位置观察与液面相交处的刻度，即为试样的密度。

（3）方法说明 ①按国家标准方法规定，待测样液温度应为20℃。在测定密度的同时应测量试液的温度，且在实验过程中应保持温度恒定。若不是20℃，可查表校正相对密度的读数。②测定时应将量筒置于水平桌面上，密度计不得接触量筒的器壁和底部，待测液中不得有气泡。③读数时应以密度计与液体形成的弯月面的下缘最低点为准。若颜色较深，不易看清弯月面下缘，则以弯月面两侧最高点为准。④除上述通用的密度计直接读取密度外，还有将密度刻度换算成浓度刻度的浓度密度计，如酒精密度计，可直接读出酒中乙醇的含量；乳稠计专门用于测定牛奶的密度；锤度计用于测定蔗糖溶液的浓度，锤度为1度（1°Bx）是指100g蔗糖溶液中含蔗糖1g；波美计以波美度“°Be’”表示，用以测定溶液中溶质的质量分数，1°Be’表示质量分数为1%，其刻度方法以20℃为标准，在蒸馏水中为0°Be’，在15%食盐溶液中为15°Be’。波美度与溶液相对密度间可以进行换算。

二、食品折射率的测定

（一）概述

光线自空气中通过待测溶液时的入射角正弦值与折射角正弦值之比等于光线在空气中的速度与待测溶液中的速度之比，该比值在一定条件下为常数，称为待测溶液的折射率或折光率。物质的折射率测定结果受到样液浓度、温度、压强、光的波长的影响而发生改变。

（二）测定意义

折射率是物质的一种物理性质。对于同一物质，在一定的实验条件下，折射率的大小与其浓度成正比。因此，通过测定液态食品的折射率，可以判断食品的纯净程度和浓度。

各种脂肪酸均有其特征折射率，故不同的油脂折射率也不同。当油脂酸度增高时，其折射率随之降低；相对密度大的油脂折射率也较大。故折射率可用于鉴别油脂的组成及品质。正常牛乳的乳清折射率为1.34199~1.34275，牛乳掺水后可造成折射率降低，故测定牛乳乳清的折射率即可了解乳糖的含量，判断牛乳是否掺水。纯蔗糖溶液的折射率随蔗糖的浓度升高而增大，测定糖液的折射率可了解溶液的浓度。

对于非糖类的液态食品，由于盐类、蛋白质、有机酸物质对折射率的影响，故测定结果还包括以上物质，统称为可溶性固形物。可溶性固形物的含量越高，折射率也越大。但若固形物呈悬浮状分散于溶液中时（如果酱、番茄酱等），测定折射率的误差较大。

（三）测定方法

本文以阿贝折光仪法（图3-4）测定食品折射率为例。

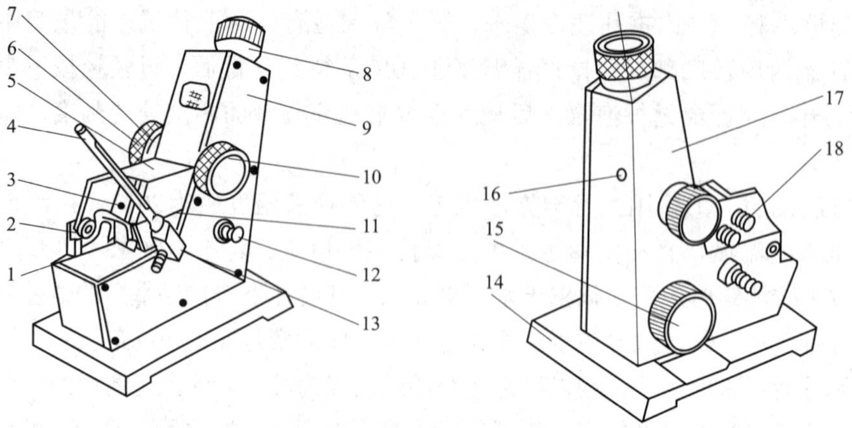

图3-4　阿贝折光仪

1. 反射镜；2. 转轴；3. 遮光板；4. 温度计；5. 进光棱镜座；6. 色散调节手轮；7. 色散值刻度圈；8. 目镜；9. 盖板；10. 手轮；11. 折射棱镜座；12. 照明刻度盘镜；13. 温度计座；14. 底座；15. 刻度调节手轮；16. 小孔；17. 壳体；18. 恒温器接头

1. 原理　折射率是物质的物理常数，当入射角增大时，折射角也增大，当入射角无限接近90°时，折射角达到最大值，称为临界角。在临界光线与法线之间的视野明亮，而临界光线外的视野黑暗，形成明显的黑白分界。利用这一原理，通过实验可测得临界角，即可计算试样的折射率。

2. 分析步骤

（1）校正　①标准试样校正：对于高刻度值部分通常需要特制的并具有一定折射率的标准玻璃块即标准试样来校正。若测定温度不在20℃时，需对仪器进行校正，将折射棱镜的抛光面加1~2滴溴代萘溶液，再贴上标准试样的抛光面，当读数视野指示于标准试样上的值时，观察镜筒内明暗分界线是否在十字线中间，若有偏差则用螺丝刀轻微旋转调节螺丝，使分界线移至十字中心处，即校正完毕。②纯水校正：阿贝折光仪对于低刻度值部分可在一定温度下用纯水校正。纯水的折射率见表3-1。

表3-1　纯水在10~40℃时的折射率

温度（℃）	折射率	温度（℃）	折射率
10	1.3337	21	1.3329
11	1.3336	22	1.3328
12	1.3336	23	1.3327
13	1.3335	24	1.3326
14	1.3335	25	1.3325
15	1.3334	26	1.3324
16	1.3333	27	1.3323
17	1.3332	28	1.3322
18	1.3332	29	1.3320
19	1.3331	30	1.3320
20	1.3330	40	1.3305

（2）试样测定　将阿贝折光仪置于光线明亮处，打开棱镜组，以脱脂棉球蘸取乙醇或乙醚擦净棱镜表面，挥干溶剂，滴加1～2滴样品溶液于磨砂棱镜表面，迅速闭合两块棱镜，调节反光镜，使两镜筒内视野最亮。由目镜观察，调节棱镜转动手轮，找到视野出现明暗两部分。调节色散调节手轮，消除视野分界处的色散现象，使视野中只有黑白两色，并具有清晰的分界线（图3–5）。再调节棱镜转动手轮，使明暗分界线处于十字线交叉点后，即可从读数镜筒中读取待测溶液的折射率或质量分数，测定后再重复读数2次，3次读数的平均值即为样品溶液的折射率。

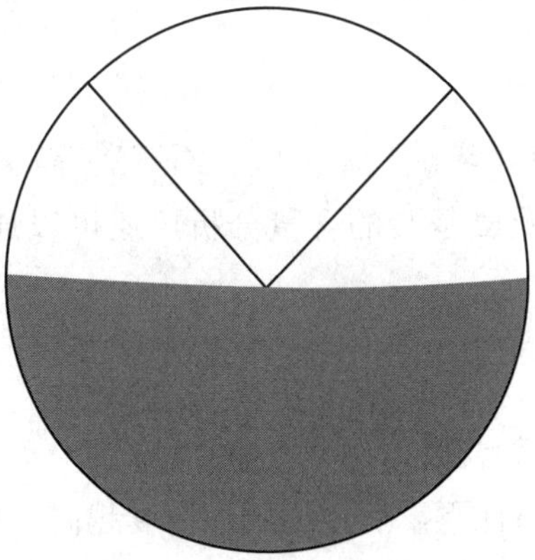

图3–5　明暗分界线

3. 方法说明

（1）折射率的测定规定温度为20℃，若测定温度不是20℃，应按实际的测定温度进行校正。

（2）测定完成后打开棱镜，用水、乙醇或乙醚擦净棱镜表面及其他部件。在测定水溶性试样后用脱脂棉吸水擦净；若测定油类试样，需用乙醇、乙醚或二甲苯擦净。

（3）对深色样品宜用反射光进行测定以减少误差。通过调整反光镜，使光线从进光棱镜射入，同时揭开折射棱镜的旁盖，使光线由折射棱镜的侧孔射入。

三、食品旋光度的测定

（一）概述

平面偏振光通过含有某些光学活性化合物的液体或溶液时，能引起旋光现象，使偏振光的平面向左或向右旋转。旋转的度数，称为旋光度，以 α 表示，平面向右（顺时针）旋转，旋光度前用“+”标示，平面向左（逆时针）旋转，旋光度前用“–”标示。比旋度是指在一定的温度与波长下，平面偏振光透过长度为1dm，浓度为1g/ml旋光物质的溶液时测得的旋光度，以 $[\alpha]_\lambda^t$ 表示。旋光度与比旋度的关系为：

$$\alpha = [\alpha]_\lambda^t \times c \times L \tag{3-2}$$

式中，α 为旋光度，°；$[\alpha]_\lambda^t$ 为比旋度，°；t 为溶液温度，20℃；L 为光线穿过液层的厚度，dm；λ 为钠光灯的波长，589.3nm；c 为溶液的浓度，g/ml。

在一定条件下，旋光度与物质的浓度成正比，即可通过查询旋光物质的比旋度，测定一定条件下旋光物质的旋光度，求出该旋光物质的浓度，糖类的比旋度见表3–2。

表3-2 糖类的比旋度

糖类	比旋度（°）	糖类	比旋度（°）
蔗糖	+66.5	乳糖	+53.3
麦芽糖	+138.5	淀粉	+196.4
葡萄糖	+52.75	糊精	+194.8
果糖	–92.5	转化糖	–20.0

（二）测定意义

食品中含有糖类、氨基酸、乳酸、苹果酸、酒石酸等具有旋光性的物质，因此，旋光度测定法可用于糖类、味精及氨基酸的含量分析，还可以通过测定其比旋度鉴别样品的真伪。

（三）测定方法

本文以旋光仪法测定食品旋光度为例。

1. 原理 在一定的实验条件下，旋光物质的浓度越高，旋光度越大，因此可通过测定样品溶液的旋光度，计算某种旋光物质的含量。

2. 分析步骤

（1）旋光仪校正 开启旋光仪，预热完毕后，取一支长度适宜的旋光管，洗净后用溶剂荡洗三次，装满（20 ± 0.5）℃的溶剂，置于旋光仪中，测定溶剂的旋光度并校正。

（2）样品测定 精密称取样品2～10g于小烧杯中，加少量水溶解，加氨试液2ml，将溶液转移至100ml容量瓶中，置于（20 ± 0.5）℃的恒温水浴中保温20分钟，用（20 ± 0.5）℃的纯化水稀释至刻度，摇匀。用溶液荡洗旋光管，装满溶液，置于旋光仪中，测定三次求平均值。

3. 方法说明

（1）仪器应置于空气流通和温度适宜的环境中，以免光学部分、偏振片受潮而使性能衰退。

（2）旋光管中盛装溶液时应装满，防止气泡在光路中影响光路长度而造成误差。若管内有少量气泡，可轻轻摇晃旋光管，将气泡移至旋光管凸起部位。

（3）钠光灯的连续使用时间不宜超过4小时，长时间使用时，应采用风扇降温或关机10分钟冷却等方法，以延长钠光灯使用寿命。

考点提示 测定相对密度、折射率、旋光度的常用方法、原理及方法说明。

扫码"学一学"

第三节　食品中一般成分的测定

案例讨论

【案例】

2008年中国奶制品污染事件是中国的一起食品安全事故。事故起因是很多食用三鹿集团生产的奶粉的婴儿被发现患有肾结石，随后在其奶粉中被发现化工原料三聚氰胺。检测出三鹿牌婴幼儿配方乳粉中三聚氰胺最高含量为2563mg/kg。

【讨论】

1. 三聚氰胺中的含氮量是多少？
2. 为什么会在奶粉中检测出三聚氰胺？

一、食品中水分的测定

（一）概述

1. 水的作用　水是维持动物、植物和人体生存必不可少的物质。水在生物体内具有重要的生理功能，是体内化学作用的介质，大多数生化反应只有在水溶液中才能进行。水是许多有机物和无机物的良好溶剂，水的存在有利于营养素的消化、吸收和代谢。

2. 食品中水分的存在形式　食品中水分的形态有固态、半固态和液态，无论是原料，还是半成品或成品，都含有一定量的水。食品中的水不是单独存在的，根据水与其他组分结合力的强弱不同，食品中水分的存在形式分为两种：游离水和结合水。人们把容易结冰，也能溶解溶质的水称之为游离态的水。游离态的水存在于细胞质、细胞膜、细胞间隙、组织的循环液及食品的组织结构中，游离水和组织结合松散，利用加热方法容易将其从食品中分离去除。人们把水分子与食品有机组分以氢键作用结合而不能自由移动的水称之为结合水。这类水分不易结冰、不能作为溶质的溶剂，一般的加热方法不易蒸发而逸出。

（二）测定意义

水是人体赖以生存的基本物质，也是食品的重要组成部分。不同种类的食品，水分含量差别很大，饮料、生鲜鱼肉等为高水分食品（含水45%以上）；馒头、豆腐干等为中水分食品（含水15%~45%）；奶粉、粉丝等为低水分食品（含水量低于15%）。常见食品的水分含量见表3–3。

表3–3　常见食品的水分含量

样品	水分含量（%）
猪肉	53~60
牛肉	50~70
苹果、桃子、橘子	85~90
草莓、番茄	90~95
甜菜、胡萝卜、马铃薯	80~90
芦笋、卷心菜、花菜、莴笋	90~95

食品中水分的含量、分布和取向影响着食品的感官性状、结构和稳定性。控制食品中的水分含量，对于保证食品的保质期限，防止食品的腐败变质和营养成分的水解起着重要作用。此外，食品中营养成分和有害物质的浓度等成分的含量测定要在相同水分含量的基础上进行，因此水分含量是食品理化检验的基础数据，是评价食品质量的重要指标。

（三）测定方法

依据《食品安全国家标准　食品中水分的测定》（GB 5009.3—2016），食品中水分的测定方法主要有直接干燥法、减压干燥法和蒸馏法。直接干燥法适用于在100℃左右，不含或含其他挥发性物质甚微的食品，如谷物及其制品、淀粉及其制品、调味品、水产品、豆制品、乳制品、肉制品等水分测定；减压干燥法适用于较高温度下易分解、变质或不易除去结合水的食品，如罐头、果蔬、高脂肪食品等；蒸馏法适用于测定含挥发性物质较多的食品，如干果、油脂、香辛料等，特别适用于香料中水分的测定。

知识拓展

食品中水分的测定方法在最近20年的研究中取得了很大进展，建立了多种快速检测新技术，主要的快速方法有卡尔－费休法、近红外分光光度法和微波炉法等。

卡尔－费休法（Karl Fischer法）测定微量水分，是碘量法在非水滴定中的一个应用。滴定剂是碘（I_2）、二氧化硫（SO_2）、吡啶按一定比例组成的溶液，称为Karl Fischer试剂。反应式为：

$$H_2O+I_2+SO_2+3C_5H_5N \longrightarrow 2C_5H_5N\cdot HI+C_5H_5N\cdot SO_3$$

通常用纯水作为基准物标定Karl Fischer试剂，以碘（I_2）为自身指示剂。最好采用永停法指示终点。

1. 直接干燥法

（1）原理　利用食品中水分的物理性质，在101.3kPa，温度101~105℃的条件下，食品中的水分蒸发逸出，通过称量干燥前后样品的质量差，计算水分占样品的质量分数，即为水分含量。

（2）分析步骤

1）固体试样　准确称取磨细或切碎混匀的样品（精确至0.0001g），放入洁净已干燥恒重的铝制或玻璃制的扁形称量瓶中，加盖，精密称量后，置于101~105℃干燥箱中，瓶盖斜支于瓶边，干燥2~4小时后，盖好取出，放入干燥器内冷却0.5小时后称量。重复干燥称重的操作至前后两次质量差不超过2mg，即为恒重。

2）半固体或液体试样　在蒸发皿内加入海砂及一根玻棒，置于101~105℃干燥箱中，干燥至恒重。称取5~10g试样（精确至0.0001g），置于称量瓶中，用小玻棒搅匀放在沸水浴上蒸干，置于101~105℃干燥箱中干燥4小时后盖好取出，放入干燥器内冷却0.5小时后称量。重复干燥称重的操作至恒重。

（3）方法说明

1）直接干燥法测定样品中干燥后减少的重量，包括吸湿水、部分结晶水和该条件下能挥发的物质，加热减少的质量是挥发性物质的质量总和。因此，此种方法测得的水分又称为干燥失重或总水分。

2）称量恒重是指一份样品连续两次称量的质量差不超过2mg，两次恒重值在最后计算中，取质量较小的一次称量值。

3）直接干燥法适用于测定干燥温度下不易分解、不易被氧化和含挥发性物质较少的样品，如谷物及其制品、豆制品、卤制品、肉制品等。对易分解或易焦化的样品不适宜采用本法。

4）液体样品要放入蒸发皿中进行干燥。黏稠的样品，如炼乳、果酱、糖浆等，应在蒸发皿中放入精制海砂，以增大水分的蒸发面积，加快水分蒸发，缩短分析时间。海砂应预先干燥至恒重。

5）对于含水量较多的样品，应先置水浴上将大量水蒸去，防止直接在干燥箱中加热温度过急，水分携带样品溅出，造成样品丢失而形成误差。

2. 减压干燥法

（1）原理　利用食品中水分的物理性质，在达到40~53 kPa压力后加热至（60 ± 5）℃，采用减压烘干方法去除试样中的水分，再通过烘干前后的称量数值计算出水分的含量。

（2）分析步骤　取已恒重的称量瓶准确称样品2~10g（精确至0.0001g），放入真空干燥箱内，减压干燥4小时后，取出称量瓶，冷却后称量，重复干燥称重至恒重。

（3）方法说明

1）本法适用于易分解、水分含量较多及挥发较慢的食品中水分的测定，如淀粉制品、糕点、糖浆、蔬菜、水果、味精等。不适用于添加了其他原料的糖果的测定，如奶糖、软糖等，本法也不适用于水分含量小于0.5g/100g的样品。

2）本法采用较低的蒸发温度，可防止脂肪在高温下氧化；可防止糖类在高温下脱水炭化；也可防止高温易分解成分的分解。

3）真空干燥箱内各部位温度要均匀一致，若干燥时间短时，更应严格控制。应自干燥箱内部压力降至规定真空度时起计算干燥时间。

4）本法一般选择压力为40~53kPa，选择温度为50~60℃。但实际应用可根据样品性质及干燥箱耐压能力调整干燥所需的压力和温度。

5）干燥结束后，应待压力恢复正常后，才可打开干燥箱。

3. 蒸馏法

（1）原理　水分与不溶于水的有机溶剂可形成共沸混合物，使用水分测定器（图3-6）将食品中的水分与甲苯或二甲苯共同蒸出，收集馏出液于接收管内，根据接收的水的体积计算出试样中水分的含量。

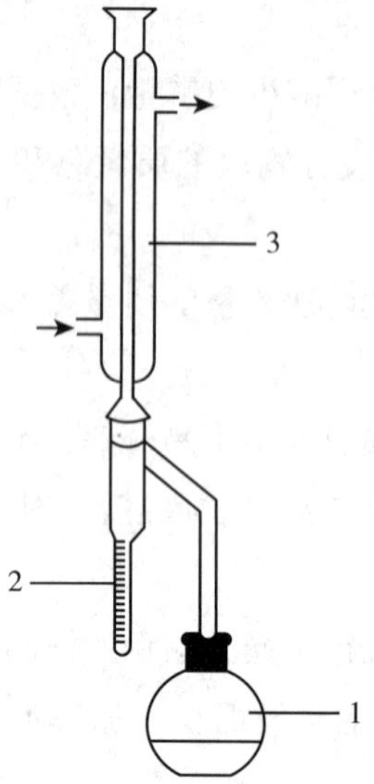

图3-6　水分测定器

1. 蒸馏瓶；2. 水分接收管，有刻度；3. 冷凝管

（2）分析步骤　准确称取适量试样放入蒸馏瓶中，加入新蒸馏的甲苯（或二甲苯），连接好冷凝管与水分接收管，从冷凝管顶端注入甲苯，加热慢慢蒸馏，当水分全部蒸出后，接收管内的水分体积不再增加时，从冷凝管顶端加入甲苯冲洗。当水分全部蒸出后，如冷凝管壁附有水滴，可用附有小橡皮头的铜丝擦下，再蒸馏片刻至接收管上部及冷凝管壁无水滴附着，接收管水平面保持10分钟不变为蒸馏终点，读取接收管水层的容积。

（3）方法说明

1）本方法适用于含较多其他挥发性物质的食品，如油脂、香辛料等，不适用于水分含量小于1g/100g的样品。

2）本法与干燥法有较大的差别，干燥法是以经烘烤干燥后减少的质量为依据，而蒸馏法以蒸馏收集到的水量为准，避免了挥发性物质的质量对水分测定的误差及脂肪氧化对水分测定的误差。因此，适用于含水及挥发性成分较多的食品，如蔬菜、水果、发酵食品、油脂及香辛料等。

3）此法采用专门的水分蒸馏器。食品中的水分与比水轻但与水互不相溶的溶剂共同蒸出，如甲苯（沸点110℃）、二甲苯（沸点140℃）、无水汽油（沸点95~120℃），冷凝回流于接收管的下部，而有机溶剂在接收管的上部，当有机溶剂注入接收管并超过接收管的支管时就回流入蒸馏瓶中，待水分体积不再增加后，读取其体积。应使最终蒸出的水在2~5ml，但最多取样量不得超过蒸馏瓶的2/3。

4）一般加热时要用石棉网，如果样品含糖量高，用油浴加热较好。

5）样品为粉状或半流体时，先将瓶底铺满干净干燥的海砂，再加入样品及甲苯。

6）所用甲苯必须无水，也可将甲苯经过氯化钙或无水硫酸钠吸水，过滤蒸馏，弃去最初馏液，收集澄清透明溶液即为无水甲苯。

7）为避免接受器和冷凝管壁附着水珠，仪器必须干净。

8）对不同品种的食品，可以选择不同蒸馏溶剂，如正戊醇十二甲苯（129~134℃）（1+1）混合溶剂用于测定奶酪；甲苯用于测定大多数香辛料；已烷用于测定辣椒类、葱类、大蒜和其他含大量糖的香辛料。

二、食品中灰分的测定

（一）概述

食品的组成非常复杂，除含大量有机物外，还含有较丰富的无机成分。食品样品经高温灼烧后残留的无机物质称为灰分。所谓的高温一般是550~600℃，可用马弗炉（或高温电炉）灼烧。灼烧过程中，食品中的水分及其挥发物以气态方式逸出，有机物质中的C、H、N与氧气结合生成CO_2、H_2O和氮的氧化物而逸出，残留的物质主要是无机盐类或氧化物，其中的很多成分在维持人体的正常生理功能或在构成人体的组织等方面具有重要的作用。常见食品的灰分含量见表3-4。

表3-4　常见食品的灰分含量

样品	灰分含量（%）
鲜肉	0.5~1.2
鲜鱼（可食部分）	0.8~2.0
牛乳	0.6~0.7
脱脂奶粉	7.8~8.2
新鲜水果	0.2~1.2
小麦	1.5

（二）测定意义

测定灰分可以判断食品受污染的程度。如灰分含量超过了正常范围，说明食品中使用了不符合卫生标准的原料或食品添加剂，或食品在加工、储运过程中受到污染。灰分还可以评价食品的加工精度和食品品质，如灰分常用来评价面粉的等级与加工精度，标准粉的灰分含量是0.6%~0.9%，全麦粉的灰分含量是1.2%~2.0%，面粉的加工精度越高，灰分含量越低。总灰分还可以反映果胶、明胶等胶制品的胶冻性能。总之，灰分是食品重要的质量控制指标。但灰分不能准确代表无机物的总量，因为在高温条件下，某些元素如氯、碘、铅等易挥发逸出；另外，某些金属氧化物会吸收有机物分解产生的二氧化碳而形成碳酸盐，使无机成分增多，因此，通常把食品经过高温灼烧后的残留物称为粗灰分（或总灰分）。

知识拓展

食品中的灰分按其溶解性可以分为水溶性灰分、水不溶性灰分和酸溶性灰分、酸不溶性灰分。

水溶性灰分不仅可以反映可溶性的钾、钠、钙、镁等的氧化物和盐类的含量，还可以反映果酱、果冻等制品中果汁的含量。水不溶性灰分反映的是污染的泥沙和铁、铝等氧化物及碱土金属的碱式磷酸盐的含量。

酸溶性灰分是指可以溶解于酸中的灰分，酸不溶性灰分是污染的泥沙和食品中存在的微量氧化硅。

（三）测定方法

依据《食品安全国家标准　食品中灰分的测定》（GB 5009.4—2016），食品中总灰分测定方法为直接灰化法（或灼烧重量法）。

1. 原理　样品经小火炭化，高温（550~600℃）灼烧，其中的有机物被氧化分解，以二氧化碳、氮的氧化物及水等形式逸出，而无机物残留下来，称量残渣即为灰分。将残渣（用B来表示）质量占样品质量的质量分数表示为灰分［ω（B）/（%）］。

$$\omega(\mathrm{B})/(\%)=\frac{m_{\mathrm{B}}}{m_{(\text{样品})}} \tag{3-3}$$

2. 分析步骤

（1）对于一般食品，取适量液态或半固体试样，沸水浴蒸干，在电热板上以小火加热使试样充分炭化至无烟，然后置于高温炉中，在（550±25）℃灼烧4小时，冷却称量。重复灼烧至前后两次称量相差不超过0.5mg为恒重。

（2）含磷较高的豆类及其制品、肉禽及其制品、蛋及其制品、水产及其制品、乳及乳制品称取试样后加入乙酸镁溶液使试样完全润湿。放置10分钟后，在水浴上将水分蒸干，在电热板上以小火加热使试样充分炭化至无烟，然后置于高温炉中，在（550±25）℃灼烧4小时，冷却称量，重复灼烧至恒重。同时做3次试剂空白试验，若空白值标准偏差大于或等于0.003g时，应重新做空白值试验。

（3）淀粉类食品　将坩埚置于高温炉口或电热板上，半盖坩埚盖，使样品在通气情况下完全炭化至无烟，即刻将坩埚放入高温炉内，将温度升高至（900±25）℃，保持此温度直至剩余的碳全部消失为止，冷却称量，重复灼烧至恒重。

3. 方法说明

（1）灼烧重量法对称量恒重的要求是连续两次称量质量之差小于0.5mg。

（2）要严格按照操作规程使用高温电炉，以防发生事故。待温度降至200℃以下方可打开炉门进行操作。否则，高温辐射会使人灼伤。

（3）灼烧后的坩埚应冷却至200℃以下再移入干燥器中，否则因过热产生对流作用，易造成残灰飞散，使冷却速度减慢。温度过高会使冷却后的干燥器内形成较大真空，盖子不易打开。从干燥器取出冷却的坩埚时，开盖后应让空气缓慢进入，以防气流使残灰飞散。

（4）炭化时先用小火，再用大火，液体样品须先在沸水浴上蒸干后再行炭化，以避免样品溅出。炭化前，还可以在样品上滴加无灰植物油（如橄榄油）数滴，以减少泡沫和膨胀，防止样品溢出容器。

（5）灰化温度的高低和时间直接影响测定结果。通常温度不能超过600℃，否则磷酸盐熔化凝结为固形物，包裹炭粒使之不易被氧化；钾、钠、氯等物质易挥发，使测定结果产生误差。

（6）第一次灼烧后发现灼烧残渣有炭粒时，应向试样中滴入少许水湿润，使结块松散，蒸干水分，再次灼烧至无炭粒即表示灰化完全，方可称量。

三、食品中脂肪的测定

（一）概述

1. 脂肪的组成及含量　食品中脂类包括脂肪和类脂质。脂肪是甘油和脂肪酸组成的甘油三酯，按其中脂肪酸的不饱和度分为三大类：①饱和脂肪酸；②有一个不饱和键的单不饱和脂肪酸；③有2个或2个以上不饱和键的多不饱和脂肪酸。动物油主要由饱和脂肪酸组成，在室温下为固体，如猪脂和牛脂。植物油富含不饱和脂肪酸，在室温下为液态，如豆油和花生油。各种食品脂肪含量不同（表3–5），油脂中脂肪含量最高，而蔬菜、水果中脂肪含量最低。

表3–5　常见食品的脂肪含量

样品	脂肪含量（%）
牛乳	3.0~4.25
脱脂奶粉	1.0~1.5
奶油	95.0~99.5
黄豆	12.1~20.2
花生仁	30.5~39.2
芦笋	0.2
苹果	0.4
小麦粉	0.5~1.5

2. 脂肪的存在形式　食品中的脂肪有两种存在形式，即游离脂肪和结合脂肪。对于大多数食品来说，以游离脂肪为主，结合脂肪含量很少。游离脂肪包括动物性脂肪和植物性脂肪，可以被乙醚、三氯甲烷或其他有机溶剂直接提取，但有些食品中的脂肪需要经碱处理才能被有机溶剂萃取；结合脂肪包括磷脂、糖脂、脂蛋白等，只有在一定条件下水解转变为游离脂肪后，才能被有机溶剂萃取。

（二）测定意义

脂肪可以提供人体内不能合成的必需脂肪酸，如亚油酸和α–亚麻酸，它们是细胞膜的重要构成物质；脂肪和蛋白质结合生成脂蛋白，在调节人体生理功能、完成重要生化反应方面具有重要作用。脂肪是人类所需的三大营养素之一，人体所需能量的20%~30%来自脂肪，每克脂肪可在体内产热37.5kJ，是体内能量的一种储存形式。脂肪是脂溶性维生素（维生素A、维生素D、维生素E、维生素K）的良好溶剂，可促进人体对这类维生素的吸收。脂肪可延迟胃的排空，增加饱腹感。此外，用油脂烹调食物可以改善食物的感官性状，增加细腻感和美味，促进食欲，有利于食物的消化和吸收。

（三）测定方法

食品的种类不同，脂肪的含量及存在形式不同，测定脂肪的方法也就不同。依据《食品安全国家标准　食品中脂肪的测定》（GB 5009.6—2016），食品中脂肪的测定方法有索氏抽提法、酸水解法、碱水解法、盖勃法。

测定脂肪含量时，多数采用低沸点有机溶剂提取的重量分析法，常用的溶剂有乙醚、石油醚等。

知识拓展

索氏抽提法适用于水果、蔬菜及其制品、粮食及粮食制品、肉及肉制品、蛋及蛋制品、水产及其制品、焙烤食品、糖果等食品中游离态脂肪含量的测定。酸水解法适用于上述食品中游离态脂肪及结合态脂肪总量的测定。碱水解法和盖勃法适用于乳及乳制品、婴幼儿配方食品中脂肪的测定。

1. 索氏抽提法

（1）原理　在索氏提取器（图3-7）中，用乙醚、石油醚等低沸点有机溶剂直接将游离脂肪从食品样品中提取出来，挥去溶剂后，干燥，称取残留物的质量，即可得到游离态脂肪的含量。

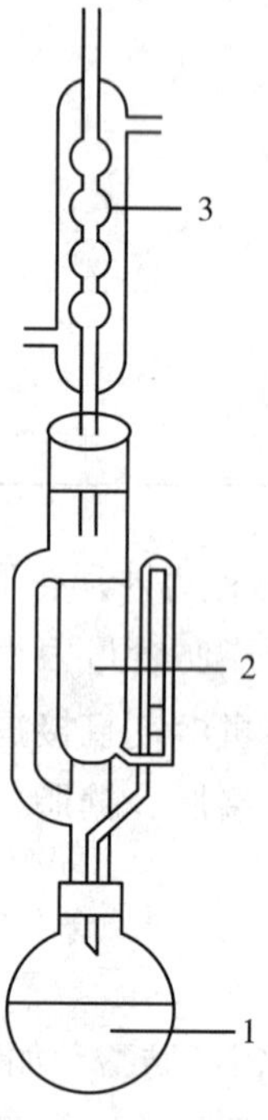

图3-7　索氏提取器

1. 接收瓶；2. 提取管；3. 冷凝管

（2）分析步骤　将干燥、研细的样品准确称重，移入滤纸筒内。将滤纸筒放入索氏抽提器的抽提筒内，连接已干燥至恒重的接收瓶，加入无水乙醚或石油醚至瓶内容积的三分之二处，于水浴上回流抽提（6~8次/时），一般抽提6~10小时。提取完毕，取下接收瓶，回收有机溶剂，待接收瓶内溶剂剩余1~2ml时在水浴上蒸干，再于（100 ± 5）℃烘干后称量至恒重。

（3）方法说明

1）有机酸、蜡状物、磷脂、色素等是脂溶性成分，样品中含有的少量脂溶性成分会与脂肪混合在一起，被有机溶剂提取，故用此法测得的脂肪又称粗脂肪。

2）样品必须充分干燥和磨细，必要时拌以精制海砂，以助干燥。

3）通常提取选用的有机溶剂是无水乙醚或石油醚。乙醚的沸点低，溶解脂肪的能力比石油醚强，但乙醚中不得有过氧化物、水分或醇类。含有水分或醇类的乙醚可以提取出样品中的糖和无机盐等水溶性物质；乙醚中的过氧化物会使脂肪氧化，使质量增加，且在提脂瓶烘干时易发生爆炸。石油醚与乙醚相比具有较高的沸点，使用时允许样品有微量水分。

4）滤纸包必须包裹严密，松紧适度，滤纸筒高度不能超过虹吸管顶端，加有机溶剂的高度应低于虹吸管顶端。

5）脂肪恒重是指两次称量的差不超过2mg。

6）乙醚或石油醚都是易燃易爆且挥发性强的有机溶剂，在实验过程中禁止用明火加热，应使用电热套或水浴加热。

7）提取时，冷凝管上口接一个氯化钙管或塞一小团脱脂棉花，可防止乙醚的挥发，还可防止空气中的水分进入。

知识拓展

乙醚中过氧化物的检查方法：取乙醚6ml，加入100g/L碘化钾溶液2ml，用力振摇，放置1分钟，溶液呈黄色时，证明有过氧化物。此种乙醚应经处理后使用。

除去乙醚中过氧化物的方法：取乙醚5份加100g/L亚硫酸钠溶液1份，加盐酸酸化，振摇、静置分层后，弃去水层，再用水洗至中性，用无水氯化钙或无水硫酸钠脱水后，再进行恒温（34.5℃）重蒸馏，重蒸馏时可放入几段无锈铁丝或几片光亮的铝片，蒸馏后，再用无水氯化钙或无水硫酸钠脱水，放置一昼夜，取上清液使用。

2. 酸水解法

（1）原理　在酸性加热的条件下，样品中的结合脂肪游离，再用乙醚提取，挥去乙醚后称取被提取物的质量。用被提取物的质量占样品质量的质量分数表示总脂肪的含量。

（2）分析步骤

1）肉制品和淀粉样品　准确称取一定量肉制品和淀粉样品，加入一定量的盐酸溶液在一定温度下水解至试样消化完全，干燥。将干燥后的试样装入滤纸筒内，加入无水乙醚或石油醚，水浴上回流抽提，取下接收瓶，回收有机溶剂，再于（100±5)℃烘干后称量至恒重。

2）其他食品　称取一定量样品，置于试管内，加入一定量的盐酸，在70~80℃水浴中水解，不时搅拌，至试样消化完全。取出试管，加入乙醇，混合冷却后将混合物移入具塞量筒中，以无水乙醚振摇提取，静置，将上层乙醚吸出，放入已恒重的锥形瓶内，蒸干，（100±5)℃干燥后称量。重复以上操作直至恒重。

（3）方法说明

1）本法适用于各类食品中脂肪的测定，特别是样品易吸湿、不易烘干，不能使用索氏提取法时，本法效果较好。

2）样品加热、加酸水解，可使结合脂肪游离，故本法测定的是食品中的总脂肪，包括结合脂肪和游离脂肪。

3）水解时应注意防止水分大量损失，以免酸度过高。

4）样品水解后加入乙醇，可使溶于乙醇的物质进入水相，减少某些非脂成分进入醚层。但加入的乙醇可溶于乙醚，会影响分层，可加入石油醚降低乙醇在醚层中的溶解度，促进分层。

四、食品中碳水化合物的测定

（一）概述

1. 食品中碳水化合物组成及分类 碳水化合物又称糖类，是由碳、氢、氧三种元素所组成的一大类化合物，其化学通式为$C_n(H_2O)_m$。碳水化合物这个名称严格来说并不确切，有些物质如甲醛（CH_2O）、乙酸（CH_4O_2）、乳酸（$C_3H_6O_3$）等，符合结构通式，但性质与碳水化合物完全不同。而有些物质如脱氧核糖（$C_5H_{10}O_4$）、鼠李糖（$C_6H_{12}O_5$），性质与碳水化合物相似，但不符合通式。因此，从化学结构角度来看，使用多羟基醛或多羟基酮及其衍生物来命名，更能表达他们的性质和意义。

糖类根据其聚合度n的不同，可分为单糖、低聚糖（$1<n\leq 10$）和多糖（$n>10$）。单糖是糖的基本构成单元，食品中的单糖主要是葡萄糖、果糖和半乳糖，它们都是含有6个碳原子的多羟基醛或多羟基酮的化合物，是最简单的糖。食品中的低聚糖又称寡糖，是由2~10个分子的单糖通过糖苷键链接形成的直链或支链的有机化合物，主要有麦芽糖、乳糖和蔗糖等。由很多个单糖分子缩合而成的高分子化合物称为多糖，主要有淀粉、果胶、纤维素。

2. 糖类的性质

（1）溶解性　单糖和低聚糖均可溶于水，微溶于醇，不溶于醚，其水溶液都有甜味。多糖不溶于水、醇和醚，也不具有甜味。

（2）水解性　单糖不能水解成更简单的糖，低聚糖和多糖均可在合适的条件下水解。双糖在一定条件下能水解成两分子单糖；如蔗糖可水解成葡萄糖和果糖；多糖水解成低聚糖，然后继续水解生成单糖；淀粉在酸或酶的作用下，逐步水解最后得到葡萄糖。纤维素通常条件下不水解，不能够被人类消化吸收。这类不能被人体消化吸收的多糖在营养学上统称为膳食纤维。

（3）还原性　在糖类中，单糖和麦芽糖、乳糖含有游离的醛基或酮基，具有还原性，能被弱氧化剂如托伦试剂、斐林试剂氧化，具有还原性的糖统称为还原糖。蔗糖、淀粉、糊精等，本身不具有还原性，但可以通过水解生成相应的还原糖，不具还原性的糖称为非还原糖。

（4）旋光性　蔗糖的旋光性是右旋的，水解后所得葡萄糖和果糖的混合物是左旋的，这种旋光性质的变化称为转化，水解后的蔗糖称为转化糖。

（二）测定意义

碳水化合物是人体热能最主要和最经济的来源；是构成机体细胞和组织的重要成分；具有很多的生理功能，参与和影响其他营养素代谢，参与维持心脏和神经系统功能的生理活动，并具有保肝解毒和节约蛋白质的作用。

碳水化合物是人类食物的主要来源，约占食物总量的50%以上，其含量是食品营养价值高低的重要标志之一，也赋予食品许多特性，包括容积、形状、黏度、乳化稳定性和起泡性、持水能力、香味等，因此，碳水化合物的检测对食品工业的工艺管理、质量管理具有重要意义。如食品加工中需控制糖酸比（影响风味和质量），焦糖化反应可使食品有诱人的色泽与风味。

（三）测定方法

食品中可被人类消化吸收的糖类称为总糖，包括还原糖、蔗糖和淀粉。蔗糖和淀粉本身不具有还原性，但经水解可生成还原糖，再进行测定，然后换算成相应糖类的量。故还原糖的测定是食品中糖类分析方法的基础。依据《食品安全国家标准　食品中还原糖的测定》（GB 5009.7—2016），还原糖的测定方法有直接滴定法（第一法）和高锰酸钾滴定法（第二法）。

1. 直接滴定法

（1）原理　试样经除去蛋白质后，以亚甲蓝作指示剂，在加热条件下滴定标定过的碱性酒石酸铜溶液（已用还原糖标准溶液标定），还原糖与斐林试剂作用，将溶液中的二价铜还原为氧化亚铜，二价铜全部被还原后，稍微过量的还原糖将蓝色的亚甲基蓝还原，蓝色消失为滴定的终点，根据样品液消耗体积计算还原糖含量。

二价铜离子由于与酒石酸钾钠配合生成酒石酸钾钠铜，使它可以稳定存在于碱性溶液中，这就是斐林试剂。

$$CuSO_4 + 2NaOH = Cu(OH)_2 \downarrow + Na_2SO_4$$

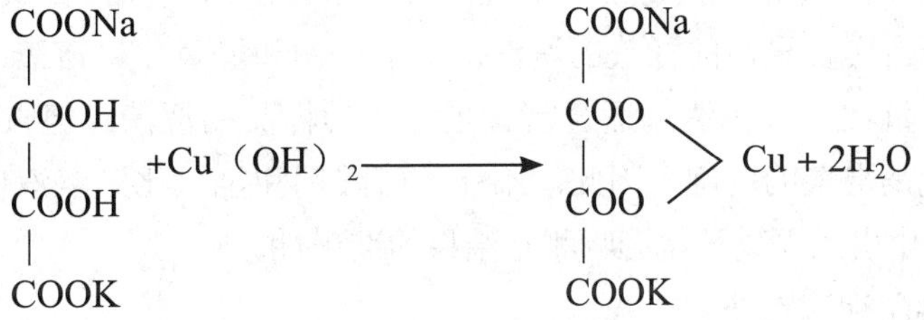

斐林试剂中的酒石酸钾钠铜具有氧化性，可被还原糖滴定并还原。

到达化学计量点之后，微过量的还原糖使氧化型亚甲蓝还原，蓝色消失，指示终点。

$$\text{氧化型亚甲蓝（蓝色）}\xrightarrow[\text{加热}]{\text{还原糖}}\text{还原型亚甲蓝（无色）}$$

（2）分析步骤

1）样品制备　利用还原糖的水溶性，加水提取样品。含脂肪的食品通常先加乙醚脱脂后再加水进行提取；含有大量淀粉和糊精的食品，宜采用7%~75%的乙醇溶液提取，淀粉和糊精沉淀后离心去除，提取液再蒸发除去乙醇。含乙醇、二氧化碳等挥发性物质的样品，应将样品加热或振摇，去除挥发性成分。提取液中含有的某些物质，如色素、蛋白质、可溶性果胶、可溶性淀粉、氨基酸等，会影响测定结果，测定前必须加澄清剂沉淀这些干扰物质。

2）碱性酒石酸铜溶液的标定　准确吸取碱性酒石酸铜甲液和乙液各5ml，从滴定管滴加约9ml葡萄糖标准溶液，加热使其沸腾，趁热用葡萄糖标准溶液滴定至溶液蓝色刚好褪去为终点。计算每10ml碱性酒石酸铜溶液相当于葡萄糖（或其他还原糖）的质量（mg）。

3）样液预测　准确吸取碱性酒石酸铜甲液和乙液5ml，加热使其沸腾，趁热用试样溶液滴定至溶液蓝色刚好褪去为终点，记录样品溶液消耗体积。

4）样液测定　准确吸取碱性酒石酸铜甲液和乙液各5ml，从滴定管中加入比预测滴定时少1ml的样液，加热使其沸腾，趁热用试样溶液滴定至溶液蓝色刚好褪去，以此为终点，记录样品溶液消耗体积。

（3）方法说明

1）氧化亚铜砖红色沉淀干扰终点的观察，为消除干扰应加入少量亚铁氰化钾。亚铁氰化钾与红色的氧化亚铜发生配合反应，形成可溶性的无色配合物，使滴定终点变色更明显。

$$Cu_2O+K_4Fe(CN)_6+H_2O = K_2Cu_2Fe(CN)_6+2KOH$$

2）滴定速度、锥形瓶壁厚度和热源的稳定程度等对测定精密度影响很大，因此，在标定、预测、测定过程中实验条件都应力求一致。

3）样液测定前需做浓度预测。本法对样液中还原糖浓度有一定要求（0.1%左右），每次消耗样品溶液体积应与标定碱性酒石酸铜试剂时所消耗的葡萄糖标准液的体积相近，约为10ml。如果样品液中还原糖浓度过大或过小，应加以调整。

4）滴定时溶液应始终保持沸腾，原因在于指示剂变色反应的可逆性。当还原型亚甲基蓝（无色）与空气中氧作用时可变为氧化型（蓝色），保持溶液的沸腾可防止空气侵入，同时还可以加快还原糖与碱性酒石酸铜的反应速度。

5）常用的澄清剂 ①中性醋酸铅溶液，铅离子能与很多离子结合，生成沉淀，同时吸附部分杂质。澄清后的样液中残留的铅离子必须加草酸钠等除去，否则加热会使铅与还原糖发生反应，导致测定结果偏低；②乙酸锌和亚铁氰化钾溶液，利用乙酸锌与亚铁氰化钾反应生成的亚铁氰酸锌沉淀吸附干扰物质。这种澄清剂除蛋白质能力强，适用于乳制品、豆制品等蛋白质含量高的样液的澄清；③硫酸铜和氢氧化钠溶液，在碱性条件下，铜离子可使蛋白质沉淀，该澄清剂适合富含蛋白质的样品的澄清。但直接滴定法测定还原糖时，铜离子含量是定量的基础，因此，不能用硫酸铜和氢氧化钠溶液作为澄清剂处理样液，否则会在样液中引入铜离子，影响测定结果的准确性。

2. 高锰酸钾滴定法

（1）原理　样品经去除蛋白质后，其中还原糖在碱性环境下将铜盐还原为氧化亚铜，加硫酸铁后，氧化亚铜被氧化为铜盐，而硫酸铁被定量还原为硫酸亚铁，以高锰酸钾标准溶液滴定硫酸亚铁，根据高锰酸钾消耗量计算氧化亚铜含量，再查表得还原糖量。

（2）分析步骤

1）样品制备。样品提取液的制备和净化过程与直接滴定法相同。

2）样液中加入碱性酒石酸铜甲液和乙液，加热，控制在4分钟内沸腾，再精确煮沸2分钟，趁热用铺好精制石棉的古氏坩埚（或G4垂融坩埚）抽滤，并用60℃热水洗涤烧杯及沉淀至洗液不呈碱性为止。沉淀中加一定量的硫酸铁溶液和水，用玻璃棒搅拌使氧化亚铜沉淀完全溶解，以高锰酸钾标准溶液滴定至微红色为终点。同时吸取水代替样液做空白试验。

（3）方法说明

1）此法所用的碱性酒石酸铜溶液是过量的，保证把所有的还原糖氧化后还有剩余，因此煮沸后溶液应保持蓝色。如果煮沸后的溶液显红色不显蓝色，则表示样品中还原糖含量高，应将样液稀释后重做。

2）在洗涤Cu_2O的整个过程中应使沉淀上层保持一层水层，以隔绝空气，避免Cu_2O被空气中的氧所氧化。

3）必须严格按规定的操作条件进行。还原糖与碱性酒石酸铜试剂作用必须在沸腾条件下进行，严格控制在4分钟内煮沸，否则测定误差较大。

4）此法适用于各类食品中还原糖的测定，有色样液不受限制，准确度高，重现性好。

但操作复杂、费时，需使用特制的高锰酸钾法糖类检索表。

5）此法以测定反应过程中产生的定量的亚铁离子为计算依据，因此在样品处理时，不能用乙酸锌和亚铁氰化钾作澄清剂，以免引入亚铁离子。

6）当样品中的还原糖有双糖时，由于这些双糖的分子中仅有一个还原基，测定结果将偏低。

知识拓展

1. 蔗糖的测定　蔗糖是非还原糖，不能直接用斐林反应进行测定。但蔗糖可以经稀盐酸水解转化为还原糖，再用直接滴定法或高锰酸钾滴定法测定。结果乘以换算系数0.95，得到蔗糖含量。

2. 淀粉的测定　经水解后按还原糖的测定方法进行分析。水解的条件比蔗糖水解条件要严格，是用淀粉酶和稀盐酸共同作用使淀粉水解成葡萄糖。用还原糖的方法测定，结果乘以换算系数0.9，得到淀粉含量。

3. 总糖的测定　一般是将食品中的糖类物质分三部分进行分析。根据糖类物质的溶解性，将可溶性糖和不溶性糖分离。对可溶性糖的溶液，先进行还原糖含量测定，再水解后测蔗糖含量。对不溶性的糖，应按淀粉水解条件进行水解后测淀粉的含量。还原糖、蔗糖、淀粉三者相加，即为总糖含量。

五、食品中蛋白质的测定

扫码“看一看”

（一）概述

1. 食品中蛋白质的组成及含量　蛋白质是食品中的主要营养成分，也是决定食物色、香、味的重要因素。人体每天需要通过食物摄入一定量的蛋白质，用于机体生长、更新、组织修补以及各种生理功能的需要。蛋白质是一种复杂的大分子，是由不同的氨基酸按一定的比例和组合方式构成的。根据元素分析，蛋白质主要含有碳、氢、氧、氮等四种元素，有些蛋白质中还含有S、P、Cu、Fe等元素。

2. 蛋白质换算系数　氮元素是构成蛋白质所特有的。不同的蛋白质中氮含量略有差别，蛋白质含氮量平均为16%，即1份氮元素相当于6.25份蛋白质。一份氮元素相当于蛋白质的份数，称为蛋白质换算系数。不同种类食品的蛋白质换算系数（表3-6）有所不同。

表3-6　不同种类食品的蛋白质换算系数

项目	换算系数
蛋、鱼、禽类、玉米、高粱、豆类	6.25
乳及乳制品	6.38
小麦粉	5.71
大米	5.95
黄豆、大豆	5.71
全麦、大麦、燕麦、小米、黑麦	5.83

课堂互动 如果在1kg的牛乳（蛋白含量3.5%）中加入了2g的三聚氰胺（含氮量66%），奶粉中的蛋白质含量将变为多少？

（二）测定意义

在人体中，蛋白质的主要生理作用表现在：①构成和修复身体各种组织细胞的材料；②构成酶、激素和抗体；③维持正常的血浆渗透压，蛋白的含量降低，血液内的水分便会过多地渗入周围组织，造成临床上的营养不良性水肿；④供给肌体能量；蛋白质的主要功能不是供给能量，但当食物中蛋白质的氨基酸组成和比例不符合人体的需要，或摄入蛋白质过多，超过身体合成蛋白质的需要时，多余的食物蛋白质就会被当作能量来源氧化分解放出热能。每克蛋白质可产生16.7千焦耳热能；⑤维持机体的酸碱平衡；⑥运输氧气及营养物质。

蛋白质除了保证食品的营养价值外，在食品的色、香、味及结构等方面也起着重要的作用。蛋白质在食品中的含量是相对固定的，测定食品中蛋白质的含量，对于评价食品的营养价值，合理利用食品资源、优化食品配方、评价食品质量均有重要意义。

（三）测定方法

蛋白质是含一定量氮的有机化合物，其测定方法有紫外吸收法、双缩脲法、福林－酚试剂法、凯氏定氮法等，测定方法各有优缺点及适用范围。依据《食品安全国家标准　食品中蛋白质的测定》（GB 5009.5—2016），食品中蛋白质的测定共有三种方法：①凯氏定氮法；②分光光度法；③燃烧法。蛋白质的测定常采用凯式定氮法，但此方法测定的含氮量为食品中的总氮量，包括少量的非蛋白氮，因此凯式定氮法测得的蛋白质称为粗蛋白。

知识拓展

蛋白质的测定方法各有优缺点及适用范围。凯氏定氮法和分光光度法适用于各种食品中蛋白质的测定。燃烧法适用于蛋白质含量在10g/100g以上的粮食、豆类奶粉、米粉、蛋白质粉等固体试样的测定。这几种方法不适用于添加无机含氮物质、有机非蛋白质含氮物质的食品的测定。

1. 原理 样品与浓硫酸和催化剂一同加热消化，使蛋白质分解，其中碳和氢被氧化为二氧化碳和水逸出，而样品中的有机氮转化为氨与硫酸结合成硫酸铵。然后加碱蒸馏，使氨蒸出，用硼酸吸收后再以标准盐酸或硫酸溶液滴定。根据酸的消耗量计算出总氮量，再乘以蛋白质换算系数即为蛋白质的含量。

$$(NH_4)_2SO_4 + 2NaOH \longrightarrow 2NH_3 + Na_2SO_4 + 2H_2O$$

$$2NH_3 + 4H_3BO_3 \longrightarrow (NH_4)_2B_4O_7 + 5H_2O$$

$$(NH_4)_2B_4O_7 + 2HCl + 5H_2O \longrightarrow 2NH_4Cl + 4H_3BO_3$$

2. 分析步骤

（1）样品的消化　准确称取样品于凯氏烧瓶中，加入硫酸铜、硫酸钾及浓硫酸，小心加热，待内容物全部炭化，泡沫完全停止后，加强火力，并保持瓶内液体微沸，至液体呈蓝绿色并澄清透明后，再继续加热0.5~1小时。用水转移并定容，同时做试剂空白试验。

（2）蒸馏 按图3-8安装好定氮蒸馏装置，水蒸气发生器内装水至约容积的2/3，加甲基红指示剂数滴及数毫升硫酸，以保持水呈酸性，并加入数粒玻璃珠以防爆沸。取一定量消化液注入反应室，加入氢氧化钠，密塞，经水蒸汽蒸馏释放出氨，以含有混合指示剂的硼酸溶液吸收。

（3）滴定 以硫酸或盐酸标准溶液滴定蒸馏后的吸收液至滴定终点，同时做试剂空白。

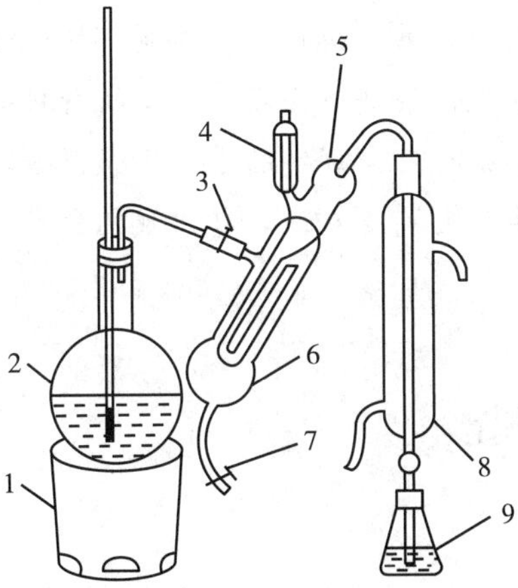

图3-8 定氮蒸馏装置图

1. 电炉；2. 水蒸气发生器；3. 螺旋夹；4. 小玻璃杯及棒状玻璃塞；5. 反应室；
6. 反应室外层；7. 橡皮管及螺旋夹；8. 冷凝管；9. 蒸馏液接收瓶

3. 方法说明

（1）本法不适用于添加了无机含氮物质、有机非蛋白质含氮物质的食品测定。

（2）所有试剂用无氨蒸馏水配制。

（3）样品消化应在通风橱内进行。将凯氏烧瓶斜放于电炉上，使全部样品浸泡于消化液中，并在消化过程中注意转动凯氏烧瓶，利用冷凝的酸液将附在瓶壁上的炭粒冲下。若样品消化时泡沫太多，可加少量辛醇或液体石蜡去泡，防止样品溢出。

（4）消化样品时加入的硫酸铜的作用：①催化剂，加速消化分解；②蒸馏时样品液碱化的指示剂。加入硫酸钾可以提高消化体系的沸点，加快消化速度。消化较为困难的样品时，可加入少量过氧化氢、次氯酸钾等作为氧化剂，加速有机物的氧化分解。

（5）加碱蒸馏时，碱液的量要充足，且动作要快，以防止氨的挥发损失。蒸馏过程中不能停止加热断气，否则会发生倒吸现象。冷凝器出口应没于吸收液中，防止氨的挥发损失。在蒸馏结束时，应先使吸收液面离开冷凝管下端，以免发生倒吸。装置要严密，防止氨气逸出。

（6）蒸馏瓶中的水应始终保持酸性，避免碱性条件下样品中的氨被蒸出损失，影响测定结果。

（7）用硫酸或盐酸标准溶液滴定时，混合指示剂采用甲基红和亚甲基蓝混合指示剂时，滴定终点颜色由紫红色变成灰蓝色，pH5.4；混合指示剂采用甲基红与溴甲酚绿混合指示剂，滴定终点颜色由酒红色变成浅灰红色，pH5.1。混合指示剂在碱性溶液中呈绿色，在中性溶液中呈灰色，在酸性溶液中呈红色。

知识拓展

全自动蛋白质测定仪（也称全自动凯氏定氮仪）是按凯氏定氮法为原理设计出来的一款产品，主要用来检测粮食、食品、乳制品、饮料、饲料、土壤、水、药物、沉淀物和化学品等中的氨氮、蛋白质氮等含量。

此仪器主机采用蒸气自动控制发生器，在液位稳压器的配合下，使蒸气在数十秒时间内平稳输出供蒸馏器使用。第一执行机关控制下的碱液流经蒸馏管进入定量消化管，使固定在酸液里的氨在碱性条件下挥发。第二执行机关控制下的蒸气对碱性条件的试样再进行蒸馏，使氨彻底挥发，挥发的氨被冷凝器冷凝下来，完全地被固定在硼酸之中，然后用标准酸对其滴定到终点，计算出氮的含量，再乘以换算蛋白质的系数得出蛋白质的含量。

六、食品中维生素的测定

（一）概述

维生素是一类天然有机化合物，按照维生素的溶解特性，分为脂溶性维生素和水溶性维生素两大类。脂溶性维生素能溶于脂肪或有机溶剂，是在食物中与脂类共存的一类维生素，包括维生素A、维生素D、维生素E、维生素K等，其共同特点是摄入后存在于脂肪组织中，不能从尿中排出，大剂量摄入时可能引起中毒。水溶性维生素溶于水，包括维生素B、维生素C等，其共同特点是多存在于植物性食品中，满足组织需要后都能从机体排出。

各种维生素的化学结构、性质及生理功能各不相同。不同种类的维生素相对集中于某些品种的食物中。例如，维生素C以蔬菜、水果中含量较多；维生素A主要来源于动物肝脏、禽蛋类等。

（二）测定意义

维生素是维持机体正常生理功能及细胞内特异代谢功能反应所必须的一类有机化合物。维生素的种类很多，目前已确认的有30余种，其中被认为对维持人体健康和促进发育至关重要的有20余种。

维生素是人体某些酶和辅酶的组成部分，虽然每日生理需要量很少，但在调节代谢，促进生长，维持器官功能，增强抵抗疾病能力和促进外伤愈合等多方面起着十分重要的作用。

大多数维生素不能在体内合成，或合成量不能满足生理需要，必须经常由食物摄取。长期缺乏任何一种维生素都会导致相应的疾病，但是，摄入量超过生理需要量时，可导致体内积存过多而引起中毒。

（三）测定方法

常见的维生素的生理功能、食物来源及检测方法见表3–7。

表3-7　常见维生素种类、食物来源和标准检测方法

名称		俗名	生理功能	食物来源	国家标准方法
脂溶性维生素	维生素A	视黄醇（维生素A_1）、3-脱氢视黄醇（维生素A_3）	保持视觉正常，促进细胞生长与分化，维持上皮组织健康	鱼肝油、蛋黄、肝、肾、乳汁	高效液相色谱法、三氯化锑分光光度法、紫外分光光度法等
	维生素D	—	促进钙磷吸收，调节血钙、促进骨骼和牙齿的生长发育等	鱼肝油、肝、蛋黄、牛奶	高效液相色谱法
	维生素E	生育酚	抗氧化功能，与机体的生殖能力密切相关	绿色植物及种子胚芽、植物油、蛋类、绿叶蔬菜	高效液相色谱法、分光光度法、荧光分光光度法等
	维生素K	凝血酶	肝中凝血酶原和其他凝血因子合成必不可少的物质	绿叶蔬菜、大豆	高效液相色谱法
水溶性维生素	维生素B_1	硫胺素	维持神经、肌肉特别是心肌的正常功能，维持正常食欲、胃肠蠕动和消化液分泌等	糙米、麦麸、酵母、豆类	硫色素荧光法、高效液相色谱法、紫外分光光度法
	维生素B_2	核黄素	对机体内糖、蛋白质、脂肪的代谢起着重要作用	肝、肾、蛋黄、豆类、酵母	荧光法、高效液相色谱法、微生物法
	维生素B_3	烟酸	维持消化系统健康的维生素，也是性荷尔蒙合成不可缺少的物质	蛋黄、肝、酵母	高效液相色谱法、分光光度法、微生物法
	维生素B_{12}	钴胺素	促进人体中核酸和蛋白质的合成，促进红细胞的生成、发育和成熟	肉类、鱼类、家禽、奶类	高效液相色谱法、离子交换色谱法、微生物法
	维生素C	抗坏血酸	促进细胞间质的合成，防止出血，参与体内的氧化还原反应等	新鲜蔬菜、水果、豆芽	荧光分光光度法、苯肼分光光度法、2,6-二氯靛酚滴定法

维生素C对光、热敏感，在碱性条件下易被氧化，酸性条件下较稳定，具有较强的还原性。依据《食品安全国家标准　食品中抗坏血酸的测定》(GB 5009.86—2016)，食品中测定维生素C的测定方法有荧光法、2,6-二氯酚靛酚滴定法和高效液相色谱法。2,6-二氯酚靛酚滴定法适用于水果、蔬菜及其制品中还原型抗坏血酸的测定，是维生素C测定最简便的方法。高效液相色谱法、荧光法适用于样品中抗坏血酸总量的测定。

知识拓展

维生素C是一种含有6个碳原子的多羟基化合物，分子内含有烯二醇式结构，显现出较强的酸性和还原性。维生素C在组织中以两种形式存在，即还原型抗坏血酸与脱氢型（氧化性型）抗坏血酸。这两种抗坏血酸可以通过氧化还原反应而互变，因而都有生理活性。脱氢型抗坏血酸继续氧化或水解生成二酮古乐糖酸或其他氧化产物，则其活性丧失。

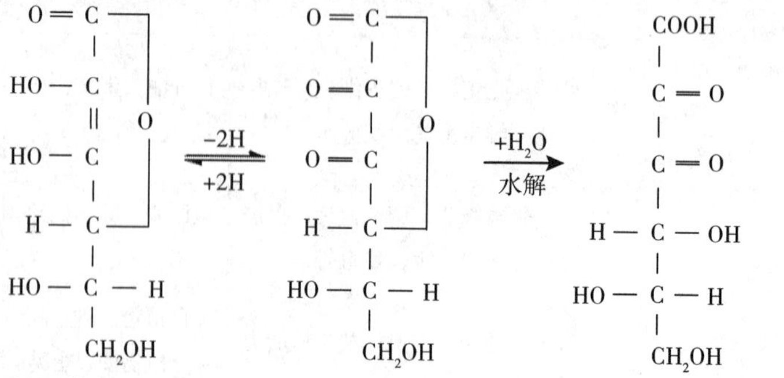

还原型抗坏血酸　　脱氢型（氧化型）　　二酮古乐糖酸

1. 2,6–二氯酚靛酚滴定法

（1）原理　用蓝色的碱性染料2,6–二氯酚靛酚标准溶液对含有还原型抗坏血酸的试样酸性浸出液进行氧化还原滴定，2,6–二氯酚靛酚被还原为无色，当到达滴定终点时，多余的2,6–二氯酚靛酚在酸性条件下显微红色，由2,6–二氯酚靛酚的消耗量计算样品中的还原型抗坏血酸的含量。

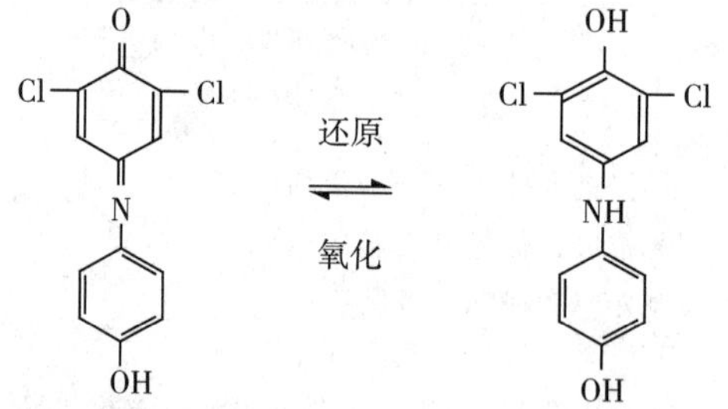

氧化型染料（红色）　　还原型染料（无色）

氧化型染料（红色）　　　　　　　　　　还原型染料（无色）

还原性抗坏血酸+氧化型染料（红色）⟶脱氢型抗坏血酸+还原型染料（无色）

（2）分析步骤

1）试液制备　称取样品的可食部分，用偏磷酸溶液或草酸溶液提取，准确称取一定量匀浆样品（精确至0.01g）用偏磷酸溶液或草酸溶液定容、摇匀后过滤。若滤液有颜色，可按每克样品加0.4g白陶土脱色后再过滤。

2）滴定　准确量取一定体积滤液，用标定过的2,6–二氯靛酚溶液滴定，直至溶液呈粉红色15秒不褪色为止，同时做空白试验。

（3）方法说明

1）操作要迅速，防止维生素C被空气中的氧气氧化。

2）滴定终点以出现红色，且15秒不褪色为准。

3）本法适用于大批蔬菜水果的测定，但对红色蔬菜不适宜。

4）样品匀浆在容量瓶中振摇时可能出现泡沫，可加入数滴戊醇消除。

5）当样品处理液颜色较深干扰滴定时，可加入适量白陶土脱色。

6）整个操作过程尽量避免溶液接触金属离子。

2. 高效液相色谱法

（1）原理　试样中的抗坏血酸用偏磷酸溶解超声提取后，以离子对试剂为流动相，经反相色谱柱分离，其中L（+）–抗坏血酸和D（+）–抗坏血酸直接用配有紫外检测器的液相色谱仪（波长245nm）测定；试样中的L（+）–脱氢抗坏血酸经L半胱氨酸溶液还原后，用紫外监测器（波长245nm）测定L（+）–抗坏血酸总量，或减去原样品中测定的L（+）–抗坏血酸含量而获得L（+）脱氢–抗坏血酸的含量。以色谱峰的保留时间定性，外标法定量。

（2）分析步骤

1）试液制备　准确称取一定量混合均匀的固体试样或匀浆试样，用偏磷酸溶液溶解并定容。摇匀，转移至离心管中，超声提取后，离心5分钟，取上清液过0.45μm水相滤膜。

2）仪器参考条件　①色谱柱：C_{18}柱，柱长250mm，内径4.6mm，粒径5μm，或同等性能的色谱柱；②检测器：二极管阵列检测器或紫外检测器；③流动相：A液磷酸二氢钾和十六烷基三甲基溴化铵溶液（用磷酸调pH至2.5~2.8），B液甲醇混合液，按照A：B=98：2的比例混合；④流速：0.7mL/min；⑤检测波长：245nm；⑥柱温：25℃。

（3）方法说明

1）L（+）–抗坏血酸是指左式右旋光抗坏血酸。具有强还原性，对人体具有生物活性。

2）D（–）–抗坏血酸又称异抗坏血酸。具有强还原性，但对人体基本无生物活性。

3）L（+）–抗坏血酸极易被氧化为L（+）–脱氢抗坏血酸，L（+）–脱氢抗坏血酸亦可被还原为L（+）–抗坏血酸。L（+）–脱氢抗坏血酸通常称为脱氢抗坏血酸。

知识拓展

荧光法测维生素C

荧光法测定食品中维生素C含量的原理：维生素C（抗坏血酸）在活性炭存在下氧化成脱氢型抗坏血酸，它与邻苯二胺反应生成荧光物质喹喔啉，其荧光强度与维生素C的浓度在一定条件下成正比，可测出维生素C的总量。

七、食品中矿物质的测定

（一）概述

食品中所含元素有50余种，除碳、氢、氧、氮四种元素以外的其他元素统称为矿物元素。矿物元素在食品中按含量多少可分为常量元素和微量元素。钙、磷、钠、钾、氯、镁、硫7种元素含量均在人体体重的0.01%以上，称为常量元素；而铁、锌、铜、铝、镍、碘等元素，含量都在0.01%以下，称为微量元素。

从营养学的角度又可以分为必需元素、非必需元素和有毒元素。

（二）测定意义

许多矿物质元素是人体必需的，是构成机体组织的重要材料，是体内一些生理活性物质的成分，对于维持细胞的渗透压、维持机体酸碱平衡和神经肌肉兴奋性起重要作用。人体每天代谢中都有一定量的无机盐要排出体外，有些不能在体内合成，所以必须通过膳食补充。但是，过量摄入或缺乏都会不同程度地引起人体生理异常或疾病，甚至危及生命。

测定食品中矿物质元素含量，对于评价食品的营养价值和品质、开发和生产强化食品具有指导意义，有利于食品加工工艺的改进和食品质量的提高；测定食品中重金属元素含量，可以了解食品的污染情况，以便采取相应的措施，查清控制污染源，以保证食品的安全和使用者的健康。

（三）测定方法

测定食品中矿物质的方法有分光光度法、原子吸收光谱法、化学分析法、荧光分光光度法等，依据检测项目选择相应的测定方法。测定铁、镁、锰、钙、锌、钾、钠、铜等的含量常用火焰原子吸收分光光度法；测定磷的含量常用钼蓝分光光度法、钒钼黄分光光度法。

1. 食品中钙的测定 火焰原子吸收光谱法（GB 5009.92—2016）。

（1）原理 试样经消解处理后，加入镧溶液作为释放剂，经原子吸收火焰原子化，在422.7nm 处测定的吸光度值，在一定浓度范围内吸光度值与钙含量成正比，与标准系列比较定量。

（2）分析步骤 准确称量一定量的样品，消化，根据实际测定需要进行稀释、定容，同时做试剂空白试验。将标准系列溶液按浓度由低到高的顺序分别导入火焰原子化器，测定吸光度值，以标准溶液的浓度与对应的吸光度值绘制标准曲线。在与测定标准溶液相同的实验条件下，分别测定空白溶液和试样待测液的吸光度值，与标准系列比较定量。

（3）方法说明

1）试样在制备过程中应防止容器、水、实验环境等的污染。使用的容器应是玻璃或聚乙烯制品，使用设备的金属部分必须是不锈钢材质，测定钙的样品不能用石磨研碎。

2）氧化镧是释放剂，作用是消除磷酸等物质的干扰，提高测定的灵敏度。

2. 食品中锌的测定 锌是人体必需微量元素，能促进生长发育和组织再生、促进维生素A的代谢等。人体缺锌会导致生长迟缓、食欲不振、味觉迟钝、皮肤创伤不易愈合、性成熟延迟等；锌过量会导致机体免疫功能下降。本教材采用火焰原子吸收光谱法（GB 5009.14—2017）测定锌。

（1）原理 试样消解处理后，经火焰原子化，在213.9nm 处测定吸光度。在一定浓度范围内锌的吸光度值与锌含量成正比，与标准系列比较定量。

（2）分析步骤 准确称量一定量的样品，消化，根据实际测定需要进行稀释、定容，同时做试剂空白试验。将锌标准系列溶液按质量浓度由低到高的顺序分别导入火焰原子化器，测定吸光度值，以标准溶液的浓度为横坐标，对应的吸光度值为纵坐标，绘制标准曲线。在与测定标准溶液相同的实验条件下，分别测定空白溶液和试样待测液的吸光度值，与标准系列比较定量。

（3）方法说明

1）所有玻璃器皿及聚四氟乙烯消解内罐均需硝酸（1+5）浸泡过夜，用自来水反复冲洗，最后用水冲洗干净。

2）可根据原子吸收分光光度计仪器的灵敏度及样品中锌的实际含量确定标准系列溶液

中锌元素的质量浓度。

3）当称样为0.5g（或0.5ml），定容体积为25ml时，方法的检出限为1mg/kg（或1mg/L），定量限为3mg/kg（或3mg/L）。

考点提示 水分的测定方法、使用范围和测定方法的原理、方法说明，灰分、脂肪、蛋白质、还原糖、维生素C的测定方法和原理。

扫码“学一学”

第四节　食品添加剂测定

案例讨论

【案例】

2016年5月24日，某省食品药品监督管理局对当地某面包房生产销售的生产日期为2016年4月27日的奶酪土司面包进行国家食品安全监督抽查。经抽检，该批次面包中糖精钠的实测值为0.62g/kg，不符合《食品安全国家标准　食品添加剂使用标准》（GB 2740—2014）的要求，检验结论为不合格。

【讨论】

1. 糖精钠的作用是什么？
2. 如何检测食品中糖精钠的含量？

随着科技的进步和社会的发展，人们的生活水平在逐渐提高，对食品的要求也在提高，食品添加剂在人们日常生活中有着越来越广泛的应用。众所周知，多数食品在生产和加工过程中会或多或少的使用食品添加剂。食品添加剂的出现促进了食品工业的迅速发展，它们在各类食品中扮演了极为重要的角色，因此，食品添加剂有着现代食品工业灵魂的称誉，可以说没有食品添加剂就没有现代食品工业的迅速发展。

一、概述

（一）食品添加剂的定义

根据《食品安全国家标准　食品添加剂使用标准》（GB 2760—2014）的定义，食品添加剂是指为改善食品品质和色、香、味，以及为防腐、保鲜和加工工艺的需要而加入食品中的人工合成或者天然物质。食品用香料、胶基糖果中基础剂物质、食品工业用加工助剂也包括在内。食品中使用添加剂可以保持或提高食品本身的营养价值，提高食品质量和稳定性，改进其感官特性，或者作为某些特殊膳食食用的必要配料或成分。另外，某些添加剂的加入还能便于食品的生产、加工、包装、运输或者贮藏。例如，防腐剂可以防止食品腐败变质，延长食品保存期；消泡剂可以抑制或消除食品生产加工中产生的泡沫，以免影响食品品质；增稠剂可以增加食品的黏稠度，改善其物理性状，有利于食品的运输储存。

（二）分类

食品添加剂的种类很多。目前，我国允许使用的食品添加剂共有23类。依据来源的不同，食品添加剂可分为天然食品添加剂和人工合成添加剂两类。天然食品添加剂一般是从动植物中提取出来的或是微生物的代谢产物，因此安全性较高。人工合成添加剂是用化学方法制成的，除了对某些食品具有特殊的功能以外，有些合成添加剂对人体具有一定的毒性作用，尤其是摄入量过高时会直接影响人体健康。但是在食品工业中，由于人工合成添加剂价格较低，使用方便，性质稳定，其应用相比天然食品添加剂要广泛得多。如果不能规范使用食品添加剂就可能会产生严重的食品安全问题，食品添加剂的检测对其合理应用及保障人体健康有着重要意义。

（三）使用要求

我国对食品添加剂的使用制定了标准，《食品安全国家标准　食品添加剂使用标准》（GB 2760—2014）对食品添加剂的使用原则、允许使用的食品添加剂品种、使用范围以及最大使用量或残留量作出规定。食品添加剂的使用原则应该符合以下基本要求：不应对人体产生任何健康危害；不应掩盖食品腐败变质；不应掩盖食品本身或加工过程中的质量缺陷或以掺杂、掺假、伪造为目的；不应降低食品本身的营养价值；在达到预期效果的前提下尽可能降低在食品中的使用量。

（四）检测方法

由于食品种类繁多，样品基体复杂，具有易变性，而且食品添加剂在食品中的用量较低，因此在分析检测时需要对食品样品进行一系列的前处理，包括从食品中提取待测成分，使待测添加剂从样品基体中得以分离，再净化去除干扰成分，最后浓缩待测物，以提高检出率。随着理化检验技术的发展，食品添加剂的检验方法有多种，即使同一种添加剂也可能有几种不同的检验方法。常用的检测方法有紫外－可见分光光度法、高效液相色谱法、气相色谱法以及仪器联用等。本节主要介绍防腐剂、甜味剂和合成色素三种常用食品添加剂的检验。

二、防腐剂的测定

（一）概述

防腐剂是一类可以抑制微生物生长繁殖、防止食品腐败变质、延长食品保存期的食品添加剂。在食品工业中，使用防腐剂可以使食品保持原有的品质和营养价值，是作为保藏食品的辅助手段。目前，我国允许使用的防腐剂种类有30多种，主要有苯甲酸及其钠盐、山梨酸及其钾盐等酸性防腐剂，对羟基苯甲酸酯类（尼泊金酯类）及其钠盐等酯性防腐剂；乳酸链球菌素等生物防腐剂，二氧化硫、焦亚硫酸钠、亚硫酸钠等无机性防腐剂。

按照来源，防腐剂可分为天然防腐剂和人工合成防腐剂。天然防腐剂安全无毒，但是成本较高而没能普遍使用，而以苯甲酸和山梨酸等为代表的人工合成防腐剂以其较好的防腐效果、低廉的价格得到了广泛应用，但是也常因为使用不规范而造成一系列食品安全问题。苯甲酸及其钠盐、山梨酸及其钾盐是食品理化检测中常见的防腐剂检测项目。

（二）防腐剂的应用

1. 苯甲酸及其钠盐　苯甲酸，白色晶体物质，微溶于水，易溶于有机溶剂。苯甲酸钠，白色粉末状物质，易溶于水和乙醇，在酸性溶液中水解成苯甲酸而发挥抑菌作用。由于苯甲酸在水中的溶解度较低，使用时多有不便，所以常以其钠盐的形式添加在食品中，但抗菌作用是苯甲酸钠转化为苯甲酸后起作用的。苯甲酸和苯甲酸钠主要用于饮料等液体食品的防腐。苯甲酸在酸性环境下抑菌效果显著，一般以pH4.0~5.5为宜。苯甲酸进入人体后经机体代谢作用生成马尿酸，可随着尿液排出体外。

2. 山梨酸及其钾盐　山梨酸，白色粉末或结晶，微溶于水，易溶于有机溶剂，其盐类物质山梨酸钾易溶于水，难溶于有机溶剂，故也用于食品中。山梨酸主要对霉菌、酵母菌和好气性腐败菌产生抑制作用，而对厌气性细菌和乳酸菌几乎无作用。山梨酸也属于酸性防腐剂，在酸性条件下对微生物的生长繁殖有良好的抑制作用，适宜pH范围比苯甲酸广，抑菌范围大致在pH2.5~5之间。山梨酸毒性较小，在体内极易被氧化分解而排出体外。

苯甲酸的毒性强于山梨酸，而且在相同的酸度值条件下抑制细菌的效力比山梨酸低很多，因此许多国家在食品防腐方面逐渐改用山梨酸钾，目前山梨酸及其钾盐是国际上应用较为广泛的防腐剂，其毒性较弱，几乎对食品不产生不良影响，是国际上公认的安全的食品防腐剂。但是由于苯甲酸及其钠盐价格低廉，目前在我国仍然被普遍使用。

（三）苯甲酸和山梨酸的测定方法

根据《食品安全国家标准　食品中苯甲酸、山梨酸和糖精钠的测定》（GB 5009.28—2016），食品中苯甲酸和山梨酸可同时测定，测定方法有两种，第一法是液相色谱法，第二法是气相色谱法。前者除测定苯甲酸和山梨酸外还可以同时对食品中甜味剂糖精钠进行测定。后者则仅适用于酱油、水果汁、果酱中苯甲酸和山梨酸的测定。本教材采用气相色谱法（GB 5009.28—2016）测定苯甲酸和山梨酸。

1. 原理　准确称取一定量的样品，试样经盐酸酸化后，用乙醚提取苯甲酸、山梨酸，采用气相色谱-氢火焰离子化检测器（FID）进行分离测定，与标准系列进行比较，保留时间定性，外标法定量。

2. 分析步骤

（1）样品处理　样品用盐酸酸化，用乙醚提取两次，离心，将乙醚层经过无水硫酸钠脱水，用乙醚定容。取一定体积的处理液35℃氮吹至干，加入正己烷-乙酸乙酯混合溶液溶解残渣，备用。

（2）测定　采用气相色谱-氢火焰离子化检测器进行分离测定，外标法定量。

3. 方法说明

（1）本法可以同时测定苯甲酸、山梨酸含量，检出限均为0.005g/kg，定量限均为0.01g/kg。

（2）样品酸化处理的目的是使苯甲酸盐和山梨酸盐转变为相应的酸，才能用有机溶剂乙醚提取。乙醚提取液经过无水硫酸钠脱水后应无残留水分，否则会影响测定结果。

（3）提取过程中为防止乳化现象产生，可加入氯化钠，因为样品中如果含有蛋白质等两亲基团时，会导致有机相和水相分层不清，增加提取困难。

知识拓展

乳化现象是由于表面活性剂的作用，使本来不相溶的两种液体混到一起，其中一种液体以极微小的液滴均匀地分散在另一种互不相溶的液体中的现象。表面活性剂是具有两亲性的物质，加入表面活性剂后，使之易于在两相界面上吸附并富集，降低了界面张力，改变了界面状态，从而使本来不能混合在一起的两种液体能够混合到一起。如油和水在容器中分成两层，若加入适当的表面活性剂并在强烈的搅拌下，油被分散在水中，形成油水混合的乳状液。

三、甜味剂的测定

（一）概述

甜味剂是以增加食品甜味为目的而加入食品中的添加剂。甜味剂的种类较多，按照其来源可分为天然甜味剂和人工合成甜味剂两大类。天然甜味剂主要是从植物组织中提取出来的，如甜菊糖苷、甘草、木糖醇、山梨糖醇等，其安全性较高，正常使用对人体无害。人工合成甜味剂是指具有甜味的非糖类化合物，其甜度一般较蔗糖高几十倍甚至几百倍，不具有任何营养价值，但由于价格低廉而得到广泛使用。目前，我国允许使用的人工合成甜味剂有糖精（钠）、甜蜜素（环己基氨基磺酸钠）、阿斯巴甜等。

（二）测定意义

糖精，白色结晶性粉末，难溶于水，易溶于有机溶剂，其钠盐糖精钠为水溶性。两者可在酸碱性溶液中互相转化，在酸性条件下以糖精的形式存在，在碱性条件下则以糖精钠的形式存在。在食品工业中常将水溶性较差的糖精转变成易溶于水的盐类物质糖精钠，以增加其水溶性，便于食品工业生产的使用。糖精钠摄入人体后，不能被机体吸收利用，不具有营养价值，大部分会随尿液排出。当食用过量的糖精钠时，会使人体肠胃消化酶分泌异常，降低小肠的吸收能力，造成食欲减退等症状。

甜蜜素，又名环己基氨基磺酸钠，白色结晶，无臭。易溶于水，难溶于乙醇等有机溶剂。其甜味是蔗糖的40倍左右，是一种高甜度的甜味剂。长期食用甜蜜素含量超标食品，会因摄入量过高对人体的肝脏和神经系统造成危害，特别是对老人、孕妇、小孩等代谢能力较弱群体危害较大。

（三）糖精和糖精钠的测定方法

糖精和糖精钠测定的主要方法是液相色谱法。《食品安全国家标准　食品中苯甲酸、山梨酸和糖精钠的测定》（GB 5009.28—2016）第一法规定了以液相色谱法同时测定苯甲酸、山梨酸和糖精钠的方法。

1. 原理　样品经水提取，高脂肪样品经正己烷脱脂、高蛋白样品经蛋白沉淀剂沉淀蛋白，采用液相色谱分离，紫外检测器检测，外标法定量。

2. 分析步骤

（1）样品处理　准确称取一定量试样，加水，涡旋混匀，于50℃水浴超声20分钟，冷却至室温后加亚铁氰化钾溶液和乙酸锌溶液以沉淀蛋白质，混匀后离心5分钟，将水相转移至容量瓶中，用水定容至刻度，混匀。取适量上清液过0.22 μm滤膜，备用。

（2）测定　高效液相色谱分离，C_{18}色谱柱（150mm × 4.6mm，5 μm），流动相为甲醇–0.02mol/L乙酸铵溶液（5+95），流速为1ml/min，紫外检测器检测，波长230nm，外标法定量。

3. 方法说明

（1）在提取油脂、巧克力、奶油、油炸食品等高油脂试样时需加正己烷以除去脂肪。

（2）提取碳酸饮料、果酒、果汁、蒸馏酒等食品试样时可以不加蛋白沉淀剂。

（3）由于被测样品溶液的pH对检测结果和色谱柱的使用寿命有影响，因此，应将样品pH调至中性。

（4）按取样量2g，定容至50ml时，糖精钠（以糖精计）的检出限为0.005g/kg，定量限为0.01g/kg。

（5）该法可以同时测定食品中的苯甲酸和山梨酸。

（四）甜蜜素的测定方法

在GB 5009.97—2016《食品安全国家标准　食品中环己基氨基磺酸钠的测定》中规定了食品中甜蜜素的三种测定方法：气相色谱法、液相色谱法和液相色谱–质谱/质谱法。不同检测方法适用于不同的食品种类。本教材采用气相色谱法（GB 5009.97—2016）测定甜蜜素。

1. 原理　食品中的环己基氨基磺酸钠用水提取，在硫酸介质中环己基氨基磺酸钠与亚硝酸反应，生成环己醇亚硝酸酯，利用气相色谱–氢火焰离子化检测器进行分离及分析，保留时间定性，外标法定量。

2. 分析步骤

（1）样品处理　①液体试样：普通液体试样摇匀后称取一定质量，用水定容，备用。含有二氧化碳的样品应先加热除去二氧化碳；含有乙醇的样品应先加氢氧化钠溶液使其呈碱性，在沸水浴中加热除去乙醇。②固体、半固体试样：称取打碎、混匀的样品，加水，振摇，超声提取20分钟，混匀后3000r/min离心10分钟，过滤，用水分次洗涤残渣，收集滤液并定容，备用。

（2）衍生化　准确移取样品处理液于带盖离心管中，置于冰浴中，准确加入一定体积正庚烷，加入亚硝酸钠溶液、硫酸溶液，摇匀，冰浴中放置30分钟后加入氯化钠，置旋涡混合器上振动，低温离心或低温静置，取上清液，以备进样用。

（3）测定　气相色谱仪测定，氢火焰离子化检测器进行分离及分析，保留时间定性，外标法定量。

3. 方法说明

（1）本方法检出限为0.010g/kg，定量限0.030g/kg。

（2）酯化反应需要在低温下进行，因此需要在冰浴中操作。

（3）处理高蛋白样品时，需要加入亚铁氰化钾溶液和硫酸锌溶液，以除去蛋白质。高脂样品需要加入石油醚提取其中的脂肪，弃去石油醚层后再进行处理。

四、着色剂的测定

（一）概述

着色剂是指能够赋予和改善食品颜色的食品添加剂，通常又称之为色素。它的使用可以改善食品的感官，使食品颜色变得丰富，具有诱人的色泽，增加人们的食欲。按照其来源，色素可分为天然色素和人工合成色素。天然色素主要是从动植物组织中提取出来的有机物，如类胡萝卜素、叶绿素、番茄红素等，其安全性较高，但着色能力差，难以任意调配颜色，稳定性差，且资源短缺，成本较高。合成色素是采用人工方法用有机物合成，其原料主要来源于煤焦油及其副产物，资源丰富，价格低廉，着色能力强，色泽鲜艳，可任意调配多种颜色，稳定性好，因此使用广泛。但由于其本身或代谢产物具有一定的毒性，所以合成色素的使用范围和用量必须严格按照国家标准的要求。

目前，我国允许使用的合成色素主要有苋菜红、胭脂红、赤藓红、诱惑红、新红、柠檬黄、日落黄、亮蓝、靛蓝及其铝色锭。色锭是由水溶性着色剂沉淀在允许使用的不溶性基质上所制备的一种特殊着色剂制品，经过滤、干燥、粉碎而制成的色素。

（二）测定意义

由于人工合成色素本身或代谢产物对机体产生一定的毒性和潜在致畸、致癌作用，因此应限制其使用范围和用量。

（三）测定方法

在食品行业中一般很少有使用单色素的现象，通常是使用调配出的复合色素，所以在一定程度上给分析测定带来了困难。我国允许使用的人工合成色素均属于酸性色素，且易溶于水，可以被羊毛或聚酰胺吸附，在碱性条件下亦能够被解吸，因此，依据该性质则可以将其与天然色素进行分离或提纯，以便于后续的分析测定。

1. 聚酰胺吸附法 样品溶液加柠檬酸溶液调pH到6，加热，将聚酰胺粉加水调成粥状，倒入样品溶液中搅拌，以G_3垂融漏斗抽滤，用60℃ pH为4的水洗涤，然后用甲醇－甲酸混合溶液洗涤3~5次（除赤藓红），再用水洗至中性，用乙醇－氨水－水混合溶液解吸，直至色素完全解吸，收集解吸液，加乙酸中和，蒸发至近干，加水溶解，定容，经微孔滤膜过滤，进高效液相色谱仪分析。

2. 液－液分配法 （适用于含赤藓红的样品）将样品溶液放入分液漏斗中，加盐酸、三正辛胺－正丁醇溶液，振摇提取，分离有机相，重复提取直至有机相无色，合并有机相，用饱和硫酸钠溶液分次洗涤，水浴加热浓缩后加正己烷，再用氨水溶液分次提取，合并氨水溶液层（含水溶性酸性色素），氨水提取液加乙酸调成中性，水浴加热蒸发至近干，加水定容，经微孔滤膜过滤，进高效液相色谱仪分析。目前，合成色素的测定方法主要是高效液相色谱法。

（1）原理　食品中人工合成着色剂在酸性条件下用聚酰胺吸附法或液－液分配法提取，制成水溶液，注入高效液相色谱仪，经反相色谱分离，根据保留时间定性和与峰面积比较进行定量。

（2）分析步骤

1）样品处理　准确称取一定量的样品，用聚酰胺吸附法或液－液分配法进行提取处理。含二氧化碳样品应加热或超声驱除二氧化碳。酒类样品应加热驱除乙醇；硬糖、蜜饯类、淀粉软糖等应加水温热溶解样品，若样品溶液pH较高，用柠檬酸溶液调pH为6左右；巧克力豆及着色糖衣制品应用水反复洗涤色素，到巧克力豆无色素为止，合并色素漂洗液为样品溶液。

2）测定　高效液相色谱分离，C_{18}色谱柱（4.6mm × 250mm，5μm），流动相为甲醇–0.02mol/L乙酸铵溶液，二极管阵列检测器检测（波长范围400~800nm）或紫外检测器检测（波长254nm），外标法定量。

（3）方法说明

1）本法适用于饮料、配制酒、硬糖、蜜饯、淀粉软糖、巧克力豆及着色糖衣制品中合成着色剂（不含铝色锭）的测定。

2）聚酰胺吸附色素后可以用温水除去可溶性杂质，用pH为4的温水洗涤，是为了防止合成色素被洗脱下来。

3）聚酰胺吸附法提取合成色素时，甲醇–甲酸混合洗涤液的目的是为了洗去样液中的天然色素，但是赤藓红也会被该混合洗涤液洗脱下来，因此不能用聚酰胺吸附法提取含有赤藓红的色素。

考点提示　气相色谱法测定苯甲酸和山梨酸的原理，测定苯甲酸和山梨酸时样品加盐酸酸化处理的目的，甜味剂、着色剂的定义、分类和常用测定方法。

扫码“学一学”

第五节　食品中有害污染物的测定

食品是人类赖以生存和发展的物质基础，除营养成分以外，其本身一般不含有害物质或者含有极少量的有害物质，但是食品在生产、加工、贮存、运输、烹调等一系列过程中可能会引入有害物质，包括食品原材料的种植及生长等环节。例如现代化农业中农药的普遍使用而形成的植物性食品农药残留，并可通过食物链的作用富集在动物体内，形成动物性食品农药残留；畜牧业中兽药是用于预防和治疗动物疾病或者调节动物生理功能的，如果不合理使用则会造成动物性食品中兽药的残留，如“瘦肉精”和抗生素等的残留；“工业三废”即废水、废气、废渣的不合理排放导致有害元素污染环境，进而造成食品污染；由于储藏条件不当引起的霉菌污染，食品霉变后产生霉菌毒素，如具有致癌性作用的黄曲霉毒素；在腌制食品中产生的亚硝胺，烧烤食物中的苯并芘，均为食品生产加工中产生的有害物质；采用不符合质量要求的食品包装材料和容器，其中的有害物质会迁移到食品中造成污染。食品中的有害物质来源有多种，这些物质进入人体后会威胁到人体的健康，因此，对食品中有毒有害物质的监督检验具有重要的意义。

一、农药残留的测定

（一）概述

农药是农业生产中使用的各种药剂的统称，主要以杀虫、杀菌或除杂草等为目的而被广泛使用在农业生产中。农药残留指由于使用农药而在食品中出现的任何特定物质，除农药原体外，还包括被认为具有毒理学意义的农药衍生物，如农药转化物、代谢物、反应产物及杂质等，简称农残。

农药种类繁多，常见种类有四种：有机氯类农药、有机磷类农药、氨基甲酸酯类农药和拟除虫菊酯类农药，目前使用量最大的农药为后三者。有机氯农药由于其毒性较大，化学性质稳定，在自然界中难以降解，使其成为自然环境中的一类影响严重的污染物，因此我国已经明令禁止有机氯农药的使用。

（二）测定意义

农药的使用可以有效地保障或促进农作物的生长，提高其产量，因此在人们生活中扮演着积极重要的角色。但是，农药在杀灭虫害的同时也会对人体有不同程度的毒性作用，如果不合理的使用农药会造成农产品中的农药残留超标，从而对人体健康产生危害。农药残留问题是随着农药广泛使用而产生的，因此为了保障食品安全，维护人体健康，应当严格控制农药使用的残留量，制定相应的限量标准。《食品安全国家标准　食品中农药最大残留限量》（GB 2763—2016）规定了食品中433种农药的4140项最大残留限量。

（三）测定方法

食品中农药残留的分析方法主要是色谱分析法。色谱技术能够较好地将待测成分和干扰成分先进行分离，再配备适当的检测器对待测成分进行定量检测。色谱分析法检出限低，能满足低含量的农残分析。色谱分析法中，常用气相色谱法和高效液相色谱法。随着仪器的发展，仪器联用技术已经在分析领域中得到了广泛应用，例如，气相色谱与质谱法的联用（GC-MS，GC-MS/MS）。仪器联用将色谱技术的分离能力与质谱的定性能力结合在一起，可以实现对复杂混合物更为准确的定性及定量分析，是目前较为理想的分析手段。

（四）有机氯农药残留的测定

有机氯农药是指一类分子中含有氯原子的有机杀虫剂，以六六六、滴滴涕为代表，此类农药性质稳定，不易降解，属于高残毒农药，虽然我国已经于1984年停止使用该类农药，但是至今仍然能够在多种食品中检出残留，因此有机氯农药残留量在卫生检验中具有重要的意义。

六六六（$C_6H_6Cl_6$），化学名称六氯化苯，英文名称HCH，共有8种同分异构体。通常，市售的六六六是由α-HCH、β-HCH、γ-HCH、δ-HCH四种同分异构体的混合物。因此，对于食品中六六六的检测以上述四种异构体为主。

滴滴涕，化学名称二氯二苯三氯乙烷，英文名称DDT，共有6种同分异构体。在农药中起作用的两种是pp'-DDT、op'-DDT。DDT进入生物体后会衍生出pp'-DDD、pp'-DDE两种代谢物。所以，对于滴滴涕，主要是以以上四种形式为检测对象。

六六六和滴滴涕均为脂溶性有机物，不溶于水，易溶于丙酮、石油醚、乙醚等有机溶剂。两者对光、热均稳定，在浓硫酸中也不分解，但对碱不稳定，在碱性溶液中易分解。本教材使用气相色谱法（GB/T 14551—2003）测定六六六、滴滴涕。

1. 原理　试样中的六六六、滴滴涕经有机溶剂提取，经液-液分配及浓硫酸净化或柱层析净化除去干扰物质，用电子捕获检测器检测（ECD）检测，以保留时间定性，标准曲线法定量。

2. 分析步骤

（1）样品处理　称取一定量制备好的样品，加水和丙酮振摇，再加入氯化钠，溶解摇匀后加入石油醚振摇提取。静置分层，取上清液，经无水硫酸钠脱水后于旋转蒸发器中浓缩至近干，以小体积的石油醚溶解转移定容。定容后溶液中加入浓硫酸，振摇，离心后取上清液备用。

（2）测定 气相色谱仪测定，电子捕获检测器检测，外标法定量。

3. 方法说明

（1）此标准适用于动植物食品中六六六和滴滴涕农药残留的测定。

（2）氯原子的电负性较大，故应该采用对氯元素具有较高选择性的电子捕获检测器（ECD）。

（3）六六六、滴滴涕对酸稳定，对碱不稳定，因此不能采用皂化法分离脂类物质，可采用磺化法加浓硫酸处理。

（4）标准样品的进样体积与试样的进样体积要相同，在实际测定时标准样品与试样应尽可能在同一时间内进行分析。

（5）丙酮对植物细胞具有较强的穿透性，因此对于植物性样品，通常选择丙酮作为提取溶剂。

（五）有机磷农药残留的测定

有机磷农药是指一类具有磷酸酯结构的有机杀虫剂，如乐果、敌百虫、对硫磷、马拉硫磷等。此类农药高效且低残留，因此使用范围较广。其性质不稳定，在自然环境中容易分解，在食品中残留时间短。有机磷农药对人体的中毒作用机制是抑制人体内胆碱酯酶的活性，造成乙酰胆碱在体内聚积，从而表现出一系列中毒症状。有机磷农药残留的测定方法有气相色谱法（GB/T 5009.20—2003）、气相色谱－质谱法。本教材采用气相色谱－质谱法（GB 23200.93—2016）测定有机磷农药残留。

1. 原理 试样用水－丙酮溶液均质提取，二氯甲烷液－液分配，凝胶渗透色谱净化，再经固相萃取柱净化，气相色谱－质谱检测，标准曲线法定量。

2. 分析步骤

（1）样品处理 称取一定量制备好的样品，用水和丙酮提取，将提取液过滤，40℃水浴中浓缩。在浓缩提取液中加入氯化钠水溶液和一定体积的二氯甲烷，振摇，静置分层，收集二氯甲烷相。二氯甲烷相经无水硫酸钠脱水后，于40℃水浴中浓缩至近干。加入一定体积的环己烷－乙酸乙酯溶解残渣，用0.45μm滤膜过滤，净化后，乙酸乙酯溶解并定容，备用。

（2）测定 气相色谱－质谱检测，外标法定量。

3. 方法说明

（1）本标准规定了敌敌畏、二嗪磷、皮蝇磷、杀螟硫磷、马拉硫磷、毒死蜱、倍硫磷、对硫磷、乙硫磷、蝇毒磷等10种有机磷农药残留量的气相色谱－质谱检测方法。

（2）本标准适用于清蒸猪肉罐头、猪肉、鸡肉、牛肉、鱼肉中有机磷农药残留量的测定和确证，其他食品可参照执行。

（3）根据实验条件，还可以采用凝胶渗透色谱法净化提取液。

二、有害元素的测定

食品中常见的有害元素污染主要是铅、砷、汞、镉等元素。有毒元素进入人体后经过消化道吸收，通过血液分布于体内组织和脏器，多数有毒元素在体内有蓄积性，半衰期较长，能产生急性和慢性毒性反应，甚至还有可能产生致畸、致癌和致突变作用。

食品中有害元素的来源主要有两种途径：①来自环境的污染。有的地区因为特殊的地理条件，土壤、水或空气中有害元素含量较高，从而导致对食品的污染，而更多的则是来自农药、废气、废水和废渣的不合理的排放，造成环境污染，并使这些工业三废中的有毒元素转入食品。②来自食品的生产加工。在食品生产加工、贮存、包装等过程中，食品直接接触的器材的污染、加入的某些食品添加剂或食品容器和包装材料的污染。

正常情况下，人体对这些有害元素的耐受量较小，当它们在食品中含量过高或长期少量摄入时将会对人体造成健康危害。

知识拓展

四大公害病是日本在高速经济发展期，由产业活动所排出的有害物质而引起的疾病。世界著名的水俣病就是四大公害病之一，该病就是由工业生产排出有害元素所致。事件发生在1953~1956年，日本熊本县水俣湾一家氮肥股份公司排放的含汞废水污染水体，最终转变为甲基汞蓄积在水中的鱼贝类中，使附近长期大量食用这种鱼贝类的居民中毒受害。病人症状表现为轻者口齿不清、步履蹒跚、面部痴呆、手足麻痹变形；重者神经失常、酣睡、兴奋、身体弯弓高叫，直至死亡。日本另一公害病“痛痛病”则是由于镉污染引起。

（一）铅的测定

1. 概述 铅在自然界中的分布较为广泛。工业三废中含铅污染物的排放是铅污染食品的主要来源。铅常用于汽油防爆剂原料中，因此汽车尾气的排放也是铅污染的原因之一。另外，某些食品添加剂或生产加工中使用的化学物质中的铅杂质可迁移到食品中污染食品，例如，食品加工中所用到的机械设备和管道、食品容器和包装材料，又如皮蛋铅中毒就是由于加工过程中使用的材料含铅所致。含铅农药的使用也可造成农作物的铅污染。

2. 测定意义 铅是对人体危害较大的一类重金属元素。它的毒性作用主要是损害人体的神经系统、造血系统、消化系统等。特别是对婴幼儿的大脑发育影响较大，有关研究表明，儿童的智力低下的发病率随着重金属铅污染程度的加大而上升。

3. 测定方法 根据《食品安全国家标准　食品中铅的测定》（GB 5009.12—2017），铅的方法有石墨炉原子吸收光谱法、电感耦合等离子体质谱法、火焰原子吸收光谱法和二硫腙比色法四种。本教材采用石墨炉原子吸收光谱法测定铅。

（1）原理　试样消解处理后，经石墨炉原子化，在283.3nm处测定吸光度，在一定浓度范围内铅的吸光度值与铅含量成正比，与标准系列比较定量。

（2）分析步骤

1）样品处理　称取适量混匀样品采用湿法消解或干法灰化后稀硝酸溶解，蒸馏水定容，同时做试剂空白。

2）测定　石墨炉原子吸收分光光度计测定，标准曲线法定量。

（3）方法说明

1）该法中所有玻璃器皿均需要用硝酸溶液（1+5）浸泡过夜，用去离子水冲洗干净。

2）在样品采集和试样制备过程中应避免污染。

（二）汞的测定

1. 概述 汞，常温下呈液态的金属，俗称水银。汞的化合物可分为无机汞化合物和有机汞化合物。汞及其化合物广泛应用于工农业和医疗卫生行业，其毒性较强，尤其是有机汞化合物。食品中汞主要来源于汞矿开发、工业“三废”污染、含汞农药的使用、污水的灌溉和含汞废水养鱼等。被污染的水体中无机汞或金属汞会在微生物作用下转变成剧毒甲基汞，被鱼虾类水生生物通过生物链富集后，汞的含量会明显变高。因此，鱼、虾等水产品或海产品的汞含量远高于其他食品。

2. 测定意义　各种形态的汞都有毒性。单质汞易被呼吸道吸收，无机汞不易被吸收，毒性较小。汞在人体内易蓄积，蓄积的主要部位是脑、肝和肾。甲基汞对人体的损害最大，主要靶器官是脑，还可通过胎盘进入胎儿体内。曾经发生在日本水俣地区的公害病——水俣病就是由于长期食用了含甲基汞的鱼类等水产品造成的慢性中毒。

3. 测定方法　在食品理化检测中，通常对食品中的总汞和有机汞分别进行测定，根据《食品安全国家标准　食品中总汞及有机汞的测定》（GB 5009.17—2014），总汞的测定方法有原子荧光光谱法、冷原子吸收光谱法；有机汞的测定方法为液相色谱-原子荧光光谱法。本教材采用原子荧光光谱法测定总汞。

（1）原理　试样经酸加热消解后，在酸性介质中，试样中汞被硼氢化钾或硼氢化钠还原成原子态汞，由载气（氩气）带入原子化器中，在汞空心阴极灯照射下，基态汞原子被激发至高能态，在由高能态回到基态时，发射出特征波长的荧光，其荧光强度与汞含量成正比，与标准系列溶液比较定量。

（2）分析步骤

1）样品处理　称取适量混匀样品采用压力罐消解法或微波消解法或回流消解法消解，蒸馏水定容，同时做试剂空白。

2）测定　原子荧光光谱仪测定，标准曲线法定量。

（3）方法说明

1）该法中所有玻璃器皿需用硝酸溶液（1+4）浸泡24小时，用去离子水冲洗干净。

2）当样品称样量为0.5g，定容体积为25ml时，方法检出限0.003mg/kg，方法定量限0.010mg/kg。

3）采用回流消化时，如加热过程中溶液变棕色，应再加入硝酸，继续回流2小时，消解到样品完全溶解。消化完成后样液一般呈淡黄色或无色。

考点提示　食品中农药残留测定的前处理方法，有机氯农药、有机磷农药、铅、汞测定的测定方法和基本原理。

第六节　几类食品的卫生检验

扫码“学一学”

在前面所述小节中，分别介绍了食品中营养成分、添加剂和有害污染物的检测，在各类食品中均适用。而本节则主要针对几种常见食品的卫生理化特性，选择性地介绍相关理化指标的检验，以对分析样品进行综合性的评价。本节主要针对酱油、食用植物油和乳及乳制品等常见食品的卫生理化检验进行介绍。

一、酱油的卫生检验

（一）概述

酱油是生活中一种十分受欢迎的调味品，其色泽红亮，具有独特的酱香味，滋味鲜美。酱油主要是由富含蛋白质或淀粉的原料及其副产物在微生物酶的作用下发酵制成的液体调味品，如大豆、小麦及麸皮等制成的酱油。酱油的成分比较复杂，除食盐外还含有多种氨基酸、糖类、有机酸、色素及香料等成分，以咸味为主，亦有鲜味、香味等。它能增加和改善菜肴的味道，还能增添或改变菜肴的色泽，有助于促进食欲。按照生产工艺，酱油可分为酿造酱油和配制酱油。按照食用方法则可分为烹调酱油和餐桌酱油。按照用途分类，酱油一般有老抽和生抽两种，生抽颜色较淡，味道咸，主要用于提鲜；老抽颜色浓稠，咸味淡，用于提色。

知识拓展

酱油中有18种氨基酸，其中以谷氨酸含量最多，谷氨酸与盐作用会生成谷氨酸钠，谷氨酸钠具有提鲜的作用，因此是酱油鲜味的主要来源之一。日常生活中常用的调味品味精和鸡精的主要成分也是谷氨酸钠。适当食用味精和鸡精对人体不产生影响，但使用时应掌握好用量。尤其是婴幼儿在大量食用味精后，会使血液中的锌转变成谷氨酸锌经尿液排出体外，从而导致锌缺乏。缺锌会引起食欲减退、厌食偏食、生长发育迟缓、皮炎等症。

（二）测定意义

我国卫生标准规定酱油需具有一定的色、香、味、营养及安全要求。氨基酸态氮是衡量酱油品质优劣的一项重要指标，其含量的高低决定了酱油的鲜味和营养价值，一般来说氨基酸态氮含量越高，酱油的等级就越高，品质就越好。《食品安全国家标准　酱油》（GB 2717—2018）规定，酱油中氨基酸态氮的含量应该≥0.4g/100ml。

（三）测定方法

依据《食品安全国家标准　食品中氨基酸态氮的测定》（GB 5009.235—2016），酱油中氨基酸态氮的测定方法有两种，第一法是酸度计法，第二法是比色法。本教材采用酸度计法测定氨基酸态氮。

1. 原理　利用氨基酸的两性作用，加入甲醛以固定氨基酸的碱性，使羧基显示出酸性，用氢氧化钠标准溶液滴定后定量，以酸度计测定终点。

2. 分析步骤　称量或吸取一定量试样，用水溶解或稀释定容。混匀后吸取20.0ml置于烧杯中，加60ml水，开动磁力搅拌器，用氢氧化钠标准溶液滴定至酸度计指示pH为8.2，记下消耗氢氧化钠标准滴定溶液的毫升数可计算总酸含量。加入10.0ml甲醛溶液，混匀。再用氢氧化钠标准滴定溶液继续滴定至pH为9.2，记下消耗氢氧化钠标准滴定溶液的毫升数，同时做空白试验。

3. 方法说明

（1）加入甲醛后应该立即测定，如放置时间过久，甲醛会聚合而影响测定结果的准确性。

（2）实验操作中使用搅拌子时，要注意缓慢提速，转速适中，避免溶液溅出，防止搅拌子损坏玻璃电极。

（3）在滴定过程中，滴入碱液后电位还需要一定时间才能平衡，所以滴定速度不能过快，尤其是近终点时应该缓慢滴定，防止滴过。

（4）测得的氨基酸态氮乘以蛋白质换算系数可求得样品的蛋白质含量。

（5）该法可同时测定酱油中总酸。

二、食用植物油的卫生检验

（一）概述

油脂是人体必需的营养成分之一，主要为人体提供能量和必需脂肪酸，有助于脂溶性维生素的吸收，还能够有效地改善食物的风味及质感。食物在煎、炒、烹、炸时都离不开油脂，油脂分为动物脂肪和植物油两大类。动物脂肪包括猪油、牛油、羊油、鱼油等；植物油则是以植物油料或植物原油为原料制成的食用油脂。常见的植物油脂有大豆油、花生油、玉米油、菜籽油、芝麻油等。根据《中国居民膳食指南（2016）》，食用油脂的建议摄入量为每天25~30克。

在化学组成上，油脂是由一分子甘油与三分子高级脂肪酸脱水形成的酯类物质，称为甘油三酯。植物油脂中不饱和脂肪酸含量高，熔点低，常温下呈液态，消化吸收率比动物脂肪高。我国卫生标准规定，植物油脂应当在原料、感官及理化指标等各个方面符合标准要求与有关规定，要具有代表有本身特性的理化常数，这是鉴定植物油脂种类及卫生质量的重要依据。

（二）测定意义

油脂在储存时间过长或者储存条件不当的情况下容易发生一系列的化学变化和感官性状的恶化，这种现象称为油脂的酸败。酸败的油脂品质劣变，营养价值降低，产生的有害物质还会危害到人体的健康。《中华人民共和国食品安全法》第九章第一百二十四条第四款明确规定，禁止生产经营油脂酸败的食品或食品添加剂。

油脂的酸败过程主要包括水解和氧化两种形式。油脂水解会释放出游离脂肪酸，使油脂酸度上升。油脂中不饱和脂肪酸中的双键会与空气中的氧反应生成过氧化物，过氧化物再继续分解为脂肪酸、醛、酮、醇等低分子物质。油脂酸败过程中产生的物质可以作为评价其酸败程度的指标。水解性酸败常用酸价作为评价指标，氧化性酸败则采用过氧化值和羰基价等指标来反映。

（三）酸价的测定

酸价是指中和1g油脂中的游离脂肪酸所需氢氧化钾的质量。依据《食品安全国家标准 植物油》（GB 2716—2018）的规定，食用植物油酸价不能超过3mg/g，油脂酸价越小，即油脂中脂肪酸含量越少，说明油脂质量越好，新鲜度和精炼度也越好。

酸价的测定方法有三种，即冷溶剂指示剂滴定法、冷溶剂自动电位滴定法和热乙醇指示剂滴定法。本教材采用本教材采用冷溶剂指示剂滴定法测定酸价。

1. 原理 用有机溶剂将油脂试样溶解成样品溶液，再用氢氧化钾标准滴定溶液中和滴定样品溶液中的游离脂肪酸，以指示剂相应的颜色变化来判定滴定终点，最后通过滴定终点消耗的标准滴定溶液的体积计算油脂试样的酸价。

2. 分析步骤 称取一定量油脂试样，加入80ml乙醚－异丙醇混合液和3滴的酚酞指示剂，充分振摇溶解试样。再用装有氢氧化钾标准滴定溶液的滴定管对试样溶液进行滴定，当试样溶液出现微红色，且15秒内无明显褪色时为滴定的终点，同时做空白实验。

3. 方法说明

（1）实验前后应将所使用的器皿清洗干净，尤其是碱式滴定管，需要进行排气和润洗。本实验在滴定时由于所耗标准溶液的体积较小，应小心缓慢地操作，以免滴过终点。

（2）对于深色泽的样品，可以改用百里香酚酞指示剂或碱性蓝6B指示剂。滴定时，当颜色变为蓝色时为百里香酚酞的滴定终点，碱性蓝6B指示剂的滴定终点为蓝色变红色。该法测定米糠油（稻米油）的酸价只能用碱性蓝6B指示剂。

（3）未经过精炼的粗制油品酸价值通常也会较高，所以应当正确理解酸价在作为指标判断油脂酸败程度时体现的非敏感性。

（四）过氧化值的测定

过氧化值是指油脂中不饱和脂肪酸被氧化形成过氧化物的含量。油脂氧化酸败早期，油脂中不饱和脂肪酸中的双键会与空气中的氧反应生成过氧化物，由于过氧化物不稳定，还会进一步分解，因此在氧化酸败后期会产生脂肪酸、醛、酮、醇等小分子物质，过氧化值则会降低。所以，过氧化值是油脂酸败的中间产物，可以作为油脂酸败早期的一项重要指标。

食品中过氧化值的两种测定方法，即滴定法和电位滴定法。本教材采用滴定法测定过氧化值。

1. 原理 制备的油脂试样在三氯甲烷和冰乙酸中溶解，其中的过氧化物与碘化钾反应生成碘，用硫代硫酸钠标准溶液滴定析出的碘，计算出过氧化值含量。

2. 分析步骤 准确称取一定量样品，置于碘量瓶中，加入30ml三氯甲烷－冰乙酸混合液，轻轻振摇使试样完全溶解。准确加入饱和碘化钾溶液，塞紧瓶盖，并轻摇，在暗处放置3分钟，取出加100ml水，摇匀，立即用硫代硫酸钠标准溶液滴定析出的碘，至淡黄色时，加淀粉指示剂，继续滴定并强烈振摇至溶液蓝色消失为终点，同时进行空白试验。

3. 方法说明

（1）三氯甲烷和冰乙酸等刺激性试剂，应该在通风橱里操作。

（2）本方法中使用的所有器皿不得含有还原性或氧化性物质，磨砂玻璃表面不得涂油。

（3）碘单质容易挥发，滴定时不要剧烈摇动溶液。

（4）为防止碘单质被空气中氧气氧化，应该放置在暗处，析出碘后应立即滴定，滴定速度适当加快。

课堂互动 滴定法测定植物油中过氧化值时，淀粉指示剂为何不在滴定开始前加入到样液中，而是在用标准溶液滴定至淡黄色时才加入？

三、乳及乳制品的卫生检验

（一）概述

乳品类物质营养丰富，富含蛋白质、钙及维生素等，容易被消化吸收，是人们非常喜爱的一类食品。通常乳品类物质能够满足老年人、体弱者、病人、孕妇和婴幼儿等特殊人群对营养的需要，是一类较为理想的食品，尤其对婴幼儿的营养摄取十分重要。日常生活中人们主要饮用的是牛乳，其次是羊乳。生乳是指从符合国家有关要求的健康奶畜乳房中挤出的无任何成分改变的常乳，没有加外源物质，也没有经过加工。为了延长保存时间或便于运输储存，常常以牛乳、羊乳等生乳为主要原料加工制成各种乳制品。目前，市面上销售的乳制品形式多种多样，包括液态乳制品（巴氏杀菌乳、灭菌乳、发酵乳、调制乳）、半固态乳制品（炼乳、奶油）、固态乳制品（干酪、再制干酪、乳粉、乳清粉、乳糖和酪乳粉）等。

我国针对乳及乳制品的理化检测项目主要有对色泽、气味和滋味、组织状态等感官方面的要求，对非脂乳固体、蛋白质、脂肪、酸度等理化指标的要求以及对污染物限量、真菌毒素限量、食品添加剂和营养强化剂等作出了规定。本节主要介绍乳及乳制品中非脂乳固体、酸度及脂肪的测定。

（二）非脂乳固体的测定

乳及乳制品加热除去水分所得的干物质为总固体，由总固体含量减去乳中脂肪含量即为非脂固体的含量，所以乳及乳制品中非脂乳固体是除脂肪和水分之外的物质总称。其组成主要为蛋白质、糖类及矿物质等。我国食品安全国家标准规定，乳及乳制品中非脂乳固体含量不得低于8.1g/100g。《食品安全国家标准　乳和乳制品中非脂乳固体的测定》（GB 5413.39—2010）规定了生乳、巴氏杀菌乳、灭菌乳、调制乳、发酵乳中非脂乳固体的测定方法。本教材采用重量法测定非脂乳固体。

1. 原理　先分别测定出乳及乳制品中的总固体含量、脂肪含量（如添加了蔗糖等非乳成分含量，也应扣除），再用总固体减去脂肪和蔗糖等非乳成分含量，即为非脂乳固体。

2. 分析步骤　在平底皿盒中加入一定质量石英砂或海砂，干燥至恒重。准确称取一定量试样于恒重的皿内，置水浴上蒸干，擦去皿外的水渍，于（100±2）℃干燥箱中干燥，冷却，称量，反复干燥称量至恒重，恒重即前后两次质量相差不超过1.0mg。

3. 方法说明

（1）该方法适用于生乳、巴氏杀菌乳、灭菌乳、调制乳、发酵乳中非脂乳固体的测定。

（2）样品干燥时可加入经过处理的海砂，防止样品结块，从而提高干燥效率。

（3）干燥时恒重是关键步骤，在该法中要求前后两次干燥称重，其质量差不超过1.0mg。

（三）乳及乳制品酸度的测定

乳及乳制品酸度是反应其新鲜程度及品质的一项指标。我国乳及乳制品酸度通常采用滴定法测定，用符号°T表示。我国食品安全国家标准规定，正常牛乳酸度为12~18°T，酸度低于12°T可提示有掺杂或掺假的可能，酸度高于18°T可视为不新鲜乳。

《食品安全国家标准　食品酸度的测定》（GB 5009.239—2016）规定了食品中乳及乳制品酸度测定的方法有酚酞指示剂法、pH计法和电位滴定仪法。本教材采用酚酞指示剂法测定乳及乳制品酸度。

1. 原理　试样经过处理后以酚酞作为指示剂，用0.1000mol/L氢氧化钠标准溶液滴定至中性，根据消耗氢氧化钠溶液的体积数计算试样的酸度。

2. 分析步骤　称取一定量样品于锥形瓶中，用一定体积的水将样品复溶，搅拌后静置。向一只装有相同体积水的锥形瓶中加入参比溶液，混合，得到标准参比颜色。向装有样品溶液的锥形瓶中加入酚酞指示液，用碱式滴定管向该锥形瓶中滴加氢氧化钠溶液，直到颜色与参比溶液的颜色相似，且5秒内不消褪，整个滴定过程应在45秒内完成。记录所用氢氧化钠溶液的毫升数，同时做空白试验。

3. 方法说明

（1）滴定过程中向锥形瓶中吹氮气，防止溶液吸收空气中的二氧化碳。

（2）空白所消耗的氢氧化钠的体积应不小于零，否则应重新制备和使用符合要求的蒸馏水。

（四）脂肪的测定

乳中的脂肪又可称为乳脂。从存在形式上来看，乳类脂肪属于游离脂肪，但却是以脂肪球的状态存在的。由于脂肪球被酪蛋白钙盐所包裹，所以不能直接用乙醚等有机溶剂提取，需要先用氨水处理，使酪蛋白钙盐被破坏，待释放出游离的脂肪后才能用有机溶剂提取。我国食品安全标准规定，生乳、巴氏杀菌乳、灭菌乳、发酵乳等乳类食品脂肪含量不得低于3.1g/100g。

《食品安全国家标准　食品中脂肪的测定》（GB 5009.6—2016）第三法碱水解法和第四法盖勃法，均适用于乳及乳制品脂肪的测定。本教材采用碱水解法测定脂肪。

1. 原理　用无水乙醚和石油醚抽提样品的碱（氨水）水解液，通过蒸馏或蒸发去除溶剂，测定溶于溶剂中的抽提物的质量。

2. 分析步骤　准确称取充分混匀试样于抽脂瓶中。加入2.0ml氨水，充分混合后立即将抽脂瓶放入（65 ± 5）℃的水浴中，加热15~20分钟，不时取出振荡，取出后冷却至室温。加入一定体积乙醚，塞上瓶塞振荡提取。加入一定体积石油醚，塞上瓶塞振荡提取。离心或静置后，将上层液倒入脂肪收集瓶中。再次用无水乙醚和石油醚进行第2次和第3次抽提。收集提取液，除去脂肪收集瓶中的溶剂，将脂肪收集瓶放入（100 ± 5）℃的烘箱中干燥，冷却后称量。重复以上操作直至恒重（直至两次称量的差不超过2mg）。

3. 方法说明

（1）淀粉试样酶水解时为了检验淀粉是否水解完全可加入碘溶液，如无蓝色出现说明水解完全，否则将抽脂瓶重新置于水浴中，直至无蓝色产生。

（2）加有机溶剂抽提时按约100次/分振荡1分钟，也可采用手动振摇方式，但均应注意避免形成持久乳化液。

考点提示　酱油中氨基酸态氮、乳及乳制品中酸度和脂肪的测定方法和原理，油脂酸败的定义及常见测定指标，酸价和过氧化值的含义、测定方法和原理。

实训5　面粉中水分的测定

一、实训目的

1. 掌握直接干燥法测定面粉中水分的原理。
2. 学会恒重的操作和判断方法。
3. 熟悉水分恒重的标准及含义。

二、测定原理

食品在常压下于95~105℃进行烘烤，所含的水分从食品中蒸发出来，至样品质量不再减轻，恒重为止。通过干燥前后的称量数值计算出水分的含量。

三、仪器与试剂

1. 电热恒温干燥箱。
2. 玻璃称量瓶。
3. 电子天平，精确到0.0001g。
4. 干燥器。

四、实训内容

1. 步骤　称取面粉样品2~10g，放入已称至恒重的称量瓶中（厚约5mm），于95~105℃电热恒温干燥箱中干燥2~4小时。然后将称量瓶取出放入干燥器中，冷却30分钟后称量。反复干燥、称量至恒重。

2. 计算

$$\omega(H_2O)/(\%) = \frac{m_2 - m_3}{m_2 - m_1} \times 100$$

式中，$\omega(H_2O)/(\%)$为以水占样品的质量分数表示的水分含量；m_1为空蒸发皿的质量，g；m_2为干燥前蒸发皿与样品的质量，g；m_3为干燥后蒸发皿与样品的质量，g。

实训6　食品中还原糖含量的测定

一、实训目的

1. 掌握直接滴定法测定还原糖的原理和操作方法。
2. 学会滴定的规范操作；滴定终点的判断。

二、测定原理

样品除去蛋白质后，在加热的条件下，直接滴定标定过的碱性酒石酸铜溶液。还原糖与碱性酒石酸铜溶液作用，当到达化学计量点之后，微过量的还原糖使亚甲蓝指示剂蓝色褪去，指示终点。根据样品液消耗体积计算还原糖（以葡萄糖计）占样品质量的质量分数[$\omega(C_6H_2O)/(\%)$]。

三、仪器与试剂

（一）试剂

1. 碱性酒石酸铜甲液　称取结晶硫酸铜15g，亚甲蓝0.05g，溶于水并稀释至1000ml。

2. 碱性酒石酸铜乙液　称取酒石酸钾钠50g，氢氧化钠75g，溶于水中，再加亚铁氰化钾4g，溶解后稀释至1000ml。

3. 乙酸锌溶液　称取21.9g乙酸锌，加3ml冰乙酸，加水溶解并稀释至100ml。

4. 106g/L亚铁氰化钾溶液。

5. 葡萄糖标准溶液［ρ（葡萄糖）=1mg/kg］　精密称取在98~100℃干燥至恒重的无水

葡萄糖1.000g，加水溶解后，加入5ml盐酸，并加水稀释至1000ml。

（二）仪器

普通电炉。

四、实训内容

1. 样品处理

（1）乳类、乳制品和含蛋白质冷食类　称取2.5~5g固体样品或吸取25~50ml液体样品置250ml容量瓶中，加入50ml水，摇匀后慢慢加入5ml乙酸锌溶液，混匀放置片刻，加入5ml亚铁氰化钾溶液，加水至标线，混匀，静置30分钟，用干滤纸过滤，弃去初滤液，滤液备用。

（2）乙醇性饮料　吸取100ml样品，置于蒸发皿中，用氢氧化钠溶液（40g/L）中和至中性，在水浴上蒸发至原体积的1/4后，移入250ml容量瓶中；加入50ml水，混匀，以下步骤按（1）项相应步骤操作。

（3）含大量淀粉的食品　称取10~20g样品置于250ml容量瓶中，加200ml水，在45℃水浴中加热1小时，并不时振摇，然后加水至标线，混匀，静置。吸取20ml上清液于另一250ml容量瓶中，以下按（1）项相应步骤操作。

（4）汽水等含二氧化碳饮料　吸取100ml样品置蒸发皿中，在水浴上除去二氧化碳后移入250ml容量瓶中，用水洗涤蒸发皿，洗液并入容量瓶，加水至刻度，混匀备用。

2. 标定碱性酒石酸铜溶液　吸取碱性酒石酸铜甲液和乙液各5ml，置于150ml锥形瓶中，加入水10ml，玻璃珠2粒。从滴定管滴加约9ml葡萄糖标准液，给锥形瓶加热并控制在2分钟内沸腾，趁热以每两秒1滴的速度继续滴加葡萄糖标准溶液，直至蓝色刚好褪去为终点，记录消耗葡萄糖标准液的总体积。平等操作三份取其平均值，计算10ml（甲、乙液各5ml）碱性酒石酸铜溶液相当葡萄糖的质量（mg）。

3. 样品液预测　吸取碱性酒石酸铜甲液及乙液各5ml置于150ml锥形瓶中，加水10ml，玻璃珠2粒。加热锥形瓶并控制在2分钟内沸腾，趁热以先快后慢的速度从滴定管中滴加样品处理液，并始终保持溶液的沸腾状态。待溶液蓝色变浅时，以每两秒1滴的速度滴定，直至蓝色刚好褪去为终点，记录消耗样品液的体积（$V_{预测}$）。

4. 样品液测定　吸取碱性酒石酸铜甲液及乙液各5ml置于150ml锥形瓶中，加水10ml，玻璃珠2粒，从滴定管中加入比预测体积少1ml的样品液（$V_{预测}-1$）ml，加热锥形瓶并控制在2分钟内沸腾，趁热以每两秒1滴的速度继续滴定，直至蓝色刚好褪去为终点。记录消耗样品液总体积。同法平等操作三份，取其平均值记为V_2代入下式计算样品中还原糖的含量。

5. 结果计算

$$\omega(C_6H_{12}O_6)/(\%)=\frac{m_1}{m\times\frac{V_2}{V_1}\times 1000}\times 100$$

式中，$\omega(C_6H_{12}O_6)/(\%)$为还原糖（以葡萄糖计）占样品质量的质量分数；$m$为样品质量，g；$m_1$为10ml碱性酒石酸铜液相当于还原糖（以葡萄糖计）的质量，mg；V_1为样品处理液总体积，ml；V_2为测定时消耗样品处理液的体积，ml。

实训7 食品中蛋白质含量的测定

一、实训目的

1. 掌握凯氏定氮法测定蛋白质的原理和操作方法。
2. 熟悉蛋白质换算系数及意义。
3. 学会湿法消化的方法。

二、测定原理

食品中的蛋白质在催化加热条件下被分解，产生的氨与硫酸结合生成硫酸铵。碱化蒸馏使氨游离，用硼酸吸收后以硫酸或盐酸标准溶液滴定，用酸的消耗量乘以蛋白质换算系数即为蛋白质的含量。

三、仪器与试剂

（一）试剂

1. 硫酸铜（$CuSO_4 \cdot 5H_2O$）。
2. 硫酸钾（K_2SO_4）。
3. 硫酸（H_2SO_4密度为1.84g/L）。

4. 硼酸溶液（20g/L） 称取20g硼酸，加水溶解后并稀释至1000ml。

5. 氢氧化钠溶液（400g/L） 称取40g氢氧化钠加水溶解后，放冷，并稀释至100ml。

6. 硫酸标准滴 定溶液液（[c（$1/2H_2SO_4$）] =0.0500mol/L）或盐酸标准滴定溶液（0.0500mol/L）。

7. 甲基红乙醇溶液（1g/L） 称取0.1g甲基红，溶于95%乙醇，用95%乙醇稀释至100ml。

8. 亚甲基蓝乙醇溶液（1g/L） 称取0.1g亚甲基蓝，溶于95%乙醇，用95%乙醇稀释至100ml。

9. 溴甲酚绿乙醇溶液（1g/L） 称取0.1g溴甲酚绿，溶于95%乙醇，用95%乙醇稀释至100ml。

10. 混合指示液 2份甲基红乙醇溶液与1份亚甲基蓝乙醇溶液临用前混合。也可用1份甲基红乙醇溶液与5份溴甲酚绿乙醇溶液临用前混合。

（二）仪器

1. 天平，感量为1mg。
2. 定氮蒸馏装置。

四、实训内容

1. 试样处理 称取充分混匀的固体试样0.2~2g、半固体试样2~5g或液体试样10~25g（约相当于30~40mg氮），精确至0.001g，移入干燥的100ml、250ml 或500ml定氮瓶中，加入0.2g硫酸铜、6g硫酸钾及20ml硫酸，轻摇后于瓶口放一小漏斗，将瓶以45°角斜支于有小孔的石棉网上。小心加热，待内容物全部炭化，泡沫完全停止后，加大火，并保持瓶内液体微沸，至液体呈蓝绿色并澄清透明后，再继续加热0.5~1小时。取下放冷，小心加入20ml水。放冷后，移入100ml容量瓶中，并用少量水清洗定氮瓶，洗液并入容量瓶中，再加水至刻度，混匀备用，同时做试剂空白试验。

2. 蒸馏 安装好定氮蒸馏装置，向水蒸气发生器内加水至容积的2/3处，加入数粒玻璃珠，加甲基红乙醇溶液数滴及数毫升硫酸，以保持水呈酸性，加热煮沸水蒸气发生器内的水并保持沸腾。

3. 吸收 向接收瓶内加入10.0ml硼酸溶液及1~2滴混合指示液，并使冷凝管下端插入液面下，根据试样中氮含量，准确吸取2.0~10.0ml试样处理液由小烧杯注入反应室。再加10ml水洗涤小烧杯并使之流入反应室内，随后塞紧棒状玻璃塞。将10.0ml氢氧化钠溶液加入小烧杯，提起玻璃塞使其缓缓流入反应室，立即将玻璃塞盖紧，并加水于小烧杯以防漏气，夹紧螺旋夹，开始蒸馏。蒸馏10分钟后移动蒸馏液接收瓶，液面离开冷凝管下端，再蒸馏1分钟。然后用少量水冲洗冷凝管下端外部，取下蒸馏液接收瓶。

4. 滴定 以硫酸或盐酸标准滴定溶液滴定至终点，2份甲基红乙醇溶液与1份亚甲基蓝乙醇溶液作指示利，颜色由紫红色变成灰色；1份甲基红乙醇溶液与5份溴甲酚绿乙醇溶液作指示剂，颜色由酒红色变成绿色，同时做试剂空白实验。

5. 结果计算 试样中蛋白质的含量按下式进行计算。

$$X = \frac{(V_1 - V_2) \times c \times 0.0140}{m \times V_3/100} \times F \times 100 \tag{3-4}$$

式中，X为试样中蛋白质的含量，g/100g；V_1为试样消耗硫酸或盐酸标准滴定液的体积，ml；V_2为试剂空白消耗硫酸或盐酸标准滴定液的体积，ml；V_3为吸取消化液的体积，ml；c为硫酸或盐酸标准滴定溶液浓度，mol/L；0.0140为与1.0ml硫酸［$c(1/2H_2SO_4)$=1.000mol/L］或盐酸［c（HCl）=1.000 mol/L］滴定溶液相当的氮的质量，g；m为试样的质量，g；F为蛋白质换算系数。

用重复性条件下获得的两次独立测定结果的算术平均值表示，蛋白质含量≥1g/100g时，结果保留三位有效数字；蛋白质含量<1g/100g时，结果保留两位有效数字。在重复性条件下获得的两次独立测定结果的绝对差值不得超过算术平均值的10%。

实训8 食品中维生素C含量的测定

一、实训目的

1. 掌握2,6-二氯酚靛酚滴定法测定维生素C的原理和操作方法。
2. 学会滴定终点的判断；样品处理的方法。

二、测定原理

2,6-二氯酚靛酚染料在酸性溶液中呈红色，被抗坏血酸还原后红色消失。抗坏血酸还原染料后，本身被氧化为脱氢型抗坏血酸。微过量的2,6-二氯酚靛酚呈现红色即为终点。

当无杂质干扰时，根据一定量样品提取液还原标准染料的体积，计算样品中还原型抗坏血酸的含量$\omega(V_c)$/(mg/kg)。

三、仪器与试剂

（一）试剂

1. 偏磷酸溶液（20g/L） 称取20g偏磷酸，用水溶解并定容至1L。

2. 草酸溶液（20g/L） 取20g草酸，用水溶解并定容至1L。

3. L（+）–抗坏血酸标准溶液（1.000mg/ml） 称取100mg（精确至0.1mg）L（+）–抗坏血酸标准品，溶于偏磷酸溶液或草酸溶液并定容至100ml。该贮备液在2~8℃避光条件下可保存一周。

4. 2,6–二氯酚靛酚溶液 称取碳酸氢钠52mg溶解于200ml热水中。称取50mg 2,6–二氯酚靛酚溶解于上述碳酸氢钠热溶液中，冷后定容至250ml，过滤后装入棕色瓶，贮存于冰箱内，每周至少标定一次。

标定：准确吸取维生素C标准使用液1ml于小锥形瓶中，加10ml偏磷酸溶液或草酸溶液，用配制的2,6–二氯酚靛酚溶液滴定至粉红色，保持15秒不褪色，即为终点，同时做空白试验。

按下式计算染料溶液的滴定度。

$$T = \frac{c \times V}{V_1 - V_0}$$

式中，T为2,6–二氯酚靛酚溶液的滴定度；c为维生素C标准使用液的质量浓度，mg/ml；V_1为吸取维生素C标准使用液体积，ml；V_2为滴定消耗染料的体积，ml。

（二）仪器

组织捣碎机。

四、实训内容

1. 样品处理 称取样品的可食部分100g，放入粉碎机中，加入100g偏磷酸溶液或草酸溶液，迅速捣成匀浆。准确称取10~40g匀浆样品（精确至0.01g）于烧杯中，用偏磷酸溶液或草酸溶液将样品转移至100ml容量瓶，稀释至刻度，摇匀后过滤。

2. 滴定 准确吸取10ml滤液于50ml锥形瓶中，用标定过的2,6–二氯靛酚溶液滴定，直至溶液呈粉红色15秒不褪色为止，同时做空白试验。

3. 计算 按下式计算样品中维生素C的含量。

$$X = \frac{(V - V_0) \times T \times A}{m} \times 100$$

式中，X为样品中还原型抗坏血酸的质量分数；T为2,6–二氯酚靛酚溶液的滴定度；V为滴定时消耗染料的体积，ml；V_0为滴定空白所消耗2,6–二氯靛酚溶液的体积，ml；A为样品的稀释倍数；m为样品的质量，g。

实训9　食品中锌的测定

一、实训目的

1. 掌握原子吸收光度法的原理。

2. 熟悉原子吸收光度计的使用方法。
3. 学会标准系列的配制方法及实验结果分析。

二、测定原理

样品经处理后，导入原子吸收分光光度计中，原子化以后，吸收波长为213.8nm共振线，其吸收值与锌量成正比，与标准系列比较定量。

三、仪器与试剂

（一）试剂

1. 硝酸溶液（5+95） 量取50ml硝酸，缓慢加入到950ml水中，混匀。

2. 硝酸溶液（1+1） 量取250ml硝酸，缓慢加入到250ml水中，混匀。

3. 锌标准溶液（1000mg/L） 准确称取1.2447g氧化锌，加少量硝酸溶液（1+1），加热溶解，冷却后移入1000ml容量瓶，加水稀释至刻度，混匀。

4. 锌标准中间液（10.0mg/L） 准确吸取锌标准储备液（1000mg/L）1.00ml于100ml容量瓶中，加硝酸溶液（5+95）至刻度，混匀。

（二）仪器

1. 原子吸收分光光度计，带锌空心阴极灯。
2. 高温电炉或马弗炉。

四、实训内容

1. 样品处理

（1）湿法消解　准确称取固体试样0.2~3g（精确至0.001g）或准确移取液体试样0.500~5.00ml于带刻度消化管或锥形瓶中，加入10ml硝酸、0.5ml高氯酸，在可调式电热炉上消解。若消化液呈棕褐色，再加少量硝酸，消解至冒白烟，消化液呈无色透明或略带黄色，取出消化管或锥形瓶，冷却后用水定容至25ml或50ml，混匀备用，同时做试剂空白试验。

（2）准确称取固体试样0.5~5g（精确至0.001g）或准确移取液体试样0.500~10.0ml于坩埚中，小火加热，炭化至无烟，转移至马弗炉中，于550℃灰化3~4小时。冷却，取出，对于灰化不彻底的试样，加数滴硝酸，小火加热，小心蒸干，再转入550℃马弗炉中继续灰化1~2小时，直至试样呈白灰状，冷却后取出，用适量硝酸溶液（1+1）溶解并用水定容至25ml或50ml，同时做试剂空白试验。

2. 标准系列溶液的配制　分别吸取0ml、1.00ml、2.00ml、4.00ml、8.00ml和10.00ml锌标准使用液，置于100ml容量瓶中，加硝酸溶液（5+95）至刻度，混匀。此锌标准系列溶液的质量浓度分别为0mg/L、0.100mg/L、0.200mg/L、0.400mg/L、0.800mg/L和1.00mg/L。

3. 测定　将锌标准系列溶液按质量浓度由低到高的顺序，分别导入火焰原子化器，原子化后测其吸光度值。将处理后的样液、试剂空白液分别导入调至最佳条件的火焰原子化器进行测定。

以质量浓度为横坐标，吸光度值为纵坐标，制作标准曲线。样品吸光值与标准系列比较定量。

4. 计算

$$X = \frac{(\rho - \rho_0) \times V}{m}$$

式中，X为样品中锌的含量，mg/kg或mg/L；ρ为测定用样品液中锌的质量浓度，mg/L；ρ_0为试剂空白液中锌的质量浓度，mg/L；m为样品质量或移取的体积，g或ml；V为试样消化液的总体积，ml。

实训10　食品中防腐剂含量的测定

一、实训目的

1. 掌握气相色谱法测定苯甲酸、山梨酸的原理。
2. 熟悉防腐剂的测定意义。
3. 学会气相色谱测定防腐剂的操作技术。

二、测定原理

试样经盐酸酸化后，用乙醚提取苯甲酸、山梨酸，采用气相色谱-氢火焰离子化检测器进行分离测定，与标准系列进行比较，保留时间定性，外标法定量。

三、仪器与试剂

（一）试剂

除非另有规定，本法中所用试剂均为分析纯，水为GB/T6682规定的一级水。

1. 乙醚（$C_2H_3OC_2H_3$）。
2. 乙醇（CH_3CH_2OH）。

3. 盐酸溶液（1+1）　取50ml盐酸，边搅拌边慢慢加入到50ml水中，混匀。

4. 氯化钠溶液（40g/L）　称取40g氯化钠，用适量水溶解，加盐酸溶液2ml，加水定容到1L。

5. 无水硫酸钠（Na_2SO_4）500℃烘8小时，于干燥器中冷却至室温后备用。

6. 正己烷-乙酸乙酯混合溶液（1+1）　取100ml正己烷和100ml乙酸乙酯（色谱纯），混匀。

7. 苯甲酸、山梨酸标准储备液（1000mg/L）　分别准确称取苯甲酸、山梨酸各0.1g（精确到0.0001g），用甲醇溶解并分别定容至100ml。

8. 苯甲酸、山梨酸混合标准中间液（200mg/L）　分别准确吸取苯甲酸、山梨酸标准储备溶液各10.0ml于50ml容量瓶中，用乙酸乙酯定容。

（二）仪器

1. 气相色谱仪，带氢火焰离子化检测器（FID）。
2. 分析天平，感量为0.001g和0.0001g。
3. 涡旋振荡器。
4. 离心机，转速>8000r/min。
5. 匀浆机。
6. 氮吹仪。

7. 塑料离心管，50ml。

四、实训内容

1. 试样制备 取多个预包装的样品，其中均匀样品直接混合，非均匀样品用组织匀浆机充分搅拌均匀，取其中的200g装入洁净的玻璃容器中，密封，水溶液于4℃保存，其他试样于-18℃保存。

2. 试样提取 准确称取约2.5g（精确到0.001g）试样于50ml塑料离心管中，加0.5g氯化钠、0.5ml盐酸溶液（1+1）和0.5ml乙醇，用15ml和10ml乙醚提取两次，每次涡旋振摇1分钟，于8000r/min离心3分钟。每次均将上层乙醚提取液通过无水硫酸钠滤入25ml容量瓶中，加乙醚清洗无水硫酸钠层并收集至约25ml，最后用乙醚定容，混匀。准确吸取5ml乙醚提取液于5ml具塞刻度试管中，于35℃氮吹至干，加入2ml正己烷－乙酸乙酯（1+1）混合溶液溶解残渣后待气相色谱测定。

3. 仪器参考条件 ①色谱柱：毛细管色谱柱，内径320μm，长30m，膜厚度0.25μm，或等效色谱柱；②载气：氮气，流速3ml/min；③空气：400ml/min；④氢气：40ml/min；⑤进样口温度：250℃；⑥检测器温度：250℃；⑦柱温程序：初始温度80℃，保持2分钟，以15℃/min的速率升温至250℃，保持5分钟；⑧进样量：2μl；⑨分流比：10∶1。

4. 标准曲线的制作 将混合标准系列工作溶液分别注入气相色谱仪中，以质量浓度为横坐标，以峰面积为纵坐标，绘制标准曲线。

5. 试样的测定 将试样注入气相色谱中，得到峰面积，根据标准曲线得到待测液中苯甲酸、山梨酸的质量浓度。

6. 分析结果 试样中苯甲酸、山梨酸的含量按下式计算。

$$X = \frac{\rho \times V \times 25}{m \times 5 \times 1000}$$

式中，X为试样中待测组分含量，g/kg；ρ为由标准曲线得出的试样液中待测物的质量浓度，mg/L；V为加入正己烷－乙酸乙酯（1+1）混合溶剂的体积，ml；25为试样乙醚提取液的定容体积，ml；m为试样质量，g；5为测定时吸取乙醚提取液的体积，ml；1000为由mg/kg转换为g/kg的换算因子。

计算结果保留3位有效数字。在重复性条件下获得的两次独立测定结果的绝对差值不得超过算术平均值的10%。按取样量2.5g，按试样前处理方法操作，最后定容到2ml时，苯甲酸、山梨酸的检出限均为0.005g/kg，定量限均为0.01g/kg。

实训11 蔬菜中有机磷农药残留的测定

一、实训目的

1. 掌握有机磷农药残留测定的原理。
2. 熟悉气相色谱仪的原理及基本操作技术。
3. 学会农药残留测定中常规的前处理方法。

二、测定原理

样品中有机磷农药残留用有机溶剂提取，再经液－液分配净化除去干扰物质，用气相色谱法氮磷检测器（NPD）检测，根据色谱峰的保留时间定性，标准曲线法定量。

三、仪器与试剂

（一）试剂

除非另有规定，本方法中所用试剂均为分析纯。

1. 二氯甲烷（CH_2Cl_2）重蒸。
2. 丙酮（CH_3COCH_3）重蒸。
3. 乙酸乙酯（$CH_3COOC_2H_5$）。
4. 无水硫酸钠　在300℃下烘4小时后放入干燥器备用。
5. 氯化钠。
6. 助滤剂。

7. 凝结剂　20g氯化铵和85%磷酸40ml，溶于400ml蒸馏水中，用蒸馏水定容至2000ml，备用。

8. 农药标准品的制备　准确称取一定量的农药标准品（精确到0.0001g），用丙酮为溶剂，分别配制浓度为0.5mg/ml的速灭磷、甲拌磷、二嗪磷、水胺硫磷、甲基对硫磷、稻丰散；浓度为0.7mg/ml杀螟硫、异稻瘟净、溴硫磷、杀扑磷储备液，在冰箱中存放。

9. 农药标准中间液的配制　用移液管量取一定量的上述10种储备液于50ml容量瓶中，用丙酮定容至刻度，则配制成浓度为50μg/ml的速灭磷、甲拌磷、二嗪磷、水胺硫磷、甲基对硫磷、稻丰散和100μg/ml的杀螟硫磷、异稻瘟净、溴硫磷、杀扑磷标准中间溶液。

10. 农药标准工作液的配制　分别用移液管吸取上述标准中间液每种10ml于100ml容量瓶中，用丙酮定容至刻度，得混合标准工作溶液。标准工作溶液在冰箱中存放。

（二）仪器

1. 气相色谱仪，配氮磷检测器。
2. 旋转蒸发仪。
3. 真空泵。
4. 组织捣碎机。
5. 布氏漏斗。

四、实训内容

1. 试样处理　准确称取样品50g（精确到0.1g）于组织捣碎机中，加水，使加入的水量与50g样品中的水分含量之和为50ml，再加100ml丙酮，捣碎2分钟，浆液经过布氏漏斗减压抽滤，取100ml滤液倒入500ml分液漏斗中，加入pH为4.5~5.0的凝结剂10~15ml和1g助滤剂，振摇20次，静止3分钟，过滤入另一500ml分液漏斗，按上述步骤再处理2~3次。在滤液中加3g氯化钠，用50ml、50ml、30ml二氯甲烷萃取三次，合并有机相，过一装有1g无水硫酸钠和1g助滤剂的筒形漏斗干燥，收集于250ml平底烧瓶中，加入0.5ml乙酸乙酯，先用旋转蒸发仪浓缩至5ml，在室温下用氮气吹至近干，用丙酮定容5ml，供气相色谱测定。

2. 色谱参考条件

（1）色谱柱　玻璃柱2.6m×3mm，填充涂有4.5%DC-200+2.5%OV-17的Chromosorb

WAW DMCS（80～100目）的担体。

（2）温度 柱箱240℃，汽化室260℃，检测器270℃。

（3）气体流速 氮气50ml/min，氢气100ml/min，空气50ml/min。

3. 测定 在仪器最佳工作条件下，取农药标准应用液注入气相色谱仪，得到有机磷农药标准溶液的峰高，绘制标准曲线。同样取试样溶液注入仪器中，得到峰高，并从标准曲线图中查出相应的含量。

4. 结果计算 试样每种有机磷农药残留量按下式进行计算。

$$X_i = \frac{A_i \times C_i \times V}{A_{is} \times m}$$

式中，X_i为试样中每种有机磷农药残留量，mg/kg；A_i为样液中每种有机磷农药的峰面积（或峰高）；A_{is}为标准工作液中每种有机磷农药的峰面积（或峰高）；C_i为标准工作液中每种有机磷农药的浓度，g/ml；V为样液最终定容体积，ml；m为最终样液代表的试样质量，g。

实训12 食品中铅含量的测定

一、实训目的

1. 掌握石墨炉原子吸收光谱法测定铅的原理和方法。
2. 熟悉石墨炉原子吸收光谱仪的原理构造。
3. 学会食品样品消化的方法。

二、测定原理

试样消解处理后，经石墨炉原子化，在283.3nm处测定吸光度，在一定浓度范围内铅的吸光度值与铅含量成正比，与标准系列比较定量。

三、仪器与试剂

（一）试剂

除非另有规定，本法中所用试剂均为优级纯，水为GB/T 6682规定的二级水。

1. 硝酸溶液（5+95） 量取50ml硝酸，缓慢加入到950ml水中，混匀。

2. 硝酸溶液（1+9） 量取50ml硝酸，缓慢加入到450ml水中，混匀。

3. 磷酸二氢铵－硝酸钯溶液 称取0.02g硝酸钯，加少量硝酸溶液（1+9）溶解后，再加入2g磷酸二氢铵，溶解后用硝酸溶液（5+95）定容至100ml，混匀。

4. 高氯酸（$HClO_4$）。

5. 铅标准储备液（1000mg/L） 准确称取1.5985g（精确至0.0001g）硝酸铅，用少量硝酸溶液（1+9）溶解，移入1000ml容量瓶，加水至刻度，混匀。

6. 铅标准中间液（1.00mg/L） 准确吸取铅标准储备液1.00ml于1000ml容量瓶中，加硝酸溶液（5+95）至刻度，混匀。

7. 铅标准系列溶液 分别吸取铅标准中间液0ml、0.500ml、1.00ml、2.00ml、3.00ml和4.00ml于100ml容量瓶中，加硝酸溶液（5+95）至刻度，混匀。此铅标准系列溶液的质量浓度分别为0μg/L、5.00μg/L、10.0μg/L、20.0μg/L、30.0μg/L和40.0μg/L。可根据仪器的灵敏度及样品中铅的实际含量确定标准系列溶液中铅的质量浓度。

（二）仪器

所有玻璃器皿及聚四氟乙烯消解内罐均需硝酸溶液（1+5）浸泡过夜，用自来水反复冲洗，最后用去离子水冲洗干净。

1. 原子吸收光谱仪，配石墨炉原子化器，附铅空心阴极灯。
2. 天平，感量0.1mg和1mg。
3. 可调式电热炉或可调式电热板。
4. 微波消解系统或压力消解罐，配聚四氟乙烯消解内罐。
5. 恒温干燥箱。

四、实训内容

1. 湿法消解　称取固体试样0.2~3g（精确至0.001g）或准确移取液体试样0.500~5.00ml于带刻度消化管中，加入10ml硝酸和0.5ml高氯酸，在可调式电热炉上消解（参考条件：120℃/0.5~1h；升至180℃/2~4h、升至200~220℃）。若消化液呈棕褐色，再加少量硝酸，消解至冒白烟，消化液呈无色透明或略带黄色，取出消化管，冷却后用水定容至10ml，混匀备用，同时做试剂空白试验。亦可采用锥形瓶，于可调式电热板上，按上述操作方法进行湿法消解。

2. 微波消解　称取固体试样0.2~0.8g（精确至0.001g）或准确移取液体试样0.500~3.00ml于微波消解罐中，加入5ml硝酸，按照微波消解的操作步骤消解试样。冷却后取出消解罐在电热板上于140~160℃赶酸至1ml左右。消解罐放冷后，将消化液转移至10ml容量瓶中，用少量水洗涤消解罐2~3次，合并洗涤液于容量瓶中并用水定容至刻度，混匀备用，同时做试剂空白试验。

3. 测定

（1）标准曲线的制作　按质量浓度由低到高的顺序分别将10μl铅标准系列溶液和5μl磷酸二氢铵-硝酸钯溶液（可根据所使用的仪器确定最佳进样量）同时注入石墨炉，原子化后测其吸光度值，以质量浓度为横坐标，吸光度值为纵坐标，制作标准曲线。

（2）试样溶液的测定　在与测定标准溶液相同的实验条件下，将10μl空白溶液或试样溶液与5μl磷酸二氢铵-硝酸钯溶液（可根据所使用的仪器确定最佳进样量）同时注入石墨炉，原子化后测其吸光度值，与标准系列比较定量。

4. 计算结果　试样中铅的含量按下式进行计算。

$$X_i = \frac{\rho - \rho_0 \times V}{m \times 1000}$$

式中，X为试样中铅的含量，mg/kg或mg/L；ρ为试样溶液中铅的质量浓度，g/L；ρ_0为空白溶液中铅的质量浓度，g/L；V为试样消化液的定容体积，ml；m为试样称样量或移取体积，g或ml；1000为换算系数。

当铅含量≥1.00mg/kg（或mg/L）时，计算结果保留三位有效数字；当铅含量<1.00mg/kg（或g/L）时，计算结果保留两位有效数字。在重复性条件下获得的两次独立测定结果的绝对差值不得超过算术平均值的20%。

扫码“看一看”

实训13　酱油中总酸与氨基酸态氮的含量测定

一、实训目的

1. 掌握酸度计法测定酱油中总酸和氨基酸态氮的原理和操作方法。
2. 熟悉玻璃电极的保养和维护方法。
3. 学会电位滴定法的基本操作技能。

二、测定原理

酱油中含有多种有机酸，用氢氧化钠标准溶液滴定，以酸度计测定终点，以乳酸表示其总酸结果。

利用氨基酸的两性作用，加入甲醛以固定氨基酸的碱性，使羧基显示出酸性，再用氢氧化钠标准溶液滴定后定量测定酱油中氨基酸态氮含量，以酸度计测定终点。

三、仪器与试剂

（一）试剂

除非另有规定，本法中所用试剂均为分析纯，水为GB/T 6682规定的三级水。

1. 甲醛（36%~38%）。
2. 氢氧化钠（0.050mol/L）。
3. 乙醇（CH_3CH_2OH）。
4. **酚酞指示液（10g/L）**　称取酚酞1g，溶于95%乙醇，用95%乙醇稀释至100ml。

（二）仪器

1. 酸度计（附磁力搅拌器）。
2. 碱式滴定管。

四、实训内容

1. 吸取试样5.0ml置于100ml容量瓶中，加水至刻度，摇匀后吸取20.0ml置于200ml烧杯中，加水60ml，放入搅拌子，开动磁力搅拌器，插入pH复合电极，用0.050mol/L的氢氧化钠标准溶液滴定至酸度计指示pH=8.2，记录消耗氢氧化钠标准溶液的体积，按总酸计算公式可以计算出酱油的总酸含量。

2. 向上述溶液中准确加入甲醛溶液10.0ml，摇匀，继续用0.050mol/L的氢氧化钠标准溶液滴定至pH=9.2，记录消耗氢氧化钠标准溶液的体积，用于计算氨基酸态氮含量。

3. 同时取蒸馏水80ml置于另一200ml洁净烧杯中，先用0.050mol/L的氢氧化钠标准溶液滴定至pH=8.2，记录消耗氢氧化钠标准溶液的体积，再加入10.0ml甲醛溶液，继续用0.050mol/L的氢氧化钠标准溶液滴定至酸度计指示pH=9.2，做试剂空白试验。

4. 结果计算　试样中总酸的含量（以乳酸计）按下式进行计算。

$$X_1 = \frac{(V_1 - V_2) \times c \times 0.090}{V \times V_3/100} \times 100$$

式中，X_1为试样中总酸的含量（以乳酸计），g/100ml；V_1为测定用试样稀释液消耗氢氧化钠标准滴定液的体积，ml；V_2为试剂空白消耗氢氧化钠标准滴定液的体积，ml；V_3为试样稀释液取用量，ml；V为吸取试样的体积，ml；c为氢氧化钠标准滴定溶液浓度，mol/L；0.090为与1.00ml氢氧化钠标准溶液［c（NaOH）=1.000mo/L］相当的乳酸质量，g。

计算结果保留三位有效数字。在重复性条件下获得的两次独立测定结果的绝对差值不得超过算术平均值的10%。

试样中氨基酸态氮的含量按下式进行计算。

$$X_2 = \frac{(V_1 - V_2) \times c \times 0.014}{V \times V_3 / 100} \times 100$$

式中，X_2为样品中氨基酸态氮的含量，g/100ml；V_1为测定用的样品稀释液加入甲醛后消耗氢氧化钠标准溶液的体积，ml；V_2为试剂空白试验中加入甲醛后消耗氢氧化钠标准溶液的体积，ml；V_3为试样稀释液取用量，ml；V为吸取试样的体积，ml；c为氢氧化钠标准滴定溶液浓度，mol/L；0.014为1.00ml氢氧化钠标准溶液［c（NaOH）=1.000mol/L］相当于氮的质量，g/mmol。

计算结果保留两位有效数字。在重复性条件下获得的两次独立测定结果的绝对差值不得超过算术平均值的10%。

实训14　食用植物油中酸价与过氧化值的测定

一、实训目的

1. 掌握油脂酸价和过氧化值测定的原理和操作方法。
2. 熟悉酸价和过氧化值的测定意义。
3. 学会碘量法滴定的基本操作技能。

二、酸价的测定原理

用有机溶剂将油脂试样溶解成样品溶液，再用氢氧化钾标准滴定液中和滴定样品溶液中的游离脂肪酸，以指示剂的颜色变化来判断终点，通过滴定终点消耗的标准滴定液的体积计算酸价。

三、酸价测定的仪器与试剂

（一）试剂

除非另有规定，本法中所用试剂均为分析纯，水为GB/T6682规定的三级水。

1. 乙醚－异丙醇混合液　乙醚＋异丙醇=1+1，500ml的乙醚与500ml的异丙醇充分互溶混合，临用时现配。

2. 氢氧化钾标准滴定液　其浓度为0.1mol/L，按照GB/T601标准要求配制和标定。

3. 酚酞指示剂　称取1g酚酞，加入100ml的95%乙醇并搅拌至完全溶解。

（二）仪器

1. 10ml碱式滴定管。
2. 天平（感量0.01g）。

3. 250ml锥形瓶。

四、酸价测定的实训内容

1. 试样称量 根据制备试样的颜色和估计的酸价值按照表3-8规定称量。

表3-8 试样称样表

估计的酸价（mg/g）	试样的最小称样量（g）	使用滴定液的浓度（mol/L）	试样称重的精确度（g）
0~1	20	0.1	0.05
1~4	10	0.1	0.02
4~15	2.5	0.1	0.01
15~75	0.5~3.0	0.1或0.5	0.001
>75	0.2~1.0	0.5	0.001

试样称量和滴定液浓度应该使滴定液用量在0.2~10ml（扣除空白后）。若检测后发现样品实际称样量与该样品酸价所对应的应有称样量不符，应该按照表3-8调整后重新检测。

2. 样品的测定 取一个干净的250ml锥形瓶，用天平称取油脂试样20.00g，加入乙醚-异丙醇混合液80ml和3滴的酚酞指示剂，充分振摇溶解试样。再用装有氢氧化钾标准滴定溶液的滴定管对试样溶液进行滴定，当试样溶液出现微红色，且15秒内无明显褪色时为滴定的终点。立刻停止滴定，记录下此滴定所消耗的标准滴定溶液的毫升数，此数值记为V，同时做空白实验。

3. 结果计算 试样中酸价的含量按下式进行计算。

$$X=\frac{(V-V_0)\times c\times 56.1}{m}$$

式中，X为样品的酸价，mg/g；c为氢氧化钾标准滴定液的实际浓度，mol/L；V为样品测定所消耗氢氧化钾标准滴定液体积，ml；V_0为相应的空白测定所消耗氢氧化钾标准滴定液体积，ml；56.1为氢氧化钾的摩尔质量，g/mol；m为样品的质量，g。

当酸价<1mg/g时，在重复性条件下获得的两次独立测定结果的绝对差值不得超过算术平均值得15%，当酸价量≥1mg/g时，在重复性条件下获得的两次独立测定结果的绝对差值不得超过算术平均值的12%。

五、过氧化值的测定原理

制备的油脂试样在三氯甲烷和冰乙酸中溶解，其中的过氧化物与碘化钾反应生成碘，用硫代硫酸钠标准溶液滴定析出的碘，计算出过氧化值含量。

六、过氧化值测定的仪器与试剂

（一）试剂

除非另有规定，本法中所用试剂均为分析纯，水为GB/T 6682规定的三级水。

1. 碘化钾饱和溶液 称取20g碘化钾，加10ml新煮沸冷却的水，摇匀后贮于棕色瓶中，存放于棕色瓶中，现用现配。

2. 1%淀粉指示剂 称取0.5g可溶性淀粉，加少量水调成糊状。边搅拌边倒入50ml沸水，再煮沸搅匀后，放冷备用，临用前配制。

3. 三氯甲烷-冰乙酸混合液（40+60） 量取40ml三氯甲烷，加60ml冰乙酸，混匀。

4. 0.1mol/L硫代硫酸钠标准溶液 称取26g硫代硫酸钠（$Na_2S_2O_3 \cdot 5H_2O$），加0.2g无水碳酸钠，溶于1000ml水中，缓缓煮沸10分钟，冷却。放置两周后过滤、标定。

5. 0.01mol/L硫代硫酸钠标准溶液 由0.1mol/L硫代硫酸钠标准溶液以新煮沸冷却的水稀释而成，临用前配制。

6. 0.002mol/L硫代硫酸钠标准溶液 由0.01mol/L硫代硫酸钠标准溶液以新煮沸冷却的水稀释而成，临用前配制。

（二）仪器

1. 碘量瓶 250ml。

2. 滴定管 25ml或50ml，最小刻度0.1ml。

3. 天平 感量1mg。

七、过氧化值测定的实训内容

1. 试样的处理 振摇装有试样的密闭容器，充分混匀后直接取样。

2. 试样的测定 应避免在阳光直射下进行试样测定，称取2~3g（精确至0.001g）混匀的样品，置于250ml碘量瓶中，加入30ml三氯甲烷-冰乙酸混合液，轻轻振摇使试样完全溶解。准确加入1.00ml饱和碘化钾溶液，塞紧瓶盖，并轻摇0.5分钟，在暗处放置3分钟，取出加100ml水，摇匀，立即用硫代硫酸钠标准溶液（过氧化值估计值在0.15g/100g以下时用0.002mol/L标准溶液；过氧化值估计值大于0.15g/100g时用0.01mol/L标准溶液）滴定析出的碘，至淡黄色时，加1ml淀粉指示剂，继续滴定并强烈振摇至溶液蓝色消失为终点，同时进行空白试验。空白试样所消耗的0.01mol/L硫代硫酸钠标准溶液体积V_0不得超过0.1ml。

3. 计算结果 试样中过氧化值的含量按下式进行计算。

$$X_1 = \frac{(V - V_0) \times c \times 0.1269}{m} \times 100$$

式中，X_1为过氧化值，g/100g；V为试样消耗的硫代硫酸钠的标准溶液体积，ml；V_0为空白试验消耗的硫代硫酸钠的标准溶液体积，ml；c为硫代硫酸钠标准溶液的浓度，mol/L；0.1269为与1.0ml硫代硫酸钠标准滴定液［c（$Na_2S_2O_3$）=1.000mol/L］相当的碘的质量；m为试样质量，g；100为换算系数。

计算结果以重复性条件下获得两次独立测定结果的算术平均值表示，结果保留两位有效数字。在重复性条件下获得两次独立测定结果的绝对差值不得超过算术平均值的10%。

本章小结

食品样品采集和保存是食品理化检验的首要工作。一般情况下，采用随机采样和代表性抽样相结合的方式，使采集的样品对总体具有充分的代表性，对于食物中毒和掺伪食品检验，应采集含毒物或掺伪最多的部位。采样量应满足检验项目对样品的要求。食品样品的保存原则是稳定待测成分、防止污染、防止腐败变质和稳定水分；食品样品的保存方法是净、密、冷、快。

食品理化检验的物理检测是根据食品的某些物理常数，如相对密度、折射率和旋光度等与食品的组成成分及其含量之间的关系进行检测。测定相对密度的常用方法有密度瓶法、相对密度天平法及密度计法；测定折射率的常用方法是阿贝折光仪法；测定旋光度的常用方法是旋光仪法。

食品中的营养成分包括水分、蛋白质、脂肪、碳水化合物、维生素和矿物质。水分的测定方法包括直接干燥法、减压干燥法、蒸馏法；灰分的测定方法是灼烧质量法；脂肪的测定方法包括索氏抽提法、酸水解法；蛋白质的测定方法是凯氏定氮法；碳水化合物的测定方法包括直接滴定法和高锰酸钾滴定法；维生素按照溶解性的不同分为水溶性维生素和脂溶性维生素。

食品中苯甲酸和山梨酸、糖精钠和甜蜜素以及几种合成色素的检测方法主要以液相色谱法或气相色谱法为主。有机氯农药和有机磷农药的检测方法有液相色谱法、气相色谱法以及色谱与质谱联用的检测方法。有害元素中铅的测定方法是原子吸收法，汞的测定方法是原子荧光法。

酱油的主要检测项目是总酸和氨基酸态氮的测定，检测方法包括酸碱指示剂滴定法和酸度计法；食用植物油常见的测定项目是酸价和过氧化值，测定方法主要是滴定法；乳及乳制品的检验项目包括非脂乳固体、酸度及脂肪的测定。

扫码“练一练”

习　题

一、选择题

1. 用四分法把食品样品分成四份，取

A. 任意一角的一份　　B. 相邻二个角的二份

C. 对角的二份　　D. 三个角的三份

2. 食品理化检验对采样的要求是

A. 样品量尽量小　　B. 样品有代表性

C. 样品量多些好　　D. 样品要均匀

3. 关于食品样品采集后，其保存方法叙述中不正确的是

A. 样品应充分烘干后再保存

B. 制备好的样品应装入磨口玻璃瓶中

C. 有的样品应放在冰箱中保存

D. 特殊情况下，可允许加入适量的不影响测定结果的防腐剂

4. 用“四分法”制备平均样品的是

A. 稻谷　　B. 蜂蜜　　C. 鲜乳　　D. 苹果

5. 食品检验用样品量中一般散装样品量每份不少于

A. 0.25kg　　B. 0.5kg　　C. 0.1kg　　D. 0.2kg

6. 物质在某温度的密度与物质在同一温度下对4℃水的相对密度的关系是

A. 相等　　B. 数值上相同　　C. 可换算　　D. 无法确定

7. 折光仪是利用

A. 光的折射定律测定物质折射率的仪器

B. 物质的旋光性质测定物质折射率的仪器

C．光的反射定律测定物质折射率的仪器

D．临界角原理测定物质折射率的仪器

8. 硫酸钾在定氮法消化过程中的作用是

A．催化　　B．显色　　C．氧化　　D．提高温度

9. 凯氏定氮法碱化蒸馏后，吸收液是

A．硼酸溶液　　B．氢氧化钠液　　C．硫酸溶液　　D．蒸馏水

10. 凯氏定氮法测食品中蛋白质的含量时，消化液中的氨的存在形式是

A．氯化铵　　B．氢氧化铵　　C．硝酸铵　　D．硫酸铵

11. 测定蛋白质时，用于提高消化体系沸点的试剂是

A．硫酸镁　　B．硫酸铜　　C．硫酸钾　　D．硫酸钠

12. 食品中蛋白质的测定的方法是

A. 碘量法　　B. 索氏提取法　　C. 凯氏定氮法　　D. 斐林滴定法

13. 测定蛋白质时，与催化剂一同加热消化使样品中蛋白质分解的试剂是

A．硝酸　　B．硫酸　　C．硼酸　　D．盐酸

14. 食品中的脂肪用（　）溶剂提取进行测定。

A．石油醚　　B．乙醇　　C．三氯甲烷　　D．甲醇

15. 脂溶性维生素不包括

A．维生素A　　B．维生素D　　C．维生素E　　D．维生素C

16. 缺乏（　）易得夜盲症。

A．维生素A　　B．维生素B_1　　C．维生素D　　D．维生素C

17. 灰化的温度不超过

A．550℃　　B．110℃　　C．100℃　　D．600℃

18. 灰分灼烧时的加热装置是

A．普通电炉　　B．可调温电炉　　C．高温电炉　　D．电热板

19. 索氏提取法测定脂肪时，提取结束时脂肪在（　）中。

A．提脂瓶　　B．提脂管　　C．冷凝管　　D．水浴锅

20. 灰化时选择的容器是

A．提脂瓶　　B．凯氏烧瓶　　C．称量瓶　　D．瓷坩埚

21. 维生素C测定中标准滴定溶液与样品液接触前颜色为

A．紫红色　　B．红色　　C．蓝色　　D．无色

22. 常压干燥法测总干物质（或水分），其中“恒重”就是指两次称量样品的质量差不超过

A．1mg　　B．2mg　　C．0.5mg　　D．20mg

23. 气相色谱法测定食品中有机氯农药残留时，采用的检测器通常是

A．电子捕获检测器　　B．紫外检测器

C．火焰离子化检测器　　D．火焰光度检测器

24. 电位滴定法测定酱油中氨基酸态氮时，加入（　）可以使氨基酸的碱性消失。

A．甲醛　　B．乙醛　　C．甲醇　　D．乙醇

25. 油脂中过氧化值测定使用的混合溶剂是

A．乙醚－乙醇　　B．乙醚－乙酸

C．三氯甲烷－冰乙酸　　D．三氯甲烷－乙醇

26. 酸价是指中和1g油脂中的游离脂肪酸所需（　）的质量。

A．氢氧化钾　　B．氢氧化钠　　C．盐酸　　D．硫酸

二、简答题

1. 食品样品的抽取原则是什么？

2. 简述食品样品的保存原则和方法。

3. 测定食品中还原糖的方法有哪些？简述其测定原理。

4. 简述索氏抽提法测定食品中脂肪的原理。

5. 某检测中心用直接干燥法测定面粉中的水分，称取样品4.5168g，使用电热恒温干燥性加热烘干2小时后，称得质量为4.2397g，继续加热1小时后，质量为4.2365g，继续加热1小时后4.2359g，请估算面粉中水分含量。

第四章

水质理化检验

学习目标

1. **掌握** 色度、浑浊度、电导率、溶解氧和需氧量的概念；色度、浑浊度、pH、电导率、总硬度、挥发酚、溶解氧、耗氧量、亚硝酸盐氮、氨氮、氟化物、铬、铁的测定的方法、原理和方法说明；水样的保存方法。

2. **熟悉** 水样采集的设备种类；各类水样的采集方法；水温、水的臭和味、阴离子合成洗涤剂、生化需氧量、硝酸盐氮、铜、铅的测定方法和原理。

3. **了解** 影响水样采集的因素；水的感官和物理性状的项目内容和卫生学意义；有机污染物的来源与卫生学意义；常见检测项目的检测意义。

4. 学会水样色度、浑浊度、pH、电导率、总硬度、挥发酚、溶解氧、耗氧量、亚硝酸盐氮、氨氮、氟化物、铬、铁的含量测定，正确进行测定结果的处理和计算。

地球表面约70%的面积被水覆盖，但能直接被人类利用的淡水仅约3%。目前人类比较容易利用的、可供人类生存和可持续发展的淡水资源主要是河流水、淡水湖泊水以及浅层地下水。无论在地区分布还是在人均占有量上，全球水资源的分布都极不平衡。

水是生命之源，是构成机体的重要成分，参与机体内的生理和生化反应，是人类生活和生产的必备条件。水体会因某种物质的介入，导致其化学、物理、生物等特征的改变，从而影响水的利用价值，危害人体健康或者破坏生态环境，造成水质恶化的现象，这种现象称为水污染。目前，全世界每年约有4200多亿立方米的污水排入江河湖海，污染了5.5万亿立方米的淡水，这相当于全球径流总量的14%以上。为了保障人民群众的身体健康，做到合理用水、安全用水，国家相继颁布了各类水质的卫生标准规范以及相配套的标准检验方法。

水及其中杂质共同表现出来的综合特征称为水质，衡量水中杂质含量的具体尺度称为水质指标，可反应水中杂质的种类和数量，用于判断水质的优劣及是否符合要求。从卫生学角度出发，结合卫生部2006年颁布的《生活饮用水卫生标准》，可将水质指标归纳为感官性状、一般化学指标、毒理学指标、微生物（细菌学）指标和放射性指标等五大项。

水质检验的任务就是了解水的物理性状、化学性质和微生物特性等情况，定量测定水体中所含杂质的种类和数量，客观评价水体的理化性质。其检测意义在于：①为水资源的开发利用提供科学依据；②用来鉴定经净化处理的水质是否符合生活饮用水卫生标准或某些工业用水标准的要求；③用于判断水源水受工业废水的程度，并为采取废水处理措施和制订废水排放标准提供科学依据。

扫码"学一学"

第一节　水样的采集与保存

水样的采集和保存是水质分析的重要环节之一。水样采集和保存的方法是否科学，是水质检验结果准确可靠的前提。采集的水样应该具有代表性，能真实地反映水体的实际情况。本节以采集生活饮用水及水源水的水样为例（GB/T 5750.2—2006）。

一、水样的采集

水质检验的质量，首先取决于水样采集的质量。水样的采集，应根据检验项目及对水体监测的目的，在对地质、水文等影响水质变化的诸多因素进行周密的调查研究的基础上，设计好采样方案，包括如何选择采样点、使用何种采样方法等。

（一）采样前准备

采样前应对待测水体的水文、气候、地质、水资源用途和重点水源保护区等情况进行详细调查，制定详细的采样计划，应根据水体的具体情况和检验项目的要求选择合适的采样设备。

1. 采样器　水体采样器又称为水样采集器。根据采样方法可将采样器分成两种类型：自动采样器和手工采样器。在选择采样器时，一方面要考虑采样方法，另一方面要考虑适合于采样的条件和要求。

（1）自动采样器　可按一定的时间间隔或连续地采集水样，亦可分层采样，吸程可达10米，适用于深水。使用自动采样器省时省力，安全高效，但却受水样性质的限制，不能用于采集测定悬浮性固体的水样。常用的自动采样器有便携式自动采水器、冷藏型玻璃纤维体采样仪、微电脑江河水质采样器等直读式仪器。

（2）手工采样器　手工采样器简便、灵活，适用于各种水样的采集，并有多种采样器或装置供选择。常用的手动采样器有塑料水桶、简易采水器、深水采样器（图4-1）、直立式采水器等。

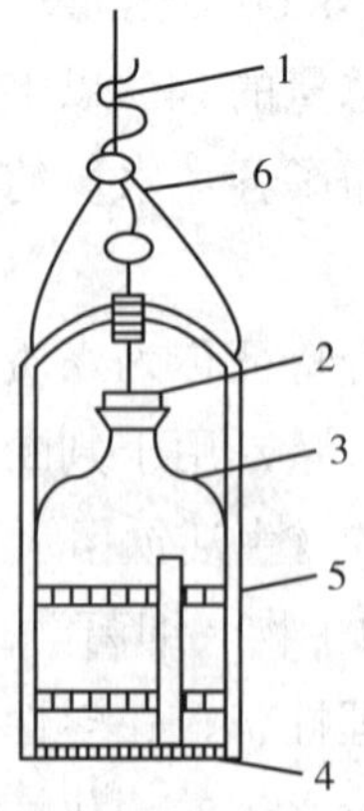

图4-1　深水采样器示意图

1. 绳子；2. 带有软绳的橡胶塞；3. 采样瓶；4. 铅锤；5. 铁框；6. 挂钩

2. 采样容器　盛装水样的容器，一般为硼硅玻璃瓶或聚乙烯塑料瓶，能用塞或盖紧紧密封。选择采样容器的选择原则是：①不能含有或沾污与水样中待测组分相同的物质，避免污染水样；②不能与待测组分发生反应；③容器内壁不能吸收或吸附待测组分。因此，测定无机物、金属和放射性元素的水样，应使用有机材质的容器，如聚乙烯塑料容器等；测定有机物和微生物学指标的水样，应使用玻璃材质的容器；测定氟化物水样时，应使用塑料容器而不能用玻璃容器。

3. 采样容器的洗涤　采样前必须洗涤容器内壁，以减少对样品的污染或与其相互作用。容器的洗涤方法既与样品的组成成分有关，又与检验项目有关。

（1）测定一般理化指标　采样容器的洗涤将容器用水和洗涤剂洗刷干净，以除去灰尘、油垢，然后用自来水冲洗干净，用10%的盐酸或稀硝酸浸泡8小时，取出沥干，用自来水漂洗干净，最后用去离子水充分淋洗干净，加盖保存。严重污染的旧瓶可用少量重铬酸钾-硫酸洗液洗涤，再用水冲洗干净，最后用蒸馏水淋洗，晾干备用。测铬的水样瓶绝不能用铬酸洗液洗涤，但可用合成洗涤剂刷洗。

（2）测定有机物指标　采样容器的洗涤用重铬酸钾-硫酸洗液浸泡24小时，再用水冲洗干净，最后用蒸馏水淋洗，在180℃下烘4小时，冷却后再用纯化过的己烷、石油醚冲洗数次。

采集水样时，采样容器还要用被采的水样荡涤2~3次后才能盛装水样。

4. 采样量　应根据检验项目的多少和测定方法来确定采集水样的体积。根据所用检测方法分别计算采样体积，实际采样量应在计算值的基础上再适当增加20%~30%。若检验水质的常规项目，一般采集3~5L水样。如待测的项目很多，可适当增加采样量，一般采集5~10L。对于特殊检验项目，如测溶解氧要现场固定溶解氧，测苯并（a）芘等应单独采样供检验。如果采样器的容积有限，一次采样不能满足所需样品量时，应多次采集，并在较大容器中将各次采集的样品混匀后再装入样品容器中。需要注意的是，用于现场检验项目（如pH和电导率）的水样，不能带回实验室供其他项目测定用。

（二）各类水样的采集方法

水样的采集方法取决于检验的目的要求和水源水样的性质。

1. 生活饮用水水样的采集

（1）地表水采样　地表水是指流过或汇集在地球表面上的水，包括海、洋、江、河、湖泊、水库、池塘水等。对地表水进行污染调查时，一般要设置背景断面和控制断面，根据河流的大小、流量大小，在不同的横断面和不同的深度处设置采样点，如表4-1所示。

表4-1　不同流量的河流设置的采样点（横断面）

年平均流量（m^3/s）	河流分类	采样点数
<5	小溪流	2
5~150	小河	4
150~1000	河流	6
>1000	大河	至少6个点，随流量增大适当增加点数

注：在离岸边一定距离的河底采样时，不要搅动底层。

设置监测断面后，应根据水面的宽度确定断面上的采样垂线，再根据采样垂线处水深确定采样点的数目和位置，如表4-2所示。

表4-2　不同深度的河流设置的采样点（垂直线）

水深（m）	采样点数及位置	说明
≤5	1（水面下0.5m）	水深不足1m，在1/2水深处
5~10	2（水面下0.5m，河底以上0.5m）	河流冰冻时，在冰下0.5m处
>10	3（水面下0.5m，1/2深，河底以上0.5m）	若有充分数据证明垂线上水质均匀，可减少采样点数

根据采样点的位置，选择不同的采集器采集水样。采表层水样用塑料水桶或直接使用采样瓶，采集有一定深度的水样用深水采样器。

（2）泉水和井水　对自喷的泉水可在涌口处直接采样；对不自喷泉水，应将停滞在抽水管中的水排出，待新鲜水更替后再进行采集。采集井水或地面水的深层水样时，可使用专用的水样采集器，保证采样的代表性。

（3）出厂水　是指集中式供水单位经水处理过程完成的水，采样点应设在出厂进入输送管道之前。

（4）末梢水　出水厂通过管道输送的水至终端（用户水龙头）处的水。采集时，应先放水数分钟，使沉积在管道中的杂质和陈旧水排出，再收集水样于瓶中。

（5）二次供水　是指集中式供水在入户前经过再次储存、加压和消毒或深度处理，再通过管道或容器输送给用户的水。应采集水箱或蓄水池进水、出水及末梢水。

2. 生活污水和工业废水水样的采集　生活污水的成分复杂且不断变化，与人们的作息时间及季节性食物种类等都有关系。不同时刻水质状况可能不一样。工业废水的成分也不稳定，会受到生产工艺、原材料、生产时间等影响而不断变化，成分也不稳定。为保证采集的水样具有代表性，常采用以下几种采样方法。

（1）瞬间采样　每隔一定时间，如1小时、2小时甚至几分钟，采集一次水样，并分别进行检验分析。有些工厂的生产工艺过程连续恒定，废水中的组分和浓度不随时间变化，这时可以用瞬时采样的方法。瞬时水样采集简单方便，因此，即使对一些水质略有变化的废水或天然水，也可采取隔时的瞬时水样。

（2）间隔式等量采样　在一段时间内（一般为一昼夜或一个生产周期），每隔相同的时间分别采集等量的水，混合均匀后，从中分取部分水样供分析。此法适宜于几个性质相同的生产设备排出的废水，或同一设备排出的流量恒定但水质有变化的废水。

（3）平均比例混合采样　即在一段时间内，每隔相同的时间分别采样，然后按相应的流量比例混合均匀而组成的水样，或在一段时间内，流量大时多取，流量小时少取，然后将所取水样混合均匀。此法适用于流量变化的废水或污水水样采集。但若有总废水池，则从中采一次混合均匀的水样即可。生活污水常采集平均比例混合水样。

（4）连续比例混合采样　在有自动连续采样器的条件下，在一段时间内按流量比例连续采集而混合均匀的水样。适用于废水流量不恒定、水质有变化时的采样。

（5）单独采样　在有些天然水和废水中某些组分的分布很不均匀，如油类或悬浮固体；某些组分在放置过程中很容易发生变化，如溶解氧或硫化物等。如果从全分析的采样瓶中取出部分水样分析这些项目，其结果往往不够准确。这时必须采集单独水样（有的还应作现场固定），分别进行分析。

3. 测溶解气体水样的采集 测溶解气体的水样必须隔绝空气，以避免空气中相应的气体溶入水样或水样中溶解的待测气体组分挥发逸出，因此要单独采集（图4–2）。

（1）末梢水 先放水数分钟，将橡皮管一端套在水龙头上，一端插至采样瓶底部，使水样缓缓装满瓶子并向外溢出数分钟（溢出水样的体积至少是采样瓶容积的6倍以上），取出橡皮管，迅速盖紧瓶塞，注意不得留有气泡。

（2）水源水 在没有抽水设备的江、湖、水库、井等水源水中采集测溶解气体水样，应使用专用的测溶解气体水样采集器或简易装置采集。

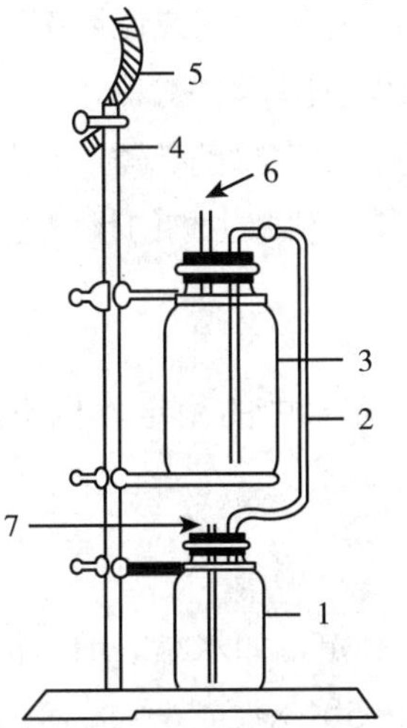

图4–2 溶解性气体采集装置

1. 小试剂瓶；2. 虹吸管；3. 大试剂瓶；4. 铁架台；5. 拉绳；6. 空气出口；7. 水流入口

二、水样的保存

水样采集后应尽快检测，实际工作中水样从采集到实验室分析，要经过运输、存放等过程，在此过程中会因物理、化学和生物化学变化影响水质中待测组分的状态及含量，若保存不当会失去其对所处水体的代表性，无法真实反映所代表的水体。水样保存就是通过采取相应的措施，以减慢微生物作用；减缓化合物的分解，避免水解；减少组分的挥发和容器的吸附损失。水样的保存就是尽可能消除或降低多种因素的影响，保证水样的代表性。

（一）影响水样组分改变的因素

影响水样组分改变的因素可归纳为以下三方面。

1. 物理因素 光照、温度、压力、静置或振荡、密封或敞露等条件以及容器材质的不同都会使水样中的组分发生变化。水中的挥发性组分，如溶解氧、二氧化碳等的浓度会因气温、气压不同而改变；采样容器的吸附作用可改变被测组分的含量，如金属离子可被玻璃瓶壁吸附；某些组分可随悬浮物沉淀。

2. 化学因素 氧化还原反应、沉淀反应及pH的变化会使水样中某些组分发生改变。如二氧化碳含量的改变可以改变水样的pH；六价铬在低pH环境中易被还原为三价铬；低价铁易被氧化成高价铁；铁、锰价态的改变会引起沉淀或溶解，胶体的絮凝沉淀等。

3. 生物因素 水中的细菌、藻类和其他生物可能消耗、释放或改变水中一些组分的化学形态，如溶解氧、二氧化碳、生化需氧量、pH、碱度、硬度、氮、磷和硅化物等。

（二）水样的保存方法

水样采集后应及时分析，否则需采取适当措施妥善保存。常用的保存方法有冷藏或冷冻、密封和避光、加入氧化剂或还原剂、过滤与离心分离、控制pH等。

冷藏或冷冻可以减缓各种物理变化、化学反应速度，并抑制生物活性。冷藏的适宜温度是2~5℃，但不能作为长期保存的手段；冷冻的温度为-20℃，适用于需要冰冻保存的样品。过滤与离心分离可将水样中的悬浮物、沉淀、藻类等微生物除去；加入氯化汞、苯、甲苯、三氯甲烷和硫酸铜可以抑制微生物；加氧化剂或还原剂可以防止水样中某些金属或有机物在保存期间发生变化；加入硝酸将水样pH调至1~2，可防止重金属的沉淀和金属在容器表面的吸附，还能抑制微生物的活动，防止微生物的絮凝、沉淀；加入NaOH将水样调至pH为12，可防止氰化物和挥发酚的挥发，也能抑制微生物的代谢过程，降低对水样的生化作用。

三、检验项目的测定顺序

由于各检验项目的性质不同，在水中的稳定性也不同，检验项目多时应遵循正确的测定顺序。

（一）现场测定项目

变化很快的项目应在采样现场测定，如水温、pH、溶解性气体（O_2、Cl_2、CO_2、H_2S等）。若现场不便操作，对于pH，可于2~5℃保存，6小时内测定；对于溶解氧，应在现场加试剂将氧固定，于4~8小时内测定。

（二）当天测定项目

臭、味、色度、肉眼可见物、浑浊度、电导率、氨氮、亚硝酸盐氮、硝酸盐氮、阴离子合成洗涤剂、六价铬、总铬、挥发性酚、氰化物等，应于当天测定。

（三）7天内测定项目

砷、总硬度、硫酸盐、高锰酸盐指数、化学需氧量、悬浮性固体、溶解性固体等，可于7天内测定。

（四）最后测定项目

铁、锰、铜、锌、铅、镉、汞、硒等可于最后分析。

考点提示 采样容器的选择、采样量；样品保存必要性、影响水样组分改变的因素、保存方法。

扫码“学一学”

第二节　水的感官性状和物理指标测定

水的感官性状和物理指标是反应水体质量和天然性状的一般理化指标，包括水的色度、浑浊度、臭和味、肉眼可见物、pH和电导率等。其中色度、浑浊度、臭和味、肉眼可见物是依靠检验者的感觉器官即视觉、嗅觉、味觉、触觉和听觉等进行检验，称为感官性状。物理指标是使用简单仪器进行物理和化学性状检验的指标。水的感官性状和物理指标操作方法虽简单，但却是其他项目检验的基础，对进一步测定项目指标有提示或指导意义，因此列为首先测定的项目。

一、水温的测定

（一）概述

水温即水体温度，是水质理化检验必须测定的项目之一。正常情况下地表水的温度随日照、气温及水层深度而变化；地下水和泉水受地层深度和地质条件的影响。影响水温的主要因素是气温和热污染，如各种工业、企业排出的冷却水可使地面水的温度升高，受热污染的地面水流入地下水中可使地下水水温升高。同一地区或区域，如发现温暖季节地下水水温出现突然升高或降低的异常变化，在多数情况下，表明有可能出现污染。

（二）测定意义

水温是水的一个重要质量指标，还是水质分析中pH、电导率等测定项目的基础数据，反映和影响这些水质项目的检测结果。水温的异常变化不仅在一定程度上提示水源被污染；对水质混凝沉淀、氯化消毒处理的效果也有直接影响；还会影响水中微生物的繁殖和水的自净作用及水生动植物的生长。

（三）测定方法

常用测定方法为物理检查法，即使用棒状水银温度计、酒精温度计或颠倒温度计（图4-3）、数显式热敏电阻温度计、语音式热敏电阻温度计、卫星遥感检测法等。中华人民共和国国家标准《水质水温的测定》（GB/T 13195—1991）中规定用温度计或颠倒温度计测定法测定水温，该法适用于井水、江河水、湖泊和水库水以及海水水温的测定。

在测定表层水温时，一般使用经过校正的棒状水银温度计（分度为0.1~0.2℃）测量。用深水温度计、热敏电阻测温计、颠倒温度计测定不同深度或地下水的温度或进行连续测定比较方便（分度为0.1~0.2℃）。水温应在采样现场测定，并同时测定气温。冬季观察时应避开冰块。

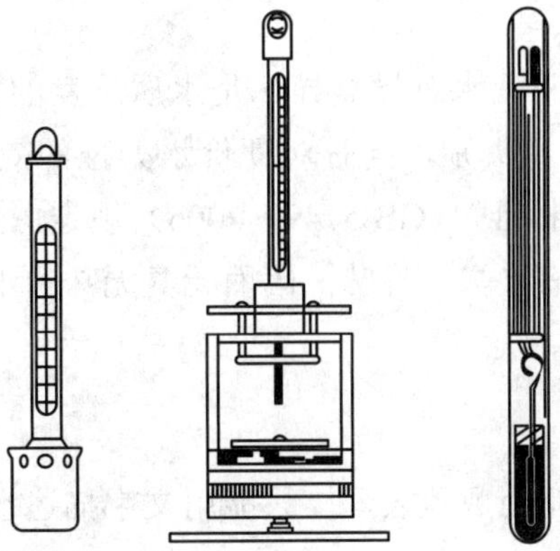

图4-3　水温计

1. 水温计；2. 深水温度计；3. 颠倒温度计

本教材以温度计法测定生活饮用水及水源水的温度为例。

1. 原理 在水样现场采集，利用专门的水银温度计、直接测量并读取水温。热敏电阻温度计是利用热敏半导体的电阻值随温度不同而改变特性制作而成，其观测深度视探头连接导线长度而定。若使用颠倒温度计，主温表测定水温，副温表观测气温。

2. 分析步骤

（1）表层水温的测定　一般使用经过校正的棒状水银温度计（分度为0.1～0.2℃）测量。将温度计投入待测水体（或用水桶取水观察，水样体积不得少于1L)，感温5分钟后迅速上提并立即读数。从水温计离开水面至读数完毕时间应不超过20秒，读数完毕后将桶内水倒掉。

（2）深水水温的测定　一般使用深水温度计、热敏电阻测温计、颠倒温度计。使用热敏温度计时，将其探头沉入水中至预定的深度，5分钟读数。流动水1分钟后读数，若水静止不动，可感温3分钟后，迅速提出水面，立即读数。

3. 方法说明

（1）温度计应定期校正，且测水温的同时一定要测气温。

（2）测定结果视测定要求而定，一般读至0.5℃；计算溶解氧饱和度等项目时应准确读至0.1℃。

（3）如果一定要取出水样才能进行测定，可用容量为5～10L木桶等容器取水，用水样冲洗采样器，使采样容器与水样温度平衡后，重新取水样，插入温度计，感温3分钟，在水中读数，一般使用0.1℃的棒状水银温度计。

（4）避免阳光直射，热源、日光对水样产生影响。

二、水中臭和味的测定

（一）概述

臭和味是指被检水体可以闻到的气味和可以尝出的味道，属于感官性状。天然水中臭和味主要来自水中动植物的繁殖和死亡、有机物腐败、生活污水和工业废水污染。引起臭的有天然水中蓝绿藻大量繁殖产生的草腥臭、腐殖质产生的霉臭、氯气或含氯消毒剂产生的氯酚臭等。引起味的主要是无机物，如硫酸镁和硫酸钠的水有苦味，铁盐含量过高的水有涩味，氯化钠含量较高的水有咸味，受到粪便及其他有机物时，产生异臭味。

（二）测定意义

臭和味属于感官检验项目，水有异臭异味是水质不良的标志之一。检验水的臭和味，可以初步判定污染物的性质和类别，同时对评价水处理的效果及追踪污染源都有实际意义。我国《生活饮用水卫生标准》(GB 5749—2006）规定，生活饮用水应无异臭、异味。当然，并非所有的污染物都有异臭、异味，因而无臭无味的水不能说明其不含杂质或有害物质。

（三）测定方法

臭和味的程度、大小很难用数量表示，只能用文字描述水样中臭和味的性质，用适当的词语描述强度，判定等级。

2006年颁布的《生活饮用水卫生标准》规定用嗅气和尝味法测定臭和味。该法适用于生活饮用水及其水源水、生活污水及工业废水臭的检验。对于味的检验则必须确认待检水样对人是安全而无害的。如果待测水有可能受到细菌、病毒、寄生虫及其有害物质的污染，或外观不良等，不能进行味的检验，可采用臭（味）阈值法测臭。此法测定范围很宽，对于接近无臭（味）的天然水及臭（味）阈值很高的工业废水都适用，对于研究和水处理工作的评价具有重要意义。本教材采用感官检查法对臭和味进行测定。

1. 原理　利用感官检验方法对臭和味进行定性描述，反应其强度等级。

2. 分析步骤

（1）原水样的臭和味——冷法（20℃）　取100ml水样置于250ml锥形瓶中，振摇后从瓶口嗅水的气味，用适当文字描述，并按六级记录其强度，见表4-3。同时，取少量水样放入口中（此水样应对人体无害），不要咽下，品尝水的味道，予以描述，并按六级记录其强度，见表4-3。

可用泥土土气味、鱼腥气味、霉烂气味、青草气味、酚臭味、硫化氢味等词句，详细、贴切描述臭的性质。可用咸、苦、酸、涩、麻、辣、甜等词语描述味的性质。当采用类似上述词语完成对臭和味的定性描述后，还应按六级记录臭和味的强度等级。

表4-3　臭和味的强度等级

等级	强度	说明
0	无	无任何臭和味
1	微弱	一般饮用者甚难觉察，但臭、味觉敏感者可以发觉
2	弱	一般饮用者刚能察觉
3	明显	已能明显察觉
4	强	已有很显著的臭味
5	很强	有强烈的恶臭和异臭

注：必要时可用药用炭脱臭的纯水做无臭对照水。

（2）原水样煮沸后的臭和味——热法　将上述水样加热至开始沸腾，立即取下锥形瓶，待冷却至约60℃，按上述方法嗅气和尝味，用适当文字描述，并按六级记录其强度。

3. 方法说明

（1）采样后立即检验，如不能立即检验，应将采样容器充满水样，冷藏，于6小时内检验完毕。

（2）品尝水的味道时，水样必须是对人体无害的，且品尝时不要咽下。

知识链接

若待测水有可能受到细菌、病毒、寄生虫及其有害物质的污染，或外观不良等，可采用臭（味）阈值法测臭。水样污染愈严重，臭阈值愈大。因为不同的检验人员嗅觉敏感程度有差别，即使同一个检验人员在不同时刻或过度工作中嗅觉敏感度也不一样。另外，各人对臭特征以及产臭物质浓度的分辨及反应均不同，所以，对同一水样并无绝对的臭阈值。测试检臭人员嗅觉敏感程度的物质为邻甲酚或正丁醇，要避免选定人员的嗅觉特别灵敏或特别迟钝。

三、水中色度的测定

（一）概述

色度即水的颜色，是指水中的溶解性物质或胶体状物质所呈现的类黄色乃至黄褐色的程度。水的色度有两种表示方法，即“表色”和“真色”。表色是指对水样不做处理测定的色度，它是由水中悬浮物和可溶性有色物质产生的颜色。真色是指去除水中悬浮物后测得的色度，它是由水中可溶性有色物质产生的。通常所说的色度指的是真色。

纯水是无色透明的。清洁水的水层浅时为无色，深时为深蓝或浅绿色。天然水中存在腐殖质、泥土、浮游生物、多种金属离子等，随其浓度不同会使水体呈现不同颜色。各种污染物，会使水呈现不同颜色。如纺织、印染、造纸、食品、有机合成、装矿等工业排放的废水中，常含有大量的染料、生物色素及有色悬浮微粒等，可以使水呈现更加复杂的颜色；生活污水因含有大量的氮、磷等有机物质，进入水体后，引起藻类及其他浮游生物迅速繁殖，水面会出现绿色、红色、乳白色、棕色等颜色；甚至还会引起水体溶解氧量下降，水中厌氧菌大量繁殖，水中鱼类及其他生物大量死亡、腐烂，造成水体发黑变臭。

（二）测定意义

水有颜色可以在一定程度上反映水体是否被污染；有色的水影响人的心理；减弱水的透光性，影响水生生物的生长；水有颜色也可使某些轻工业产品如食品、造纸、纺织、饮料等质量下降。因此，测定水的色度，可在一定程度上显示水的污染及污染程度，为其他项目或水处理提供依据。

（三）测定方法

色度的测定方法有铂–钴标准比色法、铬钴比色法和稀释倍数法。对于色调复杂或污染严重的水样以及废水，可采取文字描述结合稀释倍数法测定色度。测定较为清洁的、带有黄色色调的天然水和饮用水的色度，常采用铂–钴标准比色法，以度数表示结果。

《生活饮用水卫生标准》（GB/T 5749—2006）规定，生活饮用水色度不超过15度，并不得呈现其他异色。本教材采用铂钴标准比色法对色度进行测定。

1. 原理 用氯铂酸钾和氯化钴配制成与天然水黄色色调相同的标准系列，与水样目视比色测定。规定1mg/L铂［以（$PtCl_6$）$^{2-}$形式存在］所具有的颜色为1度。

2. 分析步骤

（1）取离心去除悬浮物的水样50ml于比色管中。如水样色度过高，可适度减少水样用量，加纯水稀释后比色，测定结果乘以稀释倍数。

（2）配制标准系列 取11支50ml同型无色具塞比色管，将铂钴标准标准溶液按表4–4配制标准系列。此标准系列密塞蜡封后可长期使用。

表4–4 铂钴标准比色法测色度时标准系列的配制

管号	0	1	2	3	4	5	6	7	8	9	10
铂钴标准液（ml）	0.00	0.50	1.00	1.50	2.00	2.50	3.00	3.50	4.00	4.50	5.00
纯水（ml）	各加至50ml刻度，混匀										
色度值（度）	0	5	10	15	20	25	30	35	40	45	50

（3）目视比色　将水样与铂钴标准系列进行目视比较：在白瓷板或白纸上，在光亮处自管口向下垂直观察比较，记录与水样管色度相同的标准管的色度。如水样与标准系列的色调不一致，为异色，可用文字描述。

3. 结果计算

$$色度（度）=\frac{V_1\times500}{V}\qquad(4\text{–}1)$$

式中，V_1为相当于铂钴标准溶液的用量，ml；V为水样体积，ml。

4. 注意事项

（1）由于氯铂酸钾太贵，而且不易购得，实际工作中常用重铬酸钾代替氯铂酸钾配制标准溶液，具体配制方法：称取重铬酸钾0.0437g和硫酸钴1.000g（$CoSO_4\cdot7H_2O$）溶于少量纯水中，加入0.5ml硫酸，混匀后用纯水定容至500ml。此标准溶液色度为500度，不易久存。测定水样时，除了用稀盐酸（1+1000）代替纯水稀释标准色列外，其余同铂钴标准比色法。

（2）色度测定时，要除去水样中的悬浮物。除去水中悬浮物的方法有离心沉淀法、静置澄清法、滤膜（通过孔径0.45 μm的滤膜）过滤法。但是，不能用滤纸过滤水样，因为滤纸能够吸附有色物质，改变色度，影响测定结果。

（3）pH对色度有影响，测定色度的同时应测定pH。

（4）如测的结果为表色，对表色、异色要做文字说明。

（5）微生物的活动可以改变水样颜色的性质，因此应尽快测定。

（6）本法最低检测色度为5度。

知识拓展

水源水及水的色度测定——稀释倍数法

对于色调复杂或污染严重的水样以及废水，可采取文字描述结合稀释倍数法测定色度。即利用文字描述水样颜色的种类，如深蓝色、黑褐色、棕黄色、暗紫红色等。再根据色度的大小，取一定体积的水样按照倍数稀释（用纯水作对照），直至与对照水样颜色一致，记录此时的稀释次数n，稀释倍数$=2n$。

也可参考臭阈值的测定及计算方法，做任意稀释倍数的测定。

四、水的浑浊度测定

（一）概述

水中含有的不溶性物质（如悬浮物、胶体物）会吸收或散射射入水中的光线而影响其透过，使水浑浊。浑浊度是表示光线透过水中悬浮物等时所发生的阻碍程度，是水的一种光学性质表示法。地面水常含有泥沙、腐殖质、藻类、浮游生物和其他微生物等，浑浊度较高，产生浑浊现象比较常见；地下水一般较少出现浑浊。水的浑浊度不仅与悬浮物的含量有关，还与悬浮物的颗粒粒径、形状、折射指数有关，与其密度、浓度的关系很小。

（二）测定意义

浑浊的天然水一般无害，但由于生活污水或工业废水的污染而形成的浑浊水往往是有害的。因此，浊度可作为了解水的污染程度的指标之一，并作为评价水净化过程中除去颗粒物效果的指标。水的浑浊度与许多其他指标有关，高浊度的水与水的味道和颜色有关。浑浊度对饮用水的微生物学质量有明显影响，由于颗粒物表面吸附了一些营养物质，因此吸附在颗粒物表面的微生物比水中游离的微生物生长的速度更快，而且大量微生物所形成的颗粒又能保护细菌和病毒，使其免受消毒剂的作用，会降低消毒效果。

由于产生浑浊的物质的构成成分和颗粒大小不同，沉降速度不同，且细微的颗粒也会由于聚合而沉降，使浑浊度发生变化，因此，浑浊度测定应在采样后尽快进行。我国卫生标准规定一升蒸馏水中含1mg一定粒度的SiO_2为1度。

（三）测定方法

水的浑浊度测定方法有福尔马肼标准散射仪比浊法和福尔马肼标准目视比浊法。浑浊度测定结果以福尔马肼散射浊度单位（NTU）表示。我国卫生标准GB 5749—2006规定生活饮用水浑浊度不超过1NTU，水源与净水条件受限时不超过3NTU。

福尔马肼标准混悬液：将5.00ml 10g/L硫酸肼溶液与5.00ml 100g/L的环六亚甲基四胺溶液置于100ml容量瓶中，混匀，在（25±3）℃放置24小时后，加水至标线，混匀。规定此标准混悬液的浑浊度为400NTU。本教材采用福尔马肼标准目视比浊法对水的浑浊度进行测定。

1. 原理 硫酸肼与环六亚甲基四胺在适当温度下经一定时间聚合形成福尔马肼，用作浑浊度标准液。在相同条件下，将水样的散射光强度与福尔马肼标准混悬液的散射光强度进行比较。散射光强度越大，表示浑浊度越高。

2. 分析步骤

（1）配制标准系列 取9支50ml同型无色具塞比色管，按表4-5操作。

表4-5 福尔马肼标准目视比浊法测浑浊度时标准系列的配制

管号	0	1	2	3	4	5	6	7	8
浑浊度标准混悬液（ml）	0.00	0.25	0.50	0.75	1.00	1.20	2.50	3.75	5.00
纯水	各加至50ml刻度，混匀								
浑浊度（NUT）	0	2	4	6	8	10	20	30	40

（2）比色测定 取50ml混匀的水样于比色管中，与标准比较。如水样浑浊度过高，可适度减少水样用量，加纯水稀释后比色，测定结果乘以稀释倍数。

3. 结果计算 不同浑浊度范围的读数精度要求见表4-6。

表4-6 不同浑浊度范围的读数精度要求

浑浊度范围（NUT）	读数精度要求（NUT）
2~10	1
10~100	5
100~400	10
400~700	50
700以上	100

4. 注意事项

（1）硫酸肼有致癌性，应避免摄入或与皮肤接触。

（2）测定时，使用的标准系列浑浊度应与水样的浑浊度相近，不同浑浊度的水样应与相应浊度的标准系列相比较。

（3）稀释标准或稀释水样应使用无浑浊度水。无浑浊度水的制备方法：使蒸馏水通过0.2 μm孔径的薄膜滤片制得。用滤过水淋洗收集容器至少两次，并弃去200ml初滤液后，再收集备用。

（4）当对水样浊度测定精度要求较高时，可用浊度仪进行比浊测定。

（5）硫酸肼、环六亚甲基四胺可在干燥器中干燥24小时后称重。

（6）水样浑浊度过高时，应将水样稀释后再比浊，结果乘以稀释倍数。

五、水中肉眼可见物的测定

（一）概述

水中肉眼可见物大多针对水源水而言。为了说明水样的一般外观，以“肉眼可见物”来粗略描述其可察觉的特征。水源水中的肉眼可见物包括各种可能的杂质，常见的肉眼可见物有悬浮固体、水面漂浮物、沉积物、微生物和未成熟的幼体等。管网水中管道内壁材料腐蚀脱落、微生物滋生繁殖、管道锈垢或者生物膜脱落，都容易造成肉眼可见物，从而影响水质。色度和浑浊度的存在会加重肉眼可见物的影响。自来水厂存在过滤工艺不完善、藻类杂质穿透、清水池长期未清洗、内部积泥、微生物滋生等情况时，可能造成出厂水带有肉眼可见物。

（二）测定意义

肉眼可见物与水质危害没有必然联系，但它是对水中带有杂质的一种警告。必须查明肉眼可见物的来源，消除水质影响，方可放心使用，确保饮水安全。

（三）测定方法

水中肉眼可见物是一项感官指标，采用直接观察法（GB/T 5750.4—2006）测定。我国《生活饮用水卫生标准》（GB 5749—2006）规定水中不得含有任何肉眼可见物。

在检测肉眼可见物时要选取有代表性的水样，使用无色透明的玻璃瓶采集水样。将水样摇匀，在光线明亮处迎光直接观察，记录所观察到的肉眼可见物。但需注意：检测天然水的肉眼可见物宜在现场进行，且肉眼可见物的检查带有一定的主观性。

六、水中pH的测定

（一）概述

pH是评价水质的重要参数，反映水中弱酸和弱碱的解离程度。pH为氢离子浓度的负对数，即$pH = -lg [H^+]$。天然水体的pH与土壤性质、气候和降水量等因素有关，天然水一般呈弱碱性，pH为6~9。

（二）测定意义

pH对水质的变化、生物繁殖的消长、腐蚀性、水处理的效果均有影响，还与人民生活、工农业生产都有关系，如大气中二氧化碳浓度、酸雨、工业三废、生活污水、粪便等。这些因素会使水的pH发生明显变化，提示水体被污染，会影响水中某些物质的存在状态，有可能使有害、有毒物质释放出来而给人类及其他生物带来危险。所以，pH的测定是水分析中最重要和最经常进行的分析项目之一，是评价水质的一个重要参数。我国国家标准《生活饮用水卫生标准》（GB 5749—2006）明确要求，饮用水的pH应为6.5~8.5，且这一要求为强制性要求。

（三）测定方法

水样的pH测定常用标准缓冲溶液比色法和玻璃电极法。比色法操作简便，仪器简单，测定误差小于0.2pH单位，但受水样颜色、浑浊度、高含盐量、胶体物、氧化剂、还原剂等的影响，只适于测定色度和浑浊度较低的生活饮用水及其他水源水。玻璃电极法则不受上述干扰物的影响，准确度高，适于测定各种水样的pH。但因大气中二氧化碳易溶入水而影响pH，所以水样采集后应尽快进行，最好在现场测定。本教材采用玻璃电极法测定水样的pH。

1. 原理 以玻璃电极为指示电极，饱和甘汞电极为参比电极，插入溶液中组成原电池。当氢离子浓度发生变化时，玻璃电极和饱和甘汞电极之间的电动势随之变化。在25℃时，每单位pH标度相当于59.1mV电动势变化值，在仪器上直接以pH的读数表示。仪器上有温度差异补偿装置。

2. 分析步骤

（1）配制 苯二甲酸氢钾标准缓冲溶液（pH在25℃时为4.01）、混合磷酸盐标准缓冲溶液（pH在25℃时为6.86）、四硼酸钠标准缓冲溶液（pH在25℃时为9.18）。这三种缓冲溶液的pH随温度变化而不同，见表4–7。

表4–7 标准缓冲溶液在不同温度下的pH

温度（℃）	标准缓冲溶液的pH		
	苯二甲酸氢钾标准缓冲溶液	混合磷酸盐标准缓冲溶液	四硼酸钠标准缓冲溶液
0	4.00	6.98	9.46
5	4.00	6.95	9.40
10	4.00	6.92	9.33
15	4.00	6.90	9.28
20	4.00	6.88	9.22
25	4.01	6.86	9.18
30	4.02	6.85	9.14
35	4.02	6.84	9.10
40	4.04	6.84	9.07

（2）测定 将玻璃电极在水中浸泡24小时以上。仪器开启预热半小时后，按照仪器使用说明书操作，进行调零、温度补偿以及满刻度校正等工作。用一种与被测水样pH接近的标准缓冲溶液，定位2~3次。用洗瓶以纯水缓缓淋洗两个电极数次，再以水样淋洗6~8次，

然后插入水样中，1分钟后直接从仪器上读出pH。

3. 方法说明

（1）对仪器进行校准时，选用与水样pH接近的标准缓冲溶液定位，以提高测定准确度。当水样pH>7.0时，用四硼酸钠缓冲溶液定位，以苯二甲酸氢钾或者混合磷酸盐标准缓冲溶液复定位；当水样pH<7.0时，用苯二甲酸氢钾缓冲溶液定位，以四硼酸钠或者混合磷酸盐标准缓冲溶液复定位。

（2）为避免气温升高时溶液可能由饱和状态变为不饱和状态，故甘汞电极内充的是氯化钾饱和溶液，以保持一定量氯化钾晶体。

（3）测定不同pH溶液时，使用的表示方法略有差别。当测定pH<1的强酸溶液时，测得值比实际值偏高，产生"酸差"，可改用酸度表示；当测定pH>10的溶液时，测得值比实际值偏低，产生"钠差"，应使用高碱玻璃电极测定。

（4）玻璃电极球泡厚度仅0.1mm左右，易碎，使用、储存时要特别注意防碰撞和污染。

（5）测定溶液和标准溶液的温度应一致，以免因温度改变造成对pH测定影响。

七、水的电导率测定

（一）概述

电导率又称比电导，是指距离为1cm、截面积为1cm^{2}的两个电极间测得的电阻率的倒数。电导率的单位为西门子/厘米（S/cm），由于多数水样的电导率较低，故在实际应用时多用 μS/cm或mS/cm表示。电导率是以数字表示溶液传导电流的能力，与水中矿物质含量密切相关，用于检测水中溶解性矿物质浓度的变化和估计水中离子化合物的数量。纯水不含电解质和其他离子，而水的电离又极其微弱，几乎不导电，故纯水电导率很小。

（二）测定意义

水的电导率与其所含电解质的量有一定关系。在一定浓度范围内离子的浓度越大，所带的电荷越多，电导率也就越大。可见该指标可间接推测水中离子的总浓度或含盐量，评价水体受矿物质污染的程度，并为后续检验项目提供参考，并用于校核检验结果的准确性。

不同类型水的电导率各不相同。新蒸馏水或离子交换水的电导率为0.5~2 μS/cm，存放一段时间后，由于空气中CO_2或NH_3的溶入，电导率可上升至2~4 μS/cm；多数天然水和净化水以及生活饮用水的电导率在50~500 μS/cm；清洁河水的电导率在100~300 μS/cm，含无机盐高的水及某些工业废水可能超过10^4 μS/cm。

（三）测定方法

本教材采用电极法测定电导率。

1. 原理 在电解质溶液中，离子在电场中移动具有导电作用。电导率是电流通过单位面积为1cm^2，距离为1cm的两个铂黑电极间的电阻值的倒数。将一对电导电极插入电导池中，在相同的温度下，利用电导率仪测定已知电导率的氯化钾标准溶液和水样的电导值或电阻值，通过计算得出电导池常数，即可求出水样的电导率。

2. 分析步骤

（1）标准溶液和水样水浴 恒温取4支试管，注入氯化钾标准溶液。另取2支试管注入水样。将这6支试管放到（25±0.1）℃恒温水浴中，加热30分钟，使管内溶液温度达到25℃。

（2）标准溶液的测定　用其中的3管氯化钾标准溶液依次冲洗电导电极和电导池，然后将另一管氯化钾标准溶液倒入电导池中，插入电导电极测量氯化钾标准溶液的电导（G_{KCl}）或电阻（R_{KCl}）。

（3）水样的测定　用一管水样充分冲洗电导电极，测量另一管水样的电导（G_S）或电阻（R_S）。若有其他水样再按此依次测定。

3. 结果计算

（1）电导池常数C

$$C = \frac{1413}{G_{KCl}} \tag{4-2}$$

式中，C为电导池常数，l/cm；1413为25℃时氯化钾标准溶液的电导率，μS/cm；G_{KCl}为氯化钾标准溶液的电导，μS/cm。

（2）水样的电导率K

$$\gamma = C \times G_s = \frac{C}{R_s} \times 10^6 \tag{4-3}$$

式中，γ为水样的电导率，μS/cm；C为电导池常数，1/cm；G_S为水样的电导，μS/cm；R_s为（25 ± 0.1）℃时水样的电阻，Ω。

4. 注意事项

（1）电导随温度升高而增大。通常情况下温度每升高1℃，电导约增加2.5%。若测定过程中温度变化小于0.2℃，氯化钾标准溶液的电导或电阻值可不必再次测定。但不同批次（日）测定时，氯化钾标准溶液的电导或电阻值必须重新测定。

（2）如果测定时温度不在25℃，用下式换算成25℃时的电导率。

$$K_s = \frac{K_t}{1 + 0.022(t - 25)} \tag{4-4}$$

式中，K_s为25℃时的电导率，μS/cm；t为测定电导率时的温度，℃；K_t为温度为t℃时的电导率，μS/cm；0.022为各种离子的平均温度系数。

（3）为防止铂黑电极惰化，使用前后应浸泡在水中。如发现电极惰化，可将电极浸入10%硝酸溶液中2分钟，水洗后使用。

（4）测量时应注意电极表面不能有气泡。

（5）测定电导率采用交流电源，交流电源有高频（1000Hz）和低频（50Hz）两种。测定电导率小的溶液时使用低频，测定电导率大的溶液时使用高频。

八、水中总硬度的测定

（一）概述

水的硬度是指溶于水中的钙、镁等盐类的总量，是一项反应水中矿物质含量的指标。这些盐类主要由碳酸盐和非碳酸盐组成，碳酸盐包括钙、镁的碳酸氢盐和碳酸盐；非碳酸盐包括硫酸盐和氯化物等。

总硬度可分为暂时性硬度和永久性硬度，暂时性硬度是钙镁的重碳酸盐，这一类盐在加热煮沸时可分解为二氧化碳和相应的碳酸盐而沉淀；永久性硬度是钙和镁的硫酸盐、氯化物以及硝酸盐等，煮沸后不能除去。三者之间的关系为：总硬度=暂时性硬度+永久性硬度。

水的硬度以$CaCO_3$的质量浓度表示，即每升水中含有的毫克数表示，单位为mg/L。

（二）测定意义

一般认为总硬度小于400mg/L时，水硬度不会对人体或日常生活造成很大的影响。但硬度过高的水会引起人体胃、肠道功能暂时紊乱；长期饮用硬度过高的水可引发结石类疾病；但硬度过低对人体也有影响。水的硬度过高对生活、卫生及工业都有不良作用。如用硬度高的水洗涤衣物，不仅消耗大量肥皂，而且损坏衣物的色泽和柔软性；若将硬度高的水用于工业锅炉可使锅炉管道产生水垢，不但会降低锅炉的传热效率，而且会使管道受热不均，堵塞管道，易造成爆炸事故。

《生活饮用水卫生标准》（GB 5749—2006）规定，生活饮用水的总硬度（以计）不得超过450mg/L。

（三）测定方法

《生活饮用水标准检验方法》（GB/T 5750.4—2006）规定总硬度的测定方法是乙二胺四乙酸二钠（Na_2–EDTA）滴定法。本教材采用乙二胺四乙酸二钠（Na_2–EDTA）滴定法测定水的总硬度。

1. 原理　水样中的钙、镁离子与铬黑T指示剂形成紫红色配合物，其配合物的稳定性小于钙、镁离子与乙二胺四乙酸二钠形成的配合物的稳定性。在pH=10的条件下，乙二胺四乙酸二钠标准溶液先与钙、镁离子生成稳定的配合物，滴定至终点时，铬黑T指示剂重新被释放出来，使溶液呈现其蓝色，指示终点。根据乙二胺四乙酸二钠标准溶液消耗的体积来计算水样中钙、镁离子含量。

2. 方法说明

（1）氨–氯化铵缓冲溶液放置时间较长后氨水的浓度会降低，会影响pH，应重新配制，使用时应防止反复开盖使氨水浓度降低。

（2）配制缓冲溶液时，加入Mg–EDTA的目的是使某些含镁较低的水样滴定终点更为敏锐。

（3）以铬黑T为指示剂，用Na_2–EDTA滴定钙、镁离子时，在pH为9.7~11的范围内，溶液愈偏碱性，滴定终点愈敏锐。但碱性过强会生成碳酸镁和氢氧化镁沉淀，从而造成滴定误差，因此滴定pH以10为宜。

（4）本法的主要干扰元素是铁、锰、铝、铜、镍、铬等金属离子，会使指示剂褪色或终点不明显。硫化钠及氰化钾可掩蔽重金属离子的干扰。盐酸羟胺可使高铁离子及高价锰离子还原为低价离子而消除其干扰。注意氰化钾溶液有剧毒，使用时应特别注意安全，操作时谨防接触口、眼、皮肤，用后的废液应妥善处理。

（5）水样中钙、镁离子含量过高时，要预先酸化水样，并加热除去二氧化碳，以防碱化后生成碳酸盐沉淀，滴定时不易转化为可溶性的配合物。

（6）水样中含悬浮性或胶体有机物会影响滴定终点的观察。可预先将水样蒸干并于550℃灰化，用纯水溶解残渣后再进行滴定。

（7）加入缓冲溶液后，应立即滴定，并于5分钟内完成，以防沉淀的发生。滴定时室温过低，会使滴定终点延长或终点不明显，可将溶液加温至30~40℃。

课堂互动 取水样50.00ml，用Na_2-EDTA法测总硬度，滴定至终点时，水样消耗的Na_2-EDTA的体积为5.06ml，样品空白管消耗的Na_2-EDTA体积为0.06ml。已知Na_2-EDTA标准溶液的摩尔浓度为0.0100mol/L。请计算水样的总硬度（以$CaCo_3$计）。

九、水中挥发性酚类化合物的测定

（一）概述

酚是羟基与苯环或稠苯环直接连接而形成的化合物。根据连接在苯环上的羟基数目不同分为一元酚、二元酚和多元酚。酚的性质也随着羟基数目发生变化，如一元酚及部分二元酚可随水蒸气一起蒸馏出来（沸点<230℃），故称为挥发性酚类化合物简称挥发酚类；而大部分二元酚和多元酚不随水蒸气被蒸馏出来（沸点>230℃），称为不挥发酚类。

酚类化合物都具有特殊的芳香气味，大多数酚类化合物为无色晶体，微溶于水，易溶于乙醇和醚等有机溶剂，均呈弱酸性，能和碱直接反应生成易溶于水的酚盐，酚类化合物在环境中易被氧化成有色的醌类化合物。

由于水中微生物对酚类化合物具有很强的分解能力，所以天然水中一般不含酚类化合物。但酚是合成树脂、合成纤维、合成氨以及木材防腐等十分重要的化工原料；是炼油、炼焦、煤气等工业生产的副产品；农业上也用各种氯酚酸酯作除草剂。这些废水若不经过处理，直接排放、灌溉农田，水体就会被含酚类化合物污染，进一步污染大气、水、土壤和食品。

（二）测定意义

酚为原生质毒物，是一种中等强度的化学毒物，其中一元酚的毒性较强，尤其是苯酚的毒性最大，通常含酚废水中又以苯酚和甲酚的含量最高。目前环境监测常以苯酚和甲酚等挥发性酚作为污染指标。

酚类化合物可经皮肤黏膜、呼吸道及消化道进入体内。进入人体的酚与细胞原浆中的蛋白质发生化学反应。高浓度时使蛋白质凝固，引起急性中毒以致昏迷死亡；低浓度时使细胞变性，引起蓄积性慢性中毒。因酚类多有异臭，在饮用水加氯消毒时能形成臭味更强烈的氯酚，引起饮用者的反感。所以，挥发性酚类化合物在卫生标准中不是毒理指标而是感观指标。当水中含低浓度（0.1~0.2mg/L）的酚类时，可使生长的鱼肉有异味，当浓度大于5mg/L时，会造成鱼类中毒死亡；不宜用含高浓度酚的废水灌溉农田，否则会使农作物减产或枯死。

我国《生活饮用水卫生标准》（GB 5749—2006）规定，挥发性酚不得超过0.002mg/L（以苯酚计）；《地表水环境质量标准》（GB 3838—2002）规定，Ⅲ类水域水中挥发性酚类不得超过0.005mg/L。

（三）测定方法

测定挥发性酚的主要方法有4-氨基安替比林（4-AAP）分光光度法、溴化滴定法及色谱法等。当水中酚含量较高（>10mg/L）时采用溴化滴定法，当水中酚含量较低（<10mg/L）时，采用4-氨基安替比林分光光度法。无论是4-氨基安替比林分光光度法还是溴化滴定法，均需要对水样进行蒸馏处理。蒸馏的目的是：①分离出挥发性酚；②消除颜色、浑浊度和金属离子等的干扰。分光光度法和溴化滴定法只能测定出挥发性酚类化合物的总量。

本教材采用4-氨基安替比林三氯甲烷萃取分光光度法测定挥发性酚。

1. 原理　在pH10.0 ± 0.2的介质和有氧化剂铁氰化钾存在的溶液中，酚类化合物与4-氨基安替比林反应生成红色的安替比林染料，用三氯甲烷萃取后比色定量。

水样中含有可氧化4-氨基安替比林或可破坏酚类的氧化性物质（如游离氯）、可破坏铁氰化钾的无机还原性物质（如硫化物）、可与4-氨基安替比林缩合的芳香胺（如苯胺）及石油等干扰物质时，应在蒸馏前做适当的预处理。①硫化物，经酸化并加入硫酸铜可在蒸馏时与挥发酚分离；②余氯等氧化剂，可在采样时加入硫酸亚铁或亚砷酸钠还原；③硫化物、亚硫酸根等还原性物质，加入磷酸调节pH后，充分搅拌曝气，使硫化氢、二氧化硫等挥发除去；④苯胺类物质，在酸性条件下蒸馏，苯胺类形成盐类不被蒸出；⑤石油类物质，在碱性条件下将酚转变为钠盐后，用有机溶剂如四氯化碳萃取除去石油。

4-氨基安替比林分光光度法可分为三氯甲烷萃取分光光度法和直接分光光度法。前者最低检测质量为0.5 μg酚（以苯酚计），若取250ml水样，则最低检测质量浓度为0.002mg/L（以苯酚计）；后者最低检测质量为5.0 μg酚（以苯酚计），若取50ml水样，则最低检测质量浓度为0.01mg/L（以苯酚计）。两种方法均适用于测定生活饮用水及其水源水中的挥发酚。

2. 分析步骤

（1）样品处理　量取250ml水样，置于全玻璃蒸馏瓶中，以甲基橙为指示剂用硫酸调pH至4.0以下，加热蒸馏，直到收集250ml馏出液为止。

（2）比色测定　将水样馏出液全部转入分液漏斗中，另取酚标准使用液分别置于分液漏斗中，加氨水-氯化铵缓冲液、4-氨基安替比林溶液、铁氰化钾溶液充分混匀，加入三氯甲烷萃取。在分液漏斗颈部塞入一小团脱脂棉或滤纸，分离出三氯甲烷萃取液于一干燥的比色管中，460nm波长处，用2cm比色皿，以三氯甲烷为参比，测定吸光度值。

3. 方法说明

（1）由于水样中微量酚易被氧化和受微生物作用分解，采样后若不能立即测定，应在现场加固定剂保存。①磷酸-硫酸铜保存法：水样用磷酸溶液（1+9）酸化至pH为3~4后，再向每1000ml水样中加入1g硫酸铜晶体，并于4℃保存，以抑制微生物对酚类的分解。②氢氧化钠保存法：在水样中加入固体氢氧化钠，使pH>12，并于4℃保存，24小时内测定。对于清洁水样，两种方法皆有效；而对于工业废水及受污染的河水，用磷酸硫酸铜保存法优于氢氧化钠保存法。

（2）4-氨基安替比林试剂的纯度越高，灵敏度越高。该试剂为淡黄色固体，易氧化、潮解，宜避光保存于干燥器中。

（3）蒸馏必须用全玻璃蒸馏器，若用橡皮塞、胶管等连接蒸馏装置，会使结果偏高。不宜用凡士林涂分液漏斗活塞，必要时可涂甘油淀粉糊。

（4）本法测定的酚类不是总挥发性酚，而是在此条件下与4-氨基安替比林显色的挥发酚类。因显色反应受酚环上取代基的种类、位置、数目等影响，有显色反应的多为邻位酚和间位酚。酚的对位取代基可阻止酚与安替比林的反应，但羟基（OH）、卤素、磺酰基（$—SO_2H$）、羧基（—COOH）、甲氧基（$—OCH_3$）除外；邻位硝基也阻止反应，间位硝基部分地阻止反应；当对位被烷基、芳香基、酯类、硝基、苯基、苯氧基、亚硝基或醛基取代时，邻位即使未被取代也不发生反应。

（5）由于酚随水蒸气挥发速度缓慢，收集蒸馏液的体积必须与原水样体积相等，否则影响测定结果。实验表明，当蒸馏液体积为水样的90%时，回收率约为90%；蒸馏液体积与水样相等时，回收率可达95%以上。

（6）当水样含挥发性酸时，可使蒸馏液的pH降低，此时，应加氨水使其呈中性后，再加缓冲溶液。

（7）根据反应原理，加入试剂的顺序必须是：缓冲溶液→4-氨基安替比林→铁氰化钾，顺序不能颠倒。

（8）4-氨基安替比林的加入量必须准确，以消除4-氨基安替比林可能分解生成安替比林红，使空白值增高所造成的误差。

（9）生成的红色染料在水溶液中能稳定30分钟；若用三氯甲烷萃取后，则能稳定4小时，并提高了灵敏度。时间过长颜色由红变黄。

（10）当pH小于9.8时，某些苯胺类化合物可与4-氨基安替比林显色而产生干扰。为避免芳香胺类（如苯胺、甲苯胺等）的干扰，应将反应的pH控制在9.8~10.2，在此范围内20mg/L苯胺所产生的颜色仅相当于0.1mg/L酚所产生的颜色深度。

（11）测定水样前可采用下述方法粗略测知水样酚含量的范围，以便选择合适的测定方法和确定取样量。取水样25ml及酚标准使用液Ⅰ（10g/ml）0.25、2.5、25ml分别置于25ml比色管中，加无酚水至刻度。得各管酚含量为0.1、1.0、10.0mg/L。再按比色法显色后，将水样管与标准管进行目视比色，测得水样中酚的浓度范围。当水样酚含量在0.1~10mg/L时，取水样100ml，用直接分光光度法；当水样酚含量为0.002~0.1mg/L时，取水样250ml，用萃取分光光度法；当水样酚含量大于10mg/L时，用溴化滴定法。

（12）溴化滴定法标定酚标准储备液的原理　溴酸钾和溴化钾与浓盐酸作用产生溴，溴与酚作用生成2,4,6-三溴酚沉淀。剩余的溴与碘化钾作用析出碘，然后用硫代硫酸钠溶液滴定，从而求得酚浓度。反应式为：

$$KBrO_3+5KBr+6HCl \longrightarrow 3Br_2+6KCl+3H_2O$$

$$C_6H_5OH+3Br_2 \longrightarrow C_6H_2Br_3OH\downarrow+3HBr$$

$$Br_2+2KI \longrightarrow I_2+2KBr$$

十、水中阴离子表面活性剂的测定

（一）概述

阴离子表面活性剂也叫阴离子合成洗涤剂，是合成洗涤剂的一种，是一类石油化工产品。合成洗涤剂根据其在水溶液中的解离性质分为四类：阴离子型、阳离子型、非离子型和两性离子型。其中阴离子合成洗涤剂应用最广，它的代表物质是烷基苯磺酸钠（ABS），常用作洗涤剂、润湿剂、乳化剂和分散剂。此外，还有烷基磺酸钠、烷基硫酸酯、烷基磷酸酯和烷基苯磷酸碳酸钠等。

阴离子合成洗涤剂由于它的特殊结构，可以降低液体的表面张力。下面以烷基苯磺酸钠为例来说明。烷基苯磺酸钠的分子结构式如下：

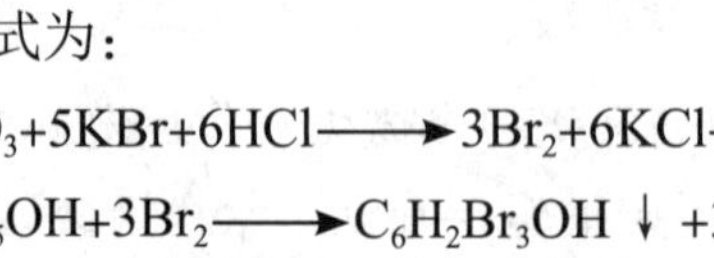

溶液中，阴离子洗涤剂的疏水端伸入油类而亲水端则伸入水里，使得油和水的表面张

力同时降低，再通过乳化、浸透、发泡等作用，这时油类就以极细小的微粒分散到水里，从而起到洗涤作用。反之，也可使水分散到油里，这是表面活性剂的另一用途。

（二）测定意义

水体中阴离子合成洗涤剂的来源有大量使用合成洗涤剂的生活污水、合成洗涤剂制造厂的废水和其他工业废水。从水中检出阴离子合成洗涤剂可以证明水体已受到生活污水或工业废水的污染。

阴离子合成洗涤剂污染水体后可造成多方面的危害：①阴离子合成洗涤剂在水中容易发泡，一般净水处理方法不能将其除去，从而影响感观性状，使人感到厌恶；②由于阴离子合成洗涤剂本身也是一种有机物，水体微生物分解它的过程中需要消耗水中的溶解氧，同时它所形成的泡沫覆盖在水面上，会阻碍空气氧溶于水，从而加速了水体缺氧，使得水质进一步恶化，对水生生物造成很大危害；③阴离子合成洗涤剂中的添加剂（如三磷酸盐）随阴离子合成洗涤剂一起排放进入水体，还可促使湖泊等水体富营养化。

阴离子合成洗涤剂随饮水进入消化道后，因表面活性作用一方面会影响机体对营养物质的吸收，另一方面会改变肠道黏膜的通透性，使得机体对有毒物质的吸收增多，从而增强了有毒物质的毒性。长期接触阴离子合成洗涤剂的人，如生产工人、洗衣工等，因洗涤剂的脱脂作用，使他们的皮肤出现干燥、皲裂等。研究还证实，一些阴离子合成洗涤剂还具有致癌作用。

我国《生活饮用水卫生标准》（GB 5749—2006）规定：阴离子合成洗涤剂含量不得超过0.3mg/L。

（三）测定方法

测定水中阴离子合成洗涤剂的方法可有红外分析法、亚甲蓝分光光度法和二氮杂菲分光光度法。红外分析法灵敏、准确性高，但仪器昂贵，使用受到限制。亚甲蓝分光光度法的缺点是操作麻烦，使用的分析仪器多，分析时间长，费时、费力。目前采用二氮杂菲萃取分光光度法的较多，该方法检出限低、精密度和准确度都比较好。

1. 原理 水中阴离子合成洗涤剂与Ferroin（与二氮杂菲形成的配合物）形成离子缔合物，可被三氯甲烷萃取，于510m波长下测定吸光度。从绘制的标准曲线上查出样品中阴离子合成洗涤剂的质量，再计算其浓度。

2. 分析步骤 吸取100ml水样于分液漏斗中，另取分液漏斗，各加入一定体积的十二烷基苯磺酸钠标准溶液，分别加入二氮杂菲溶液、盐酸羟胺－亚铁溶液、三氯甲烷萃取后，于510nm波长处，用3cm比色皿，三氯甲烷为参比，测量吸光度值。

3. 方法说明

（1）本法适用于生活饮用水及其水源水中阴离子合成洗涤剂的测定。最低检测质量为2.5g，若取100ml水样测定，则最低检测质量浓度为0.025mg/L（以十二烷基苯磺酸钠计）。

（2）采集测定表面活性剂的水样应使用洁净的玻璃瓶而不能使用塑料瓶。为消除吸附误差，需用水样清洗容器2~3次。由于表面泡沫层的表面活性剂浓度远高于与之相接的水层，一般不要采集表面水样。为防止微量的表面活性剂受微生物分解，采样后应立即测定，否则应于4℃下保存样品，一般不得超过24小时。

（3）生活饮用水及其水源水中常见的共存物质（mg/L）对本标准无干扰，如Ca^{2+}、NO_3^-（400）、SO_4^{2-}（100）、Mg^{2+}（70）、NO_2^-（17）、PO_4^{3-}（10）、F^-（7）、SCN^-（5）、Mn^{2+}、Cl_2（1）、Cu^{2+}（0.1）。阳离子表面活性剂的质量浓度为0.1mg/L时，会产生严重干扰。

（4）阳离子表面活性剂与阴离子表面活性剂作用生成稳定的络合物，会产生严重负干扰。

考点提示 生活饮用水常见物理指标有色度、浑浊度、pH、电导率、总硬度、挥发酚的概念；色度、浑浊度、pH、电导率、总硬度、挥发酚、阴离子合成洗涤剂的测定方法及其原理、步骤和方法说明。

扫码“学一学”

第三节　水中有机污染综合指标的测定

水中有机污染是由于水中碳氢化合物及其衍生物浓度异常，导致水环境质量恶化，危害水生生物的生存，进一步威胁人畜健康的一种水污染。水中有机污染物的主要来源是城市污水、农业污水、工业废水和石油废水。城市污水中含有碳水化合物、蛋白质、油脂和合成洗涤剂；农业污水来源广、数量大、危害严重，农业污水包括农田排水和农副产品加工的有机污水，其中含有化肥、农药、农家肥和农副产品加工的有机废弃物；工业废水来自各大工厂，这类废水所含的有机物种类多，人工合成物所占比例高，有机毒物多且不易降解；石油废水主要污染物是各种烃类化合物如烷烃、环烷烃和芳香烃，其中多环芳香烃具有致癌作用。

水中有机物污染对人类的危害表现为对生存环境和人类健康的影响。有机物含量增加会造成溶解氧大幅度下降，甚至出现缺氧状态，危害水生生物，使得大批鱼类死亡；溶解氧耗尽时，有机物转入厌氧分解过程，产生甲烷、硫化氢、氨等还原性物质和恶臭，使水质变坏。一些有机毒物进入水体后，不仅可以污染水源水直接影响人们的健康，还能被生物吸收蓄积于生物体脂肪组织中，经食物链逐级放大，造成危害。

水中有机污染项目的检验对象主要是地面水和水源水。因其有机物种类繁多，很难对其种类和含量进行准确的检验，所以，通常采用有机污染综合指标的检验间接反映水体受有机物污染的状况。常用的综合指标有“三氧”（溶解氧、化学耗氧量和生化需氧量）、石油、总有机碳等。

一、水中溶解氧的测定

（一）概述

溶解氧是指溶解于水中的分子态氧，单位为mg/L。水温、空气中的氧分压和大气压均可影响水中溶解氧的含量。当水温恒定时，溶解氧含量与空气中氧分压和大气压成正比；当氧分压恒定时，水中溶解氧与水温成反比。表4-8为标准大气压下空气中氧含量为20.9%时，不同温度时淡水中饱和溶解氧的含量。

表4-8　不同温度下淡水中饱和溶解氧的含量

温度（℃）	溶解氧（mg/L）	温度（℃）	溶解氧（mg/L）	温度（℃）	溶解氧（mg/L）
0	14.62	14	10.37	28	7.92
1	14.23	15	10.15	29	7.77
2	13.84	16	9.95	30	7.63
3	13.48	17	9.74	31	7.50
4	13.13	18	9.54	32	7.40
5	12.80	19	9.35	33	7.30
6	12.48	20	9.17	34	7.20
7	12.17	21	8.998	35	7.10
8	11.87	22	8.83	36	7.00
9	11.59	23	8.68	37	6.90
10	11.33	24	8.53	38	6.80
11	11.08	25	8.38	39	6.70
12	10.83	26	8.22	40	6.60
13	10.60	27	8.07	41	5.60

当温度恒定时，大气压改变与水中溶解氧含量的关系式如下。

$$S' = S \times \frac{P}{101.3} \tag{4-5}$$

式中，S'为大气压力在P（kPa）时的溶解度，mg/L；S为标准大气压（101.3kPa）下根据实测水温所查到的溶解度，mg/L；P为测得的实际大气压，kPa。

水中溶解氧通常来源于大气中的氧气和水生植物释放出的氧。清洁的地表水溶解氧含量一般比较高，大多处于饱和状态，而地下水的含量则较低。地表水溶解氧含量高低与水层深度有关，水层越深，溶解氧含量越低；水中含有藻类植物时，植物的光合作用释放出的氧气使水中溶解氧出现过饱和状态；在瀑布、水流急湍处，加大了空气与水的接触面积，也会使水中含过量的溶解氧。在20℃、100kPa下，纯水里溶解氧的浓度约为9mg/L。

（二）测定意义

水中溶解氧是水体自净、有机物氧化分解和水生物生存的必要条件。正常情况下，被消耗的溶解氧可以从空气里氧气的溶入及绿色水生植物的光合作用而得到不断补充。但当水体受到有机物污染，在需氧菌作用下发生生物降解，要消耗水里的溶解氧。如果有机物以碳来计算，根据$C+O_2=CO_2$可知，每12g碳要消耗32g氧气，耗氧严重，溶解氧得不到及时补充，水体中的厌氧菌就会很快繁殖，有机物因腐败而使水体变黑、发臭，水质恶化，并影响水生生物的生存。当溶解氧含量低于4mg/L时，许多鱼类就会因窒息而亡，因此，溶解氧含量可以反映水中有机物污染的情况。水里的溶解氧被消耗，要恢复到初始状态，所需时间短，说明该水体的自净能力强，或者说水体污染不严重。否则说明水体污染严重，自净能力弱，甚至失去自净能力。

（三）测定方法

为了保证水质质量和渔业发展，通过测定水中溶解氧含量用以评价水质的卫生状况和限制有机物对水质的污染。测定水中溶解氧的方法有碘量法、修正碘量法和膜电极法。清洁水常用碘量法，受污染的地面水和工业废水用修正法或膜电极法。

知识链接

水样色度、含有氧化性及还原性物质、藻类、悬浮物等会影响溶解氧的测定。氧化性物质可使碘化物游离出碘，产生正干扰；某些还原性物质可把碘还原成碘化物，产生负干扰；有机物（如腐殖酸、丹宁酸、木质素等）可能被部分氧化产生负干扰。所以，大部分受污染的地表水和工业废水必须采用修正的碘量法或膜电极法测定。

1. 修正碘量法

（1）叠氮化钠修正法　主要用于消除亚硝酸盐的干扰，当亚硝酸盐含量>0.05mg/L，［Fe^{2+}］<1mg/L时采用该法。（剧毒、易爆试剂）若Fe^{3+}>100～200mg/L则可加入KF消除干扰。

（2）$KMnO_4$修正法　当［Fe^{2+}］>1mg/L时用$KMnO_4$消除干扰，过量的$KMnO_4$用草酸盐除去；但不能消除硫代硫酸钠、亚硫酸盐、有机物、多硫酸盐干扰。

（3）明矾絮凝修正法　水样有色或含有藻类及悬浮物等，可用明矾絮凝修正。

（4）硫酸铜－氨基磺酸絮凝修正法　适于含有活性污泥等水样DO的测定。

2. 膜电极法　是通过分子氧透过薄膜的扩散速率来测定水中溶解氧。此方法简便、快速、干扰较少，可用于现场测定。

本教材采用碘量法进行水中溶解氧的测定。

1. 原理　在水样中加入硫酸锰和碱性碘化钾溶液，硫酸锰和氢氧化钠反应生成氢氧化锰，氢氧化锰迅速与水中的溶解氧反应生成含氧氢氧化锰，含氧氢氧化锰又与过量的氢氧化锰反应生成偏亚锰酸锰棕色沉淀。再加入硫酸，偏亚锰酸锰将碘化钾氧化释放出碘。以淀粉为指示剂，用硫代硫酸钠标准溶液滴定碘，根据硫代硫酸钠标准溶液的消耗量，计算水中溶解氧的含量。反应式如下：

$$MnSO_4+2NaOH \longrightarrow Mn(OH)_2\downarrow+Na_2SO_4$$

$$2Mn(OH)_2+O_2 \longrightarrow 2H_2MnO_3\downarrow$$

$$H_2MnO_3+Mn(OH)_2 \longrightarrow \underset{\text{棕色沉淀}}{MnMnO_3\downarrow}+2H_2O$$

$$2KI+H_2SO_4 \longrightarrow 2HI+K_2SO_4$$

$$MnMnO_3+2H_2SO_4+2HI \longrightarrow 2MnSO_4+I_2+3H_2O$$

$$I_2+2Na_2S_2O_3 \longrightarrow 2NaI+Na_2S_4O_6$$

2. 分析步骤

（1）采样　使用溶解氧瓶（图4–4），按测溶解性气体水样采集方法采集水样。要求在采集水样的同时，测定现场水温和大气压。

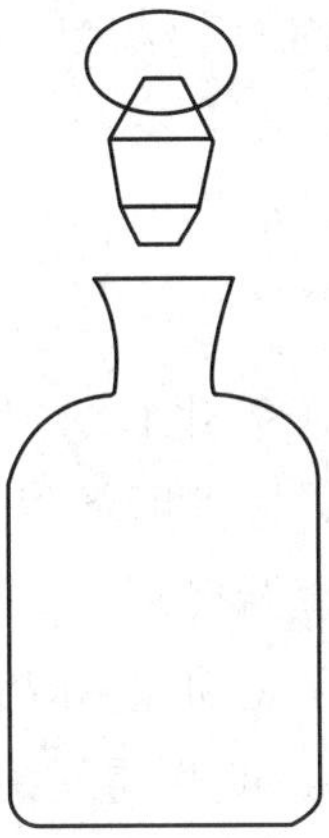

图4-4　溶解氧瓶

（2）固定溶解氧　取下水样瓶塞，将吸管插入水样液面内，缓慢加入硫酸锰溶液1.0ml，按同法再加入碱性碘化钾溶液2.0ml，盖紧瓶塞（注意不要有气泡产生），将瓶颠倒混合数次，此时有黄棕色沉淀产生，待沉淀下降至瓶高的一半时，再混匀一次。

（3）游离碘再次颠倒混合　待沉淀下降至瓶高的一半时，小心打开瓶塞，迅速沿瓶口缓慢加入2.0ml硫酸，盖紧瓶塞，颠倒混合至沉淀完全溶解，于暗处静置5分钟。如沉淀溶解不完可补加少量硫酸至沉淀完全溶解。

（4）滴定碘　用移液管吸取上述水样瓶中水样100ml两份，分别置于250ml碘量瓶中用硫代硫酸钠标准液滴定至淡黄色，加入1ml淀粉溶液，继续滴定至蓝色刚好褪去，记录消耗量V（ml），取两次滴定的平均值。

3. 方法说明

（1）溶解氧必须在采样现场固定，加入试剂一定要缓慢。加入试剂时应将移液管尖插入液面之下，缓慢加入，以免将空气中的氧带入水样引起误差。

（2）要注意淀粉指示剂的加入时机，应该先将溶液由棕色滴定至淡黄色，再加入淀粉指示剂。提前加淀粉指示剂时淀粉颗粒会包裹碘单质，使终点滞后并出现反复，影响滴定结果。

（3）滴定溶解氧最好现场测定，否则应于4℃以下避光保存带回实验室8小时内测定完毕。

（4）游离碘时，加入硫酸再盖上瓶塞，会有同体积的液体溢出，因此时溶解氧已固定，不会影响测定结果。

（5）当滴定到达终点后，30秒内溶液蓝色没有返回为正常，否则表明水样中可能含有过量的亚硝酸盐，遇此情况，可加入叠氮化钠消除亚硝酸根的干扰。但叠氮化钠有剧毒，操作时应严防中毒。

（6）水样中存在大量氧化物时，会氧化碘化钾产生游离碘单质，使测定结果偏高。可改变试剂的加入顺序，即先加硫酸，测定结果中扣除以校正测定结果。

（7）若水样中存在大量的无机还原性物质和易氧化的有机物时，会消耗游离出来的碘单质，使测定结果偏低。加入过量次氯酸钠，氧化两个平行水样的还原性物质，一个水样改变试剂加入顺序，一个水样按正常顺序，两者的测定结果的差即为校正以后水样溶解氧的测定结果。

（8）水样中悬浮物较多会吸附或消耗游离碘，使结果偏低，可预先用明矾在碱性条件下水解，生成氢氧化铝后再凝聚悬浮物，沉淀析出后分两个平行样测定，一个水样改变试剂加入顺序，一个水样按正常顺序，两者的测定结果的差即为校正以后水样溶解氧的测定结果。

二、水中耗氧量的测定

（一）概述

耗氧量（OC）是指在一定条件下，氧化1L水中还原性物质所消耗的氧化剂的量（以O_2计），用ρ（O_2）表示，单位为mg/L。根据所使用的氧化剂可以分为高锰酸钾法和重铬酸钾法。在一定条件下，用强氧化剂高锰酸钾氧化1L水中还原性物质所需的氧化剂的量（以O_2计）叫作高锰酸钾法，单位为mg/L；在加热和酸性条件下，以重铬酸钾氧化剂氧化水中还原性物质所消耗的氧量（以O_2计），叫作重铬酸钾法，单位为mg/L，也称化学需氧量（COD）。

（二）测定意义

耗氧量用来表征饮水和较清洁的水中所含可被高锰酸钾（在酸性或碱性条件下）氧化的物质（以有机物为主，也包括无机还原性物质）所消耗氧的量。但并非所有的有机物都能被高锰酸钾氧化，因而也只是一个相对的指标。水中还原性物质包括无机还原性物质和有机还原性物质两类，当水体受到生活污水、某些工业废水及人、畜粪便污染时，水中还原性物质就会增多，所以耗氧量反映水体受还原性物质污染的程度。耗氧量高说明水体受到较多还性原性物质的污染。

我国《生活饮用水卫生标准》（GB 5749—2006）规定耗氧量（COD_{Mn}法，以O_2计）≤3mg/L，特殊情况下≤5mg/L（水源限制，原水需氧量>6mg/L时）；地表水环境质量标准规定Ⅲ类水域需氧量≤6mg/L，化学需氧量（COD）≤20mg/L。

（三）测定方法

耗氧量的测定方法有酸性高锰酸钾法和碱性高锰酸钾法。酸性高锰酸钾法具有简便快速、耗资少和二次污染危害少的优点，故经常使用。但对有机物氧化效率低，因此适用于测定氯化物质量低于300mg/L（以Cl^-计）的生活饮用水及其水源水中需氧量。当水中氯化物>300mg/L时，可将水样稀释后再测定，或改用碱性高锰酸钾法。

知识链接

国际标准化组织（ISO）把使用高锰酸钾法测定天然水与纯净水中所得需氧量称之为高锰酸盐指数。当水体受到生活污水、某些工业废水及人、畜粪便污染时，由于有机物的成分较为复杂，高锰酸钾不能完全氧化水中一些较难氧化的高分子还原性有机物，此时应改用氧化能力更强的氧化剂重铬酸钾，以氧化分解更多的有机物，测定值称为化学需氧量。

酸性高锰酸钾法测定耗氧量可产生正误差。此时可将水样稀释后再测定，或改用碱性高锰酸钾法。其原理是用高锰酸钾在碱性溶液中先将还原性物质氧化，过量高锰酸钾在酸化后用草酸溶液滴定，根据消耗高锰酸钾标准溶液的量计算需氧量。

本教材采用酸性高锰酸钾滴定法测定耗氧量。

1. 原理 高锰酸钾在酸性溶液中将还原性物质氧化，过量的高锰酸钾用草酸钠还原，再用高锰酸钾标准溶液回滴过量的草酸钠，根据高锰酸钾消耗量计算耗氧量（以O_2计）。

2. 分析步骤

（1）吸取100.0ml充分混匀的水样于经过预处理的锥形瓶中，加入硫酸溶液（1+3）5ml，混匀。自滴定管中准确加入0.0100mol/L高锰酸钾溶液10.00ml，混匀。立即将锥形瓶放入沸水浴中准确加热30分钟，若加热过程中红色明显减退，须将水样稀释后重做。

（2）取下锥形瓶，趁热自滴定管中滴加0.0100mol/L草酸钠标准使用溶液10.00ml，充分振摇，使红色褪尽。于白色背景上，立即用0.0100mol/L高锰酸钾溶液滴定至微红色即为终点。记录消耗的高锰酸钾溶液量。

（3）向滴定至终点的水样中，趁热（70～80℃）准确加入0.0100mol/L草酸钠标准使用溶液10.00ml，立即用0.0100mol/L高锰酸钾标准溶液滴定至微红色，记录消耗的高锰酸钾溶液量。计算高锰酸钾溶液的校正系数K。

如水样经过稀释，则另取蒸馏水100ml，做空白试验。

3. 方法说明

（1）本法适用于氯化物质量浓度低于300mg/L（以Cl^-计）的生活饮用水及其水源水中耗氧量的测定。

（2）水样中氯化物含量过高（超过300mg/L）时，在酸性介质中氯离子被高锰酸钾氧化生成氯气，消耗了高锰酸钾，从而使得测定结果偏高。氯化物含量过高时可用碱性高锰酸钾法。

（3）测定耗氧量的水样最好使用玻璃瓶采集，采集的样品应尽快测定。若不能尽快测定，需加硫酸调节pH<2，或加硫酸铜2～5mg/L，低温下可保存2周。

（4）测定过程中，酸度越高，高锰酸钾越易自动分解；酸度过小，反应速度慢，结果偏低，因此最适宜的溶液酸度为0.45mol/L硫酸环境。

（5）若在测定过程中水样消耗的高锰酸钾标准溶液超过加入量一半（或在加热反应过程中红色很快褪去或变黄，或耗氧量高于5mg/L），剩余高锰酸钾标准溶液浓度过低，影响了氧化能力，使测定结果偏低。遇此情况，应酌情取少量水样，用水稀释至100ml后再测定。

（6）加热方式、反应时间是影响测定结果的重要因素。因此，测定时必须严格按操作规程进行。

（7）由于新配制的高锰酸钾溶液浓度不稳定，因此，高锰酸钾溶液应在使用前提前两周配制，临用前用草酸钠标准溶液标定。高锰酸钾的浓度应控制在0.0100mo/L左右，浓度过大，有机物被氧化的程度大，测定结果偏高，浓度过小，结果偏低。

三、水中生化需氧量的测定

（一）概述

生化需氧量（BOD）是指在有溶解氧的条件下，需氧微生物在分解水中有机物的生物化学过程中所消耗的溶解氧量，单位为mg/L。有机物在好氧性微生物作用下生物氧化过程的显著特点就是吸收氧气，吸收的氧气量越多，说明水样中能被氧化分解的有机物含量越多。通常是用规定条件下测定一定时间内的生化需氧量来衡量有机物的污染程度，以水样在一定温度下密闭容器中培养一定时间后，溶解氧的减少量来表示。

知识链接

水中有机物在需氧微生物作用下的生物氧化反应过程，大致分两个阶段：第一阶段为碳化阶段，此阶段需在20℃以下反应20天，但在第5天时可达68%；第二阶段为硝化阶段是氨被氧化为亚硝酸盐和硝酸盐，欲达到完全稳定状态，需在20℃时反应100天左右。两阶段不可截然分开，各有主次，但因硝化阶段所需时间较长，除研究工作外，无实际应价值。1963年，美国公共卫生协会将20℃ 5日生化需氧量稀释法作为标准方法，沿用至今。国内外广泛采用的20℃五天培养法（法），测得的BOD值一般不包括硝化阶段。

（二）测定意义

水中有机物含量越多，微生物分解有机物时消耗的溶解氧也越多，即BOD值越高。因此，BOD值是间接反映水体被有机物污染程度及衡量生化处理过程中净化效率的综合指标。由于生活污水和工业废水中常含有大量有机物，排入江河后，会消耗水中溶解氧，使水质恶化，影响鱼类生存。为保护水源不受有机物污染，我国地表水环境质量标准规定Ⅲ类水域$BOD_5 \leq 4mg/L$。

（三）测定方法

测定生化需氧量有稀释接种法、微生物传感器法、直接培养法、标准稀释法、瓦勃呼吸法、短日时法、电呼吸计法、高温法、活性污泥快速法和相关估算法等。稀释接种法具有良好的稳定性和重现性，准确度高，广泛应用于地面水、生活污水和工业废水中生化需氧量的测定。本教材采用稀释培养法进行水中生化需氧量的测定。

1. 原理 取原水或经过稀释的水样，使其中含足够的溶解氧，将样品同时分为两份，一份立即测定当日溶解氧的浓度，另一份立即放入（20±1）℃的恒温培养箱中，培养5昼夜后取出，再测定溶解氧的浓度。两者之差即为五日生化需氧量（BOD_5）。

2. 方法说明

（1）测定BOD的水样，其采样方法与溶解氧的方法相同，但不能加防腐剂，应尽快测定。若水样含有强酸或强碱，应先用10%的碳酸钠溶液或0.5mol/L硫酸中和至pH为7左右。

（2）当水样有余氯时，应先用硫代硫酸钠除去。

（3）水样中含有亚硫酸盐和亚铁等还原性物质时会消耗溶解氧，影响测定结果。为消除干扰，应将培养前的稀释水样放置15分钟后再测定。

（4）为了获得准确的生化需氧量值，水样在稀释过程中应避免产生气泡。

考点提示 溶解氧、耗氧量、生化需氧量的概念、测定方法和测定原理及方法说明。

扫码"学一学"

第四节　无机非金属指标测定

案例讨论

【案例】

2004年10月13日晚，辽宁省葫芦岛市连山区新大路住宅小区的300多居民陆续出现肠道病症状和体征：恶心、呕吐、腹疝、腹泻，经抢救均脱离危险。卫生技术服务人员进行流行病学调查和采样检测分析时，显示所采水样的氨氮、亚硝酸盐氮、硝酸盐氮、细菌总数、总大肠菌群和粪大肠菌群等项目的检测结果超标，结合浑浊度、臭和味、色度的检测结果，确定这是一起由粪便污染水源而引起的食物中毒。

【讨论】

1. 如何检测水样中氨氮、亚硝酸盐氮和硝酸盐氮？检测方法和注意事项是什么？

2. 如何根据检测结果，判断水源污染的原因并给出处理建议？

一、水中氨氮的测定

（一）概述

氨氮（NH_3–N）是指水中以游离氨（NH_3，也称非离子氨）和（或）铵盐（NH_4^+）的形式存在的氨。两者的存在形式取决于水体的酸碱度（pH）。

氨氮普遍存在于地下水及地面水中，用氯胺消毒的饮水可产生微量氨氮。由于生活污水中含氮有机物受微生物作用可产生大量氨氮，人畜粪便和某些工业废水中尿素和氨的含量很高，所以水体受生活污水、人畜粪便以及某些工业废水污染后，氨氮浓度将明显增加。除此之外，水中的亚硝酸盐在氧气不足的条件下亦可受微生物作用还原成氨，水中尿素也可转变成氨氮。

水中的含氮有机物，如蛋白质在微生物的作用下按蛋白胨→肽→氨基酸→氨→亚硝酸盐→硝酸盐的进程分解，以达到无机化。水中含氮有机物在微生物作用下的无机化过程，是水体自净的方式之一。水中的溶解氧越充足，无机化过程进行得彻底，最终产物为硝酸盐。无机化过程进行得不彻底，其产物可能是氨、亚硝酸盐。

知识拓展

水中氨氮、亚硝酸氮、硝酸盐氮可通过生物化学反应相互转化，氨氮、亚硝酸氮、硝酸盐氮检验结果的意义见表4–9。

表4–9　水中三种含氮化合物检出结果的意义

氨氮	亚硝酸盐	硝酸盐	意义
–	–	–	表示清洁水
+	–	–	表示新近出现污染

续表

氨氮	亚硝酸盐	硝酸盐	意义
+	+	-	表示新近污染，分解正在进行
+	+	+	表示水以前被污染，现已开始分解并仍有新污染
-	+	+	表示水中污染物已分解，趋向自净
+	-	+	表示旧污染物分解已完毕，现又有新污染
-	+	-	表示污染物已分解，但未完全自净或硝酸盐还原成亚硝酸盐
-	-	+	表示水中污染物都已分解并达到净化

（二）测定意义

水中有机氮、氨、亚硝酸盐、硝酸盐之间可通过生物化学反应相互转化。结合水中氨氮、亚硝酸盐氮和硝酸盐氮的含量，有助于评价水体受污染情况，了解水体自净能力，并正确评价水质卫生。若水体中含有较高浓度的氨氮，说明水体最近受到了污染；若主要含亚硝酸盐氮，则表明不久前受到污染；如主要含有硝酸盐氮，说明水体受到污染已经有较长时间，自净过程已基本完成；如水体中氨氮、亚硝酸盐氮和硝酸盐氮浓度均较高，则说明水体受到连续污染。

水中氨氮含量过高时，对鱼类等水生生物有毒害作用，对人体也有不同程度的危害。中华人民共和国国家标准《生活饮用水卫生标准》（GB 5749—2006）规定氨氮（以N计）不得超过0.5mg/L，世界卫生组织考虑到氨氮对人体健康的影响较小并未制定限量，只提示高浓度氨氮可能带来饮用水臭和味的改变。

（三）测定方法

水中氨氮的测定方法较多，有纳氏试剂分光光度法、水杨酸-次氯酸盐分光光度法、电极法和滴定法等。《生活饮用水标准检验方法 无机非金属指标》（GB/T 5750.5—2006）中主要有纳氏试剂分光光度法、酚盐分光光度法及水杨酸盐分光光度法。

纳氏试剂分光光度法是最经典的测定方法，也是中国《地表水环境质量标准》和《生活饮用水标准检验方法》规定的分析方法之一，该法操作简便、灵敏度较高，适应范围广。

知识链接

酚盐分光光度法适用于无色澄清的生活饮用水及其水源水中氨氮的测定。其原理是：氨在碱性溶液中与次氯酸盐生成一氯胺，在亚硝基铁氰化钠的催化下与酚生成吲哚酚蓝染料，比色法定量。用直接法比色测定时，需加入柠檬酸盐防止水中钙、镁离子生成沉淀。

水杨酸盐分光光度法适用于生活饮用水及其水源水中氨氮的测定。其原理是：在亚硝基铁氰化钠存在下，氨氮在碱性溶液中与水杨酸盐-次氯酸盐生成蓝色化合物，其色度与氨氮含量成正比。

1. 原理 水中氨与纳氏试剂（K_2HgI_4）在碱性条件下，生成黄至棕色的化合物（NH_2Hg_2OI），其色度与氨氮含量成正比。

2. 分析步骤 取50.00ml澄清水样或经预处理的水样，另取8支比色管，分别加入不同体积的氨氮标准使用液。向水样及标准溶液管内分别加入1ml酒石酸钾钠溶液，混匀，加入1ml纳氏试剂混匀后放置10分钟，于420nm波长处，1cm比色皿，纯水为参比，比色定量。

3. 方法说明

（1）本法适用于生活饮用水及其水源水中氨氮的测定。最低检测质量为1μg氨氮，若取50ml水样测定，则最低检测质量浓度为0.02mg/L。

（2）用于氨氮检测的水样需用聚乙烯瓶或玻璃瓶采集。水中氨氮的稳定性差，一般要求采样后立即测定。如不能立即测定，须在每升水样加入0.8ml浓硫酸，使pH小于2，4℃冰箱保存，酸化样品应注意防止空气中氨的污染。

（3）对于含有余氯水样，采样后，应立即加入硫代硫酸钠脱氯，否则余氯可与氨反应生成一氯氨、二氯氨或三氯氨，使测定结果偏低。

（4）当水样有色或浑浊以及含有其他干扰物质而影响氨氮测定时，需对水样进行预处理。较清洁的水样，可采用絮凝沉淀法处理，即在水样中加入适量硫酸锌溶液并加氢氧化钠溶液使样品呈碱性，生成氢氧化锌絮状沉淀，再经过滤除去颜色和浑浊。污染严重的水样或工业废水，则需用蒸馏法消除干扰，蒸馏时需加入磷酸盐缓冲液调水样pH 7.4左右，以利于氨的馏出。

（5）水中常见的钙、镁、铁等离子能在测定过程中生成沉淀，可加入酒石酸钾钠掩蔽。

（6）硫化物、铜、醛等亦可引起溶液浑浊；脂肪胺、芳香胺、亚铁等可与碘化汞钾产生颜色。

（7）经硫酸锌和氢氧化钠沉淀的水样，静置后一般均能澄清。如必须过滤时，应注意滤纸中的铵盐对水样的污染，需预先将滤纸用无氨纯水反复淋洗，直至用纳氏试剂检查不出氨后再使用。

（8）当水样氨氮浓度较高时，标准系列管氨氮标准使用液的量可改为0.00、0.50、1.00、2.00、4.00、6.00、8.00、10.00ml。

（9）经蒸馏出来的水样配制标准系列时，水样管和标准管均不加酒石酸钾钠溶液，只向标准管中各加5ml硼酸溶液。

（10）标准管加氨氮标准使用液后，必须先加无氨水稀释，混匀后，再加其他试剂，否则会产生浓厚沉淀而无法测定。

（11）该法需使用有毒试剂碘化汞钾和强碱，对操作人员和环境影响大，现在使用的较多的是酚盐分光光度法及水杨酸盐分光光度法，参见中华人民共和国国家标准《生活饮用水标准检验方法　无机非金属指标》（GB/T 5750.5—2006）。

二、水中亚硝酸盐氮的测定

（一）概述

亚硝酸盐氮（NO_2^--N）是含氮有机物受细菌作用分解的氮循环中间产物，是亚硝酸盐中的氮。在水中不稳定，在氧和微生物的作用下易被氧化成硝酸盐，在缺氧条件下也可被还原为氨。如深井水中硝酸盐氮被还原为亚硝酸盐氮，甚至是氨氮，所以水中亚硝酸盐氮

（NO_2^-–N）是含氮有机物分解的中间产物。水中NO_2^-–N的来源主要为生活污水中含氮有机物的分解和化肥、酸洗等工业废水，此外农田排水也可引入较高浓度的NO_2^-–N。未受污染地面水中亚硝酸盐氮含量一般低于0.1mg/L，某些地下水可能会由于地层结构的还原作用出现较高浓度的亚硝酸盐氮。

（二）测定意义

亚硝酸盐进入人体后，可将亚铁血红蛋白氧化成高铁血红蛋白，使之失去运输氧的能力，可引起高铁血红蛋白血症，机体出现组织缺氧的症状和体征，严重时可导致缺氧死亡。亚硝酸盐是致癌物亚硝胺的前体，在酸性介质中，亚硝酸盐可与仲胺类物质反应生成亚硝胺类致癌物。天然水中，亚硝酸盐氮含量很低，不会对人体健康产生影响。

根据水中亚硝酸盐氮的存在水平，再结合水中氨氮和硝酸盐氮的含量，可以评价水体受污染的程度及自净状况。一般认为水中检出亚硝酸盐氮，表示水中有机物的分解正在激烈地进行，水体正在净化，污染的危险性依然存在。中华人民共和国国家标准《生活饮用水卫生标准》（GB 5749—2006）中生活饮用水中亚硝酸盐的限量值为1mg/L。中华人民共和国《地面水环境质量标准》（GB 3838—2002）规定：Ⅰ类水中亚硝酸盐氮含量不超过0.06mg/L，Ⅱ类水不超过0.1mg/L，Ⅲ类水不超过0.15mg/L，Ⅳ～Ⅴ类水不超过1.0mg/L。世界卫生组织（WHO）规定婴幼儿饮水不超过3mg/L，长期接触的临时限量不超过0.2mg/L。

（三）测定方法

水中亚硝酸盐氮常用的测定方法有离子色谱法、气相色谱法、极谱法和分光光度法。前三种方法简便、快速、干扰较少；而应用最广泛的是重氮化偶合分光光度法，又称格氏试剂法，该法简便快速，灵敏度高，但色度和浊度对测定有干扰。本教材采用重氮偶合分光光度法进行水中亚硝酸盐氮的测定。

1. 原理 在pH1.7以下的酸性介质中，水中亚硝酸盐与对氨基苯磺酰胺（对氨基苯磺酸）反应，生成重氮盐。重氮盐再与盐酸N-（1-萘基）-乙二胺发生偶合反应，生成紫红色化合物，其吸光度值与亚硝酸盐氮的含量成正比。

2. 分析步骤 将水样或处理后的水样用酸或碱调至近中性，取50.00ml水样，另取8支比色管，分别加入不同体积的亚硝酸盐氮标准使用液，用纯水稀释至50ml。向水样及标准溶液管内分别加入1ml对氨基苯磺酸溶液，混匀后放置2~8分钟，加入1.0ml盐酸N-（1-萘基）-乙二胺溶液，立即混匀。于540nm波长处，1cm比色皿，纯水为参比，在10分钟至2小时内测定吸光度值，比色定量。

3. 方法说明

（1）本法适用于生活饮用水及其水源水中亚硝酸盐氮的测定。如亚硝酸盐浓度过高，不易显色，需稀释后测定。

（2）水样采集可用玻璃瓶或聚乙烯塑料瓶，采样后应尽快测定，以避免细菌将亚硝酸盐还原成氨。若不能立即测定，可于每升水样中加入40mg氯化汞抑菌，并置4℃冰箱避光保存，可稳定1~2天。

（3）水中三氯胺产生红色干扰；铁、铅等离子可产生沉淀引起干扰；铜离子起催化作用，可分解重氮盐使结果偏低；水样有色或浑浊时，对本实验会产生干扰。这些干扰可用以下方法消除：①水样有色或浑浊，可加入氢氧化铝悬浮液，混凝沉淀后过滤消除，注意氢氧化铝试剂不能带入亚硝酸盐氮；②二价铜离子、三价铁、铅、汞、银等金属离子含量较高，加适量EDTA形成配合物来消除；③水中三氯胺产生的红色干扰，通过改变试剂加入顺序，即先加盐酸N-（1-萘基）-乙二胺，再加对氨基苯磺酰胺的方法，消除此干扰。

（4）因重氮化反应的灵敏度很高，测定中应避免亚硝酸盐的污染，注意防止空气中氧化氮对试剂的污染，如煤气燃烧产生的大量氮氧化物，溶于水中可形成亚硝酸盐氮。

（5）显色剂需保存于密闭的棕色瓶中，4℃冰箱中保存能保证至少在1个月内稳定。

（6）亚硝酸钠不稳定，受潮后易被氧化。因此，配制标准溶液用的亚硝酸钠应在105～110℃干燥2小时，或在硫酸干燥器内放置24小时。亚硝酸盐氮标准溶液应先配制成浓度较高的储备液，临用前再稀释。

（7）溶液的酸度对显色的影响较大，如水样偏酸或偏碱，则需用氢氧化钠溶液或磷酸溶液调pH至中性后再加显色剂。

三、水中硝酸盐氮的测定

（一）概述

硝酸盐氮（NO_3^--N）是含氮有机化合物在水体中的最终氧化产物，是在有氧环境中最稳定的含氮化合物，也是含氮有机化合物经无机化作用最终阶段的分解产物。水中NO_3^--N的来源有：①水中各种含氮有机物在有氧条件下，经无机化作用的最终分解产物；②制革作业、化肥厂等排出的工业废水；③施用硝酸盐类化肥的农田排水；④空气中氧化氮污染物经降水淋溶后形成的硝酸盐。

（二）测定意义

清洁的地面水中硝酸盐氮含量较低，如果水样中仅含有硝酸盐氮，而有机氮、氨氮及亚硝酸盐氮都不存在，则表明污染物中有机物已被细菌分解完全，水体完成自净过程。否则，说明水体正在遭受连续污染或正在自净过程中。

饮水中硝酸盐氮含量过高，对人体健康产生的不良影响与亚硝酸盐氮相同，但在实际管理中，应重点关注婴幼儿的反应，婴幼儿是饮用水中硝酸盐的敏感人群。因为进入体内的硝酸盐氮经肠道中微生物转变为亚硝酸盐氮，而婴幼儿肠道微生物的还原能力比成人更强，饮用水中硝酸盐氮含量过高可引起人工喂养婴儿的变性血红蛋白血症。因此世界卫生组织（WHO）规定饮用水中硝酸盐氮质量浓度（以N计）不超过10mg/L，推荐标准为5mg/L。《生活饮用水卫生标准》（GB 5749—2006）规定硝酸盐（以N计）限值为10mg/L，地下水源限值为20mg/L。

（三）测定方法

水中硝酸盐氮的测定方法较多，如麝香草酚分光光度法、紫外分光光度法、离子色谱法和示波极谱法等。《生活饮用水标准检验方法　无机非金属指标》（GB/T 5750.5—2006）中测定硝酸盐氮的方法是麝香草酚分光光度法、紫外分光光度法、镉柱还原法和离子色谱法。

1. 麝香草酚分光光度法

（1）原理　硝酸盐和麝香草酚在浓硫酸溶液中形成硝基酚化合物，在碱性溶液中发生分子重排，生成黄色化合物，比色测定。

（2）分析步骤　吸取1.00ml水样，另取6支比色管，分别加入不同体积的硝酸盐氮标准使用液，用纯水稀释至1.00ml。向水样及标准溶液管内分别加入0.1ml氨基磺酸铵溶液，混匀后放置5分钟，各加入0.2ml麝香草酚乙醇溶液，摇匀后加入2ml硫酸银硫酸溶液，混匀后放置5分钟。加8ml纯水，混匀后滴加氨水至溶液黄色到达最深，并使氯化银沉淀溶解为止。加纯水至25ml刻度，混匀。于415nm波长处，2cm比色皿，纯水为参比，测定吸光度值，比色定量。

（3）方法说明

1）本法适用于生活饮用水及其水源水中硝酸盐氮的测定。本法最低检测质量为0.5 μg硝酸盐氮，若取1.00ml水样测定，则最低检测质量浓度为0.5mg/L。

2）亚硝酸盐对本标准呈正干扰，可用氨基磺酸铵除去；氯化物对本标准呈负干扰，可用硫酸银消除。

3）加麝香草酚乙醇溶液时应由比色管中央直接滴加到溶液中，勿沿管壁流下。

4）加入氨水可使溶液呈碱性，同时可以使生成的氯化银沉淀溶解。

5）用于硝酸盐氮测定的水样需用玻璃瓶或聚乙烯瓶采集，采样后应尽快测定。如不能及时测定，为了抑制微生物活动对氮平衡的影响，须于每升水样中加入0.8ml浓硫酸，并于0～4℃避光保存，24小时内完成测定。

2. 紫外分光光度法

（1）原理　利用硝酸盐在220nm波长具有紫外吸收和在275nm波长不具吸收的性质进行测定，于275nm波长测出有机物的吸收值对测定结果进行校正。

（2）分析步骤　吸取50.00ml水样加1ml盐酸溶液酸化。另取7支比色管，分别加入不同体积的硝酸盐氮标准使用液，用纯水稀释至50.00ml，各加1ml盐酸溶液。用纯水调节仪器吸光度值为0，分别在220nm和275nm波长处，测定吸光度值，比色定量。

（3）方法说明

1）本法适用于未受污染的天然水及经净化处理的生活饮用水及其水源水中硝酸盐氮的测定。本法适用于测定硝酸盐氮浓度范围为0～11mg/L的水样。

2）可溶性有机物、表面活性剂、亚硝酸盐和Cr^{6+}对本方法测定结果有干扰，次氯酸盐和氯酸盐也能干扰测定。低浓度的有机物可以测定不同波长的吸收值予以校正。浊度的干扰可以经0.45 μm膜过滤除去。氯化物不干扰测定；氢氧化物和碳酸盐（浓度可达1000mg/L $CaCO_3$）的干扰可用盐酸［c（HCl）=1mol/L］酸化予以消除。

3）若275nm波长处测得的吸光度的2倍大于220nm波长吸光度的10%时，本标准将不能适用。

四、水中氟化物的测定

（一）概述

氟（F）是自然界最活泼的非金属卤族元素，氧化活性很强，常温下几乎能与所有的金属和非金属元素化合，形成各种氟化物，在自然情况下，不存在游离状态的氟。含氟化合物的天然矿石有萤石（CaF_2）、氟磷灰石［$CaF_2 \cdot 3Ca(PO_4)_2$］和冰晶石（$3NaF \cdot AlF_3$）等。

水体中氟的来源可分为天然来源和人为污染两类。由于氟广泛存在于自然界中，且多数氟化物有良好的水溶性，雨水、地表水、地下水流经含氟土壤和岩石，可从中淋溶出部分氟，因此各类水体中都含有一定量的氟化物。氟矿石是重要的化工原料，广泛应用于冶金、电子、化工、电镀、磷肥、水泥、玻璃、农药和塑料等，所以工业废水和矿物燃料是水中氟的主要污染源。若地面水中氟含量突然异常增高，则可能存在含氟工业废水污染。

（二）测定意义

氟是人体生长发育过程中必需的一种微量元素，对牙齿和骨骼的形成和结构均有重要作用。适量的氟是人体所必需的，氟缺乏或过多均会对机体产生不良影响。机体长期氟摄入不足，会增加患龋齿的风险，特别是婴幼儿；但摄入过多，则会引起氟中毒，其特异性的临床表现主要为氟斑牙和氟骨症，饮用水含氟2.4~5mg/L则可出现氟骨症。成人每日需摄入2~3mg氟，即可满足机体生理需要，一般通过饮水与食物获取，其中50%通过饮水摄入。为保证人群的氟摄入，供水工程常要进行加氟或脱氟处理。一般认为，饮用水氟的适宜含量为0.5~1.0mg/L，《生活饮用水卫生标准》（GB 5749—2006）规定了氟的上限值，即不超过1.0mg/L（以F^-计，下同）。我国《地表水环境质量标准》（GB 3838—2002）规定Ⅰ类、Ⅱ类、Ⅲ类地表水氟化物含量≤1.0mg/L，Ⅳ类和Ⅴ类地表水氟化物含量≤1.5mg/L。

（三）测定方法

水中氟化物的测定方法有离子选择电极法、离子色谱法、氟试剂分光光度法、锆盐茜素比色法等。其中离子选择电极法具有选择性好、操作简便快速和适用范围宽的特点，适于测定氟含量为0.05~1900mg/L的水样。离子色谱法简便快速，相对干扰较少，已被国内外普遍使用，测定范围为0.06~10mg/L。

1. 离子选择电极法

（1）原理　氟离子选择电极的氟化镧单晶膜对氟离子有选择性响应，在氟化镧电极膜两侧，不同浓度氟溶液之间存在电位差，这种电位差通常称为膜电位。膜电位的大小与氟化物溶液的离子活度有关。以氟电极为指示电极，饱和甘汞电极为参比电极组成一对原电池，利用电动势与离子活度负对数值的线性关系直接求出水样中氟离子浓度。

（2）分析步骤

1）标准曲线法　配制一系列不同浓度的氟化物标准溶液，加入与水样相同的离子强度缓冲液，从低浓度到高浓度测定标准系列溶液的电位值，以氟化物的活度为横坐标，电位值为纵坐标，在半对数坐标纸上绘制标准曲线。按照相同条件和步骤测定水样的电位值，在标准曲线上查得水样中氟化物的质量浓度。

2）标准加入法　吸取50.00ml水样，加入50.00ml离子强度缓冲液，插入氟离子选择电极和饱和甘汞电极，在搅拌下读取平衡电位值（E_1，mV）。在水样中加入一小体积的氟化物标准储备液，在搅拌下读取平衡电位值（E_2，mV）。

（3）方法说明

1）离子选择电极法适用于生活饮用水及其水源水中可溶性氟化物的测定；本法最低检测质量为2μg，若取10ml水样测定，则最低检测质量浓度为0.2mg/L。

2）测定氟化物的水样，应用聚乙烯瓶收集和储存；储存氟化物标准溶液宜用聚乙烯瓶。

3）色度、浑浊度较高及干扰物质较多的水样可用本标准直接测定。污染严重的水样，检测前需作蒸馏处理，蒸馏时氟以氢氟酸或氟硅酸（H_2SiF_4）的形式从沸点高的酸溶液中蒸出。

4）在测定前，氟离子选择电极最好在NaF溶液（10^{-3}mol/L）中浸泡1~2小时进行活化，再用去离子水浸泡数小时或过夜，若长期不用，宜风干后妥善保存。

5）测定时，电池的电动势受溶液的pH、离子强度或氟离子活度和温度的影响。当溶液中含有大量的OH^-时，氟化镧单晶薄膜与OH^-产生离子交换作用，导致溶液中F^-浓度增加，进而增大电极响应程度，使测定结果偏高。在酸性介质中，H^+与F^-可形成HF或HF_2^-，降低F^-浓度，使测定结果偏低。反应式如下：

$$LaF_3+3OH^- = La(OH)_3+3F^-$$

$$H^++F^- \rightleftharpoons HF$$

为消除溶液的pH对电池电动势的影响，应将测定水样的pH控制在5.5~6.5。

6）为保证检测结果的准确性，在测定时通常加入总离子强度缓冲液（TISAB，Total Ionic Strength Adjustment Buffer）。其作用是：①维持相同离子活度，保持被测溶液离子强度的稳定性，防止因离子活度不同而产生的误差；②掩蔽干扰离子的影响，缓冲液中的柠檬酸盐能与待测溶液中的铝和铁离子发生配合反应，避免铝和铁与氟离子本身形成氟配合物；③维持适宜的pH范围，乙酸盐缓冲液可为测定提供适宜的酸碱度环境，保证溶液在适宜的pH范围内；④加快反应速度，缩短平衡时间。如10^{-6}mol/L的F^-在纯水中的平衡时间需要1小时，而加入离子强度缓冲溶液后仅需10分钟即可达到平衡。

TISAB通常有两类：TISAB Ⅰ和TISAB Ⅱ；TISAB Ⅰ的主要成分是柠檬酸三钠，适用于干扰成分浓度较高的水样；TISAB Ⅱ由氯化钠、柠檬酸三钠和冰乙酸组成，宜用于干扰物质少、比较清洁的水样。

7）温度不仅影响电极的斜率，也影响电极电位及水样的离解程度。因此，测定水样时必须调节温度补偿装置，使标准溶液系列与水样的测定应保持温度一致，温度补偿常设在25℃。

8）测量时应按照低浓度至高浓度的顺序进行，测定前，电极在水中的电位值应在–340mV以下，并用0.5mg/L的氟标准溶液浸泡30分钟，进行活化，用水冲洗后再测定样品。每次样品测定前要彻底清洗电极至其电位值在空白值以下，当样品浓度相差较大时，最好用两支氟电极。

9）待测样品液的浓度越低，电极响应时间越长。电极接触待测液5分钟后，电极电位变化范围小于0.5mV时，可以读数记录。

10）用标准加入法分析时，加入氟标准储备液的体积要小于0.5ml，且E_1与E_2应相差30~40mV以内。

11）使用氟电极测定时应避免与硬物擦碰。若电极沾上油污，可用脱脂棉依次用乙醇、丙酮轻轻擦洗，再用水冲洗。检测完成后，须用去离子水清洗电极至本底值。

2. 离子色谱法

（1）原理　水样中待测阴离子随碳酸盐–重碳酸盐淋洗液进入离子交换柱系统（由保护柱和分离柱组成），根据分离柱对各阴离子亲和度的不同进行分离，已分离的阴离子流经阳离子交换柱或抑制器系统转换成具有高电导度的强酸，淋洗液则转变为弱电导度的碳酸。由电导检测器测量各阴离子组分的电导率，以相对保留时间和峰高或面积定性和定量。

（2）分析步骤

1）开启离子色谱仪参照所用仪器说明书调节淋洗液及再生液流速，使仪器达到平衡，并指示稳定的基线。

2）校准根据所用的量程，将混合阴离子标准溶液及两次等比稀释的三种不同浓度标准溶液依次注入进样系统，将峰值或者峰面积绘制工作曲线。

3）样品测定将水样经0.22 μm滤膜过滤除去浑浊物质。将预处理后的水样注入色谱仪进样系统，记录峰高或峰面积。在标准曲线上查得阴离子的质量浓度。

（3）方法说明

1）本法适用于生活饮用水及水源水中可溶性氟化物、氯化物、硝酸盐和硫酸盐的测定。

2）本法最低检测质量浓度决定于进样量体积和检测器灵敏度，一般情况下，进样50 μl，电导检测器程为10 μS时适宜的检测范围为0.1～1.5mg/L（以F^-计）。

3）水样中存在较高浓度的低分子量有机酸时，由于其保留时间与被测组分相似而干扰测定，用加标后测量可以帮助鉴别此类干扰，水样中某一阴离子含量过高时，将影响其他被测离子的分析，将样品稀释可以改善此类干扰。

4）由于进样量小，操作中必需严格防止纯水、器皿以及水样预处理过程中的污染，以确保分析的准确性。

5）为了防止堵塞保护柱和分离柱系统，样品必需经过0.22 μm滤膜过滤。对硬度高的水样，必要时，可先经过阳离子交换树脂柱，然后再经0.22 μm滤膜过滤；对含有机物水样可先经过C_{18}柱过滤除去。为了防止高浓度钙、镁离子在碳酸盐淋洗液中沉淀，可将水样先经过强酸性阳离子交换树脂柱。

6）不同浓度离子同时分析时，出现相互干扰或存在其他组分干扰，可采取水样预浓缩、梯度淋洗或将流出液分部收集后再进样的方法消除干扰，但必需对所采取的方法的精密度及偏性进行确认。

考点提示　氨氮、亚硝酸盐氮、硝酸盐氮和氟化物的测定方法、测定原理测及方法说明。

扫码“学一学”

第五节　金属成分的测定

案例讨论

【案例】

1992年10月22日，某化工厂汽车装有7吨红矾钠（主要成分为六价铬）途经距某口岸约20km处翻车，造成其中1.5吨红矾钠外泄。1993年7月29日，位于该村靠近事故现场的第一家发现压井水变黄，误以为是“矿泉水”，因而有不少人来喝该压井水，大约过10日后，该村17户中15户压井水相继全部变成黄色。该村居民饮用该水10日，相继出现腹疼、腹泻、皮肤丘疹、瘙痒和扁桃体肿大等病症，临床表现和实验室检验结果与国内外报道的六价铬中毒相符。卫生技术服务人员进行流行病学调查和采样检测分析，确定这是一起由于翻车事故造成红矾钠外泄污染该地地下水源造成的六价铬中毒事故。

【讨论】

1. 如何确定事故原因？如何检测？

2. 如何根据检测结果，判断水源污染的原因并给出处理建议？

天然水中的金属成分主要来自水对地层矿物质的溶解。一般来说，水对地表层矿物质的溶解是有限的，所以地面水中矿物质含量较少，金属成分含量也少。如果地面水中含有大量的金属物质，多数是由于污染引起的。近年来，随着工业的发展和人口的增长，水体中的金属污染现象已经十分普遍。

一、水中铬的测定

（一）概述

铬广泛存在于自然界中，主要以铬铁矿形式存在，铬铁矿的开采、电镀、化工等工业废水是水体中铬的主要来源。铬有多种化合物，铬在水中主要以三价铬（Cr^{3+}）和六价铬（Cr^{6+}）形式存在。

（二）测定意义

三价铬是人体必需的微量元素，适量三价铬对生物体是有益的，但六价铬对人体具有较强的毒性。由于六价铬具有蓄积性，若长期饮用含铬量较高的水，机体有发生慢性中毒的可能。《生活饮用水卫生标准》（GB 5749—2006）规定饮用水中Cr^{6+}的含量不超过0.05mg/L。

（三）测定方法

饮用水中六价铬的检测方法是二苯碳酰二肼分光光度法，总铬的检测方法主要有高锰酸钾氧化–二苯碳酰二肼分光光度法、硫酸亚铁铵滴定法、火焰原子吸收法和ICP–AES法。

1. 二苯碳酰二肼分光光度法

（1）原理　在酸性溶液中，六价铬可与二苯碳酰二肼作用，生成紫红色络合物，比色定量。

（2）分析步骤　吸取50.00ml水样（六价铬含量超过10μg时，可吸取适量水样稀释至50ml），另取9支比色管，分别加入不同体积的六价铬标准使用液，用纯水稀释至50ml。向水样及标准溶液管内分别加入2.5ml硫酸溶液、2.5ml二苯碳酰二肼溶液，立即混匀，放置10分钟，于540nm波长处，3cm比色皿，纯水为参比，比色定量。

（3）方法说明

1）所有玻璃器皿内壁须光洁，以免吸附铬离子，不得用重铬酸钾洗液洗涤。可用合成洗涤剂洗涤后再用浓硝酸洗涤，然后用自来水、纯水冲洗干净。

2）水样含有难于破坏的有机物，可采用硝酸–高氯酸法进行消化。

3）铬与二苯碳酰二肼反应时，酸度对显色反应有影响，溶液的氢离子浓度应控制在0.05~0.3mol/L，且以0.2mol/L时显色最稳定。温度和放置时间对显色都有影响，15℃时颜色最稳定，显色后2~3分钟，颜色可达最深，且于5~15分钟保持稳定。加入显色剂后应立即摇匀，因显色剂中的丙酮可将六价铬还原，使结果偏低。

4）含有大量铁的水样可用铜铁试剂［$C_6H_5N(NO)ONH_4$］除去，同时也将铜、钒、钼等除去。200mg/L以上的钼与汞有显色干扰。

5）若水样有颜色，可另取50ml水样于烧杯中，加入2.5ml硫酸溶液，于电炉上煮沸2分钟，使水样中的六价铬还原为三价。溶液冷却后转入50ml比色管，加纯水至刻度后再多加入2.5ml，然后按照六价铬的测定方法测定水样的空白吸光度值。用测得样品溶液的吸光度值减去水样空白吸光度后，再在标准曲线上查出样品管中六价铬的质量。

6）对浑浊、色度较深的水样，可用氢氧化钠溶液调节溶液pH为7～8，以避免六价铬转化为三价铬。水样应在中性或弱碱性条件下保存且在取样当天分析。

2. 高锰酸钾氧化–二苯碳酰二肼分光光度法

（1）原理　在酸性溶液中，试样的三价铬被高锰酸钾氧化为六价铬。六价铬与二苯碳酰二肼反应生成紫红色化合物，于540nm处进行分光光度测定。

（2）分析步骤

1）吸取50.00ml水样或经过处理的试样，置于锥形瓶中，用氢氧化铵溶液或硫酸溶液调至中性，加入几粒玻璃珠，加入硫酸溶液、磷酸溶液，加水至50ml，摇匀，加2滴高锰酸钾溶液，加热煮沸至溶液体积约剩20ml。冷却，加入还原剂至高锰酸钾的紫红色刚好褪去。稍停片刻，转移至50ml比色管中。

2）取50.00ml或适量经处理的试样，用水稀释至刻度，再另取9支比色管，分别加入不同体积的六价铬标准使用液，用纯水稀释至50ml。向水样及标准溶液管内分别加入2.5ml硫酸溶液、2.5ml二苯碳酰二肼溶液，立即混匀，放置10分钟，于540nm波长处，3cm比色皿，纯水为参比，比色定量。按与试样完全相同的步骤进行空白试验。

3）另取不同体积的铬标准溶液，用水稀释至50ml，按照测定试样的步骤进行处理。从测得的吸光度减去空白试验的吸光度后，绘制以含铬量对吸光度的曲线。

（3）方法说明

1）加高锰酸钾的量应使溶液在煮沸过程中保持紫红色为最好。《水质　总铬的测定》（GB/T 7466—1987）中过量的高锰酸钾用亚硝酸钠分解，而过量的亚硝酸钠又被尿素分解。也可用叠氮化钠还原过量的高锰酸钾的方法。叠氮化钠的还原性强，能有效去除过量的高锰酸钾，但加入时应缓慢逐滴加入，避免局部浓度过大而导致六价铬被还原。

2）样品中含有少量Fe^{3+}会干扰测定，可增加磷酸溶液的体积，以消除铁离子的影响。

3）在碱性条件下，高锰酸钾可将三价铬氧化为六价铬，过量的高锰酸钾用乙醇或盐酸除去。加乙醇还原剩余高锰酸钾时要待锥形瓶稍冷后沿瓶壁加入，以防止爆沸。还原后再煮沸，以除去过量的乙醇。

4）碱性高锰酸钾分解有机物的能力较酸性条件下更强，能有效分解有色物质，适用于测定浑浊、有色的地面水中的总铬。

二、水中铁的测定

（一）概述

铁广泛存在于地质构造中，是地壳中含量较为丰富的元素之一。大多数铁的盐类溶于水。因此，天然的水体中都含有不同含量的铁。铁在水体中以多种形态存在，但主要以Fe^{2+}（亚铁）和Fe^{3+}（高铁）的形式存在。铁的形态与pH有关，pH＞5，高铁水解成黄棕色沉淀；而pH<3.5时，高铁则以真溶液形式存在。

（二）测定意义

铁是人体必需元素，对人体具有重要的生理意义，但只有二价铁才能被人体吸收。如果机体缺乏铁，将发生缺铁性贫血等疾患；但大量铁进入人体，可引起急性胃肠炎等多种疾病。当铁含量超过一定限量时，水质带有铁锈色和金属味，从而降低水的使用价值。水中铁含量在0.3~0.5mg/L时，水无任何异味；水中铁含量达到1mg/L时，水便有明显的金属味；水中铁含量在0.5mg/L时，可使饮用水的色度达到30度。《生活饮用水卫生标准》（GB 5749—2006）规定铁的含量不得超过0.3mg/L。

（三）测定方法

测定水中铁的方法比较多，有原子吸收分光光度法、二氮杂菲分光光度法、ICP-AES及ICP-MS等多种方法。《生活饮用水标准检验方法 金属指标》（GB/T 5750.6—2006）中测定铁的第一法为原子吸收分光光度法，第二法为二氮杂菲分光光度法。本教材采用二氮杂菲分光光度法测定水中铁。

1. 原理 在pH 3~9条件下，低价铁离子与二氮杂菲生成稳定的橙色络合物，在波长510nm处有最大吸收。测定其吸光度，与标准比较定量。

2. 分析步骤 吸取50.00ml水样（铁含量超过50μg时，可吸取适量水样稀释至50ml）于锥形瓶中。另取8个锥形瓶，分别加入不同体积的铁标准使用液，用纯水稀释至50ml。向水样及标准溶液管内分别加入4ml盐酸溶液、1ml盐酸羟胺溶液，小火煮沸浓缩至约30ml，冷却至室温后移入50ml比色管中。向水样及标准管中各加入2ml二氮杂菲溶液，混匀后再加入10.0ml乙酸铵缓冲液，各加纯水至50ml，混匀，放置10~15分钟，于510nm波长处，2cm比色皿，纯水为参比，比色定量。

3. 方法说明

（1）本法适用于生活饮用水及其水源水中铁的测定。本法最低检测质量为2.5μg（以Fe计），若取50ml水样，则最低检测质量浓度为0.05mg/L。

（2）二氮杂菲过量时，控制溶液pH为2.9~3.5，可使显色加快。

（3）水样经加酸煮沸可溶解难溶的铁化合物，同时消除氰化物、亚硝酸盐、多磷酸盐的干扰，并可使焦磷酸盐、偏磷酸盐转化为正磷酸盐以减轻干扰。加入盐酸羟胺将高价铁还原为低价铁，消除氧化剂的干扰。水样过滤后，不加盐酸羟胺，可测定溶解性低价铁含量。水样过滤后，加盐酸溶液和盐酸羟胺，测定结果为溶解性总铁含量。

（4）钴、铜超过5mg/L，镍超过2mg/L，锌超过铁的10倍时有干扰。铋、镉、汞、钼和银可与二氮杂菲试剂产生浑浊。

（5）所有玻璃器皿每次使用前均需用稀硝酸浸泡除铁。

（6）总铁包括水体中悬浮性铁和微生物体中的铁，取样时应剧烈振摇均匀，并立即吸取，以防止重复测定结果之间出现很大的差别。

（7）乙酸铵试剂可能含有微量铁，故缓冲溶液的加入量要准确一致。

（8）若水样较清洁、含难溶亚铁盐少时，可将所加各种试剂量减半。但标准系列与样品应一致。

（9）当水样有底色时，可用不加二氮杂菲的试液作参比，对水样的底色进行校正。

三、水中铜的测定

（一）概述

铜是一种用途广泛的金属，常用于机械、电子、通讯、化工等领域。在自然界中，铜主要以硫化物和氧化物矿的形式存在。铜的化合物以一价和二价状态存在。在天然水中，铜含量很低，流经铜矿区的地下水中铜的含量比一般水体要高一些。水体中铜污染主要来源于工业废水。

（二）测定意义

铜是人体所必需的一种微量元素，是人体许多酶的组成成分，一些婴儿因铜缺乏而患贫血。成年人每天需要从食物中摄取2~3mg的铜以满足生理需要，但过量的铜对人和动植物都有害。水中铜含量达0.01mg/L时，对水体自净有明显的抑制作用；超过3.0mg/L时，会产生异味，影响水的质量；超过15mg/L时，就无法饮用。《生活饮用水卫生标准》（GB 5749—2006）规定生活饮用水中铜的浓度不得超过1.0mg/L。

（三）测定方法

水中铜的测定方法有无火焰原子吸收分光光度法、火焰原子吸收分光光度法、二乙基二硫代氨基甲酸钠分光光度法、双乙醛草酰二腙分光光度法、ICP-AES及ICP-MS等多种方法。《生活饮用水标准检验方法　金属指标》（GB/T 5750.6—2006）中测定铜的第一法为无火焰原子吸收分光光度法，第二法为火焰原子吸收分光光度法。

知识拓展

电感耦合等离子体原子发射光谱（ICP-AES）分析技术，既具有原子发射光谱法（AES）的多元素同时测定优点，又具很宽线性范围，可对主、次、痕量元素成分同时测定，适用于固、液、气态样品的直接分析，具有多元素、多谱线同时测定的特点，是实验室元素分析的理想方法。中华人民共和国国家环境保护标准发布《水质 33种元素的测定电感耦合等离子体原子发射光谱法》征求意见稿，规定了测定水中33种元素的电感耦合等离子体原子发射光谱法。适用于地表水、地下水、生活污水及工业废水中银、铝、砷、硼、钡、铍、铋、钙、镉、钴、铬、铜、铁、钾、锂、镁、锰、钼、钠、镍、磷、铅、硫、锑、硒、硅、锡、锶、钛、钨、钒、锌及锆等33个元素溶解态及元素总量的测定（其中砷、铋、锑、硒、锡仅适用于生活污水及工业废水测定）。

本教材采用火焰原子吸收分光光度法测定水中铜。

1. 原理　水样中金属离子被原子化后，吸收来自同种金属元素空心阴极灯发出的共振线，吸收共振线的量与样品中该元素的含量成正比。在其他条件不变的情况下，根据测量被吸收后的谱线强度，与标准系列比较定量。

2. 分析步骤　将铜标准储备液用硝酸溶液稀释，配制成标准系列。将标准溶液、空白溶液、处理好的样品溶液依次喷入火焰，测量吸光度。绘制标准曲线，并查出试样中铜的质量浓度。

3. 方法说明

（1）本方法适用于生活饮用水及水源水中较高浓度的铜、铁、锰、锌、镉和铅的测定。适宜的测定范围：铜0.2~5mg/L，铁0.3~5mg/L，锰0.1~3mg/L，锌0.05~1mg/L，镉0.05~2mg/L，铅1.0~20mg/L。

（2）澄清的水样可直接进行测定，悬浮物较多的水样，分析前需酸化并消化有机物。若需测定溶解的金属，则应在采样时将水样通过0.45 μm滤膜过滤，然后按每升水样加

1.5ml硝酸酸化，使pH小于2。

（3）为防止采样容器壁对铜离子的吸附，采样后样品尽快分析，如需保存，样品应立即酸化至pH<3。

（4）所有玻璃器皿使用前均须先用硝酸溶液（1+9）浸泡，并直接用纯水清洗。

（5）当样品中铜、铅等金属元素浓度较低时，可采取萃取法、共沉淀法和巯基棉富集法对水样进行预处理。

四、水中铅的测定

（一）概述

铅在地壳中多以硫化物存在，常与锌、铜等元素共存。铅在地壳中含量不大，自然界中存在很少量的天然铅。水中的铅主要来自化工生产和人类生活排放的污水。另外，含铅水管中铅的缓慢溶出也造成了水污染。

（二）测定意义

铅是一种具有神经毒性的重金属元素，在人体内无任何生理功能。进入人体的铅，作用于人体各系统和器官，影响人体的正常功能，其主要毒性效应是贫血症、神经功能失调和肾损伤。铅对水生生物的安全浓度为0.16mg/L。《生活饮用水卫生标准》（GB 5749—2006）规定铅的限量为0.01mg/L。

（三）测定方法

水质铅的检测方法有无火焰原子吸收分光光度法、火焰原子吸收分光光度法、双硫腙分光光度法、催化示波极谱法、氢化物原子荧光法、ICP-AES及ICP-MS等多种方法。《生活饮用水标准检验方法 金属指标》（GB/T 5750.6—2006）中测定铅的第一法为无火焰原子吸收分光光度法，第二法为火焰原子吸收分光光度法。本教材采用无火焰原子吸收分光光度法测定水中铅。

1. 原理 样品经适当处理后，注入石墨炉原子化器，所含的金属离子在石墨管内以原子化高温蒸发解离为原子蒸气。待测元素的基态原子吸收来自同种元素空心阴极灯发射的共振线，其吸收强度在一定范围内与金属浓度成正比。

2. 分析步骤 吸取10ml水样，另取7个100ml容量瓶，分别吸取不同体积的铅标准使用液，分别在水样和标准系列中加入1.0ml磷酸二氢铵溶液、0.1ml硝酸镁溶液，用硝酸溶液稀释至刻度，摇匀，同时做空白试验。将仪器参数设定好后，依次吸取一定体积的试剂空白、标准溶液和样品溶液注入石墨管，测量吸光度。绘制标准曲线，并查出试样中铅的质量浓度。

3. 方法说明

（1）本法适用于生活饮用水及其水源水中铅的测定。本法最低检测质量为0.05ng铅，若取20 μl水样测定，则最低检测质量浓度为2.5 μg/L。

（2）所有玻璃器皿，使用前均须先用10%~20%硝酸溶液浸泡24小时，用水反复冲洗，最后用去离子水冲洗晾干后，方可使用。

（3）对有干扰样品需注入适量的基体改进剂：1%磷酸溶液或10%的磷酸氢二铵溶液（一般小于5 μl）消除干扰。绘制铅标准曲线时也要加入与样品测定时等量的基体改进剂。

考点提示 水质检测中金属指标铬、铁、铜和铅的测定方法、原理及方法说明。

扫码“看一看”

实训15　水中总硬度含量的测定

一、实训目的

1. 掌握水中总硬度测定的操作技术和结果计算。
2. 熟悉方法的测定原理。
3. 了解Na_2–EDTA测总硬度的干扰因素及消除方法。

二、测定原理

在pH=10的条件下，水中钙镁离子可与铬黑T指示剂反应生成紫红色的配合物，当用乙二胺四乙酸二钠标准溶液滴定时，钙、镁离子与乙二胺四乙酸二钠生成更稳定的配合物，快达到计量点时，铬黑T指示剂游离出来，溶液呈蓝色，指示终点。根据乙二胺四乙酸二钠标准溶液的消耗量，计算水样的硬度。

本法最低检出量为0.05mg（以计），若取水样50ml，最低检出质量浓度为1.0mg/L。

三、仪器与试剂

（一）仪器

1. 150ml锥形瓶。
2. 10ml滴定管或25ml滴定管。

（二）试剂

1. 氨水（ρ_{20}=0.88g/ml）。

2. 铬黑T指示剂　称取0.5g铬黑T（$C_{20}H_{12}O_7N_3SNa$），用乙醇溶解并稀释至100ml，放置于冰箱中保存，可稳定1个月。

3. 硫化钠溶液（50g/L）　称取5.0g硫化钠（$Na_2S\cdot 9H_2O$）溶于纯水中，并稀释至100ml。

4. 盐酸羟胺溶液（10g/L）　称取1.0g盐酸羟胺（$Na_2OH\cdot HCl$）溶于纯水中，并稀释至100ml。

5. 氰化钾溶液（10g/L）　称取10.0g氰化钾（KCN）溶于纯水中，并稀释至100ml。

6. 乙二胺四乙酸二钠标准溶液［c（Na_2–EDTA）=0.01mo/L］　配制与标定方法参见附录。

7. 缓冲溶液（pH=10）

（1）称取16.9g氯化铵，溶于143ml氨水中。

（2）称取0.780g七水合硫酸镁、1.178g二水合乙二胺四乙酸二钠（Na_2–EDTA2H_2O）溶于50ml水中，加入2ml氨–氯化铵溶液和5滴铬黑T指示剂（此时应呈紫红色，若为天蓝色，应再加极少量硫酸镁使之呈紫红色），用Na_2–EDTA标准溶液滴定至溶液由紫红色变为天蓝色。

合并以上两种溶液，并用纯水稀释至250ml，即为缓冲溶液（pH=10）。

四、实训内容

（一）取样

吸取50.00ml水样（若硬度过高，可取适量水样，用纯水稀释至50ml；若硬度过低，改取100ml），置于150ml锥形瓶中。若水样中含有金属离子干扰，使滴定终点延迟或颜色发暗，可另取水样，加入0.5ml盐酸羟胺及1ml硫化钠溶液，或加入0.5ml氰化钾溶液。

（二）滴定

加入1~2ml缓冲溶液，5滴铬黑T指示剂，立即用Na_2-EDTA标准溶液滴定至溶液由紫红色变为天蓝色，记录消耗Na_2-EDTA的体积V_1。

同时做空白试验，记录空白所消耗的Na_2-EDTA体积V_0。

五、结果计算

结果以碳酸钙的质量浓度表示，由反应原理可以得出Na_2-EDTA与钙、镁离子的计量关系，即1molNa_2-EDTA相当于1mol钙、镁离子，若以碳酸钙表示，相当于100.09g碳酸钙，则计算公式如下。

$$\rho(CaCO_3) = \frac{(V_1 - V_0) \times c \times 100.09 \times 1000}{V}$$

式中，ρ（$CaCO_3$）为总硬度（以$CaCO_3$），mg/L；V_1：样品滴定消耗的乙二胺四乙酸二钠标准溶液的体积，ml；V_0为空白样滴定所消耗的乙二胺四乙酸二钠标准溶液的体积，ml；c为乙二胺四乙酸二钠标准溶液的浓度，mol/L；V为水样体积，ml；100.09为1.00ml乙二胺四乙酸二钠标准溶液［c=1.00mol/L］相当于以mg表示的总硬度（以计），mg/mmol。

实训16　水中挥发酚的含量测定

一、实训目的

1. 掌握水中挥发酚的测定操作技术和结果计算。
2. 熟悉萃取操作技术。
3. 学会挥发酚的水样预处理方法。

二、测定原理

在pH为10±0.2条件下，以铁氰化钾作催化剂，酚与4-氨基安替比林形成红色的安替比林染料，比色定量。用三氯甲烷提取后，再与标准系列进行比较以确定水样中酚的含量。

三、仪器与试剂

（一）仪器

1. 全玻璃蒸馏器（500ml）。
2. 具塞比色管（10ml）。

3. 具塞比色管（50ml）。

4. 分液漏斗（500m）。

5. 容量瓶（250ml）。

6. 分光光度计。

（二）试剂

本法所用的纯水不得含有酚及游离余氯。

1. 无酚水的制备　于1000ml水中加入0.2g经200℃活化的活性炭粉末，充分振摇后，放置过夜，用双层中速滤纸过滤，滤出液储于硬质玻璃瓶中备用。或将蒸馏水用氢氧化钠调至强碱性（pH>12），并滴加高锰酸钾溶液至紫红色，移入全玻璃蒸馏器中，加玻璃珠数粒，加热蒸馏，收集馏出液于硬质玻璃瓶中备用。

2. 三氯甲烷。

3. 硫酸铜溶液（100g/L）　称取10g五水合硫酸铜（$CuSO_4 \cdot 5H_2O$），溶于无酚水中，并稀释至100ml。

4. 氯化铵氨水缓冲溶液（pH=9.8）　称取氯化铵20.0g，溶于100ml氨水中，加塞，置于冰箱内保存。使用时应避免其挥发引起pH改变，取用后应立即加塞盖严。

5. 4-氨基安替比林溶液［ρ（4-AAP）=20g/L］　称取2g 4-氨基安替比林（4AAP，$C_{11}H_{13}N_3O$）溶于无酚水中，稀释至100ml，置棕色瓶内，临用时配制。

6. 铁氰化钾溶液（80g/L）　称取80g铁氰化钾［$K_3Fe(CN)_6$］，溶于无酚水中，并稀释至100ml。储于棕色瓶中，临用时配。

7. 溴酸钾-溴化钾溶液［c（1/6$KBrO_3$）=0.1mol/L］　称取2.78g干燥的溴酸钾（$KBrO_3$），溶于无酚水中，加入10g溴化钾（KBr），使其溶解，移入1000ml容量瓶中，稀释至刻度。

8. 淀粉溶液（5g/L）　称取0.5g可溶性淀粉，用少量无酚水调成糊状，倒入100ml刚煮沸的无酚水中，继续煮沸10分钟，冷却后加入0.1g水杨酸或0.4g氯化锌防腐，于冰箱中保存。

9. 硫酸溶液（1+9）。

10. 盐酸溶液（ρ_{20}=1.18g/L）。

11. 甲基橙指示剂　称取甲基橙0.05g，溶于100ml无酚水中。

12. 酚标准储备溶液

（1）精制酚　取苯酚于具有空气冷凝管的蒸馏瓶中，加热蒸馏，收集182~184℃的馏出部分。精制酚冷却后应为白色，盖严储于冷暗处。

（2）酚标准储备液的配制　称取1.00g精制酚，溶于1000ml无酚水中，标定后置冰箱中保存。

（3）酚标准储备液浓度的标定　吸取25.00ml待标定酚标准储备溶液于250ml碘容量瓶中，加入无酚水100ml，然后准确加入25.00ml溴酸钾-溴化钾溶液，立即加入5ml盐酸（ρ=1.18g/L），盖紧瓶塞，缓缓旋摇，于暗处静置10分钟，加入碘化钾1g，盖严瓶塞，再轻轻摇匀；于暗处放置5分钟，用硫代硫酸钠标准液［c（$Na_2S_2O_3$）=0.0500mol/L］滴至淡黄色，加入1ml淀粉溶液，继续滴定至蓝色消失为止。于另一碘量瓶中，按相同的方法做空白试验。酚含量按下式计算。

$$\rho(C_6H_5OH)=\frac{(V_1-V_2)\times 0.050\times 15.68\times 1000}{25}=(V_1-V_2)\times 31.36$$

式中，$\rho(C_6H_5OH)$ 为酚标准溶液（以苯酚计）的质量浓度，g/ml；V_1为滴定苯酚标准储备液消耗硫代硫酸钠标准溶液的体积，ml；V_2为空白试验消耗硫代硫酸钠标准溶液的体积，ml；15.68为1.00ml硫代硫酸钠标准溶液相当于以mg表示的苯酚质量，mg/mmol。

13. 酚标准使用溶液

（1）酚标准使用液Ⅰ［$\rho(C_6H_5OH)$=10g/ml］ 临用时将酚标准储备液用无酚水稀释配制，此液用于直接分光光度法。

（2）酚标准使用液Ⅱ［$\rho(C_6H_5OH)$=1g/ml］ 临用前取酚标准使用液Ⅰ用无酚水稀释配制，此液用于三氯甲烷萃取分光光度法。

14. 硫代硫酸钠标准溶液［$c(Na_2S_2O_3)$=0.0500mo/L］ 临用时取硫代硫酸钠标准溶液［$c(Na_2S_2O_3)$=0.1000mo/L］定量稀释，该溶液的配制与标定方法见附录。

四、实训内容

（一）水样预处理

1. 干扰物质的排除 当水样中存在下列干扰物质时，应在蒸馏前做相应的处理。

（1）氧化剂 水样经磷酸溶液（1+9）酸化至pH为3~4后，滴于碘化钾-淀粉试纸上出现蓝色，说明存在氧化剂（如游离氯）。遇此情况，可加入过量硫酸亚铁消除。

（2）硫化物 水样含有少量硫化物时，用磷酸把水样pH调至4.0（用甲基橙作指示剂），进行搅拌曝气，使其生成硫化氢逸出。

（3）油类 将水样移入分液漏斗中，静置分离出浮油，加氢氧化钠调节pH至12~12.5，用四氯化碳萃取（每升水样用40ml四氯化碳萃取两次），弃去四氯化碳层，将萃取后的水样移入烧杯中，在通风柜中于水浴上加温以除去残留的四氯化碳层，用磷酸调节pH至4.0。

（4）甲醛、亚硫酸盐等有机或无机还原性物质 取适量水样于分液漏斗中，加硫酸溶液（1+1）使其呈酸性，分次加入50、30、30ml乙醚或二氯甲烷萃取酚，合并乙醚或二氯甲烷萃取液于另一分液漏斗中，分次加入40、30、30ml氢氧化钠溶液（100g/L）进行反萃取使酚类转入氢氧化钠溶液中。合并碱萃取液，并移入烧杯中，置水浴上加热，以除去残余萃取剂然后用无酚水将碱萃取液稀释至原水样体积。

（5）芳香胺类芳香胺类 也可与4-氨基安替比林产生显色反应，使结果偏高，可在pH<4的介质中蒸馏，以减少干扰。

2. 蒸馏

（1）取250ml水样（或处理后的水样）于500ml全玻璃蒸馏烧瓶中，加2滴甲基橙指示剂，用硫酸溶液（1+9）调节pH至4以下（水样由橘黄色变为橙红色），充分振摇或搅拌曝气。

（2）加5.0ml硫酸铜溶液，如产生较多黑色硫化铜沉淀，则振摇混匀后放置片刻，待沉淀后，再滴加硫酸铜溶液至不再产生沉淀为止，加数粒玻璃珠防暴沸。

（3）连接全玻璃蒸馏器，加热蒸馏，至馏出液约为总体积的90%左右，停止加热，放冷。向蒸馏瓶中加入25ml无酚水，继续蒸馏至馏出液为250ml停止。

（二）直接分光光度法

1. 制备标准系列　取8支50ml同型比色管作标准管和水样管，按表4-10操作。

表4-10　4-氨基安替比林直接分光光度法测定挥发酚时各管试剂加入量

管号	0	1	2	3	4	5	6	样品
酚标准使用液Ⅰ（ml）	0.00	0.50	1.00	3.00	5.00	7.00	10.00	—
无酚水（ml）	加至50ml刻度							—
水样蒸馏液（ml）	—	—	—	—	—	—	—	50.00ml
氨-氯化铵缓冲液（ml）	各加0.5ml，混匀							
4-氨基安替比林溶液（ml）	各加1.0ml，混匀							
铁氰化钾（ml）	各加1.0ml，充分混匀，准确放置10分钟							

注：若水样中挥发酚类含量较高时，样品管中可取适量的蒸馏水样，用无酚水稀释至50ml。

2. 比色测定　以0号标准管调零，在510nm波长处，用2cm比色皿测定各管吸光度。

3. 绘制标准曲线　以挥发性酚含量（g）对吸光度作标准曲线。

（三）三氯甲烷萃取分光光度法

1. 取样　将水样蒸馏液全部移入500ml分液漏斗中作样品管。

2. 制备　标准系列另取8支500ml同型分液漏斗作标准管，预先加入100ml无酚水，然后按表4-11操作。

表4-11　4-氨基安替比林三氯甲烷萃取分光光度法测定挥发酚类标准系列配制

管号	0	1	2	3	4	5	6	样品
酚标准使用液Ⅱ（ml）	0.00	0.50	1.00	3.00	5.00	7.00	10.00	—
无酚水（ml）	加至50ml刻度							—
水样蒸馏液（ml）	—							50.00
氨-氯化铵缓冲液（ml）	各加0.50ml，混匀							
4-氨基安替比林溶液（ml）	各加1.00ml，混匀							
铁氰化钾溶液（ml）	各加1.00ml，充分混匀，准确放置10分钟							
三氯甲烷	各加10.00ml，振摇萃取2分钟，静置分层							

3. 分液　静置分层后，用脱脂棉拭干分液漏斗颈管内壁，并在颈管内塞入滤纸卷，将三氯甲烷萃取溶液缓缓放入10ml干燥比色管中。如萃取液仍有浑浊，用少许无水硫酸钠脱水。

4. 比色测定　以三氯甲烷调零，在460nm波长处，用2cm比色皿测定吸光度，要求在2小时内完成。

5. 绘制标准曲线　以标准管挥发酚含量对其吸光度值绘制标准曲线。

（四）结果计算

水样中挥发性酚类含量按下式计算。

$$\rho(C_6H_5OH) = \frac{m}{V}$$

式中，ρ为水样中挥发性酚（以苯酚计）的质量浓度，mg/L；m为从标准曲线上查得样品管中挥发酚的质量（以苯酚计），g；V为水样体积，ml。

实训17　溶解氧的测定

一、实训目的

1. 掌握碘量法测溶解氧的操作技术。
2. 熟悉滴定操作技术。
3. 了解水中溶解氧测定的卫生学意义。

二、测定原理

在样品中溶解氧与刚沉淀的二价氢氧化锰（氢氧化钠或氢氧化钾加入到二价硫酸锰中制得）反应。酸化后，生成的高价锰化合物将碘化物氧化游离出当量的碘，用硫代硫酸钠标准溶液滴定，淀粉测定游离碘量。

三、仪器与试剂

（一）仪器

1. 溶解氧瓶（250~300ml）。
2. 碘量瓶（250ml）。
3. 滴定管（25ml）。
4. 温度计，精确至0.1℃。
5. 气压计。

（二）试剂

1. 浓硫酸（ρ_{20}=1.84g/ml）。
2. 淀粉溶液（5g/L）。

3. 硫酸锰溶液（480g/L）　称取480g硫酸锰（$MnSO_4 \cdot 4H_2O$或400g$MnSO_4 \cdot 2H_2O$）溶于水中，过滤后稀释至1000ml，此溶液与硫酸和碘化钾溶液作用后，遇淀粉不会产生蓝色。此溶液也可用380g$MnCl_2 \cdot 2H_2O$配制。

4. 碱性碘化钾溶液（500gNaOH+150gKI）　称取氢氧化钠500g于300~400ml水中；另称取150g碘化钾（或碘化钠）溶于250ml水中。待氢氧化钠溶液冷却后，将以上两液混合，加水稀释至1000ml。放置24小时待碳酸钠析出后，倾出上清液储于棕色瓶中，并避光保存。此液经稀释或酸化不得产生游离碘，即遇淀粉不产生蓝色。

5. 硫代硫酸钠标准溶液［c（=0.025mol/L］　吸取0.05mo1/L硫代硫酸钠标准溶液，用新煮沸放冷的水准确稀释至0.025mol/L，此液储于棕色瓶中。0.05mol/L硫代硫酸钠标准溶液的配制与标定方法见附录。

四、实训内容

（一）水样采集

使用溶解氧瓶，按测溶解性气体水样采集方法采集水样。要求在采集水样的同时，测定现场水温和大气压。如水样呈强酸性或强碱性时，先用氢氧化钠溶液或硫酸溶液调节至中性。

（二）固定溶解氧

取下水样瓶塞，将刻度吸管插入水样液面下，缓慢加入硫酸锰溶液1.0ml，按同法再加入碱性碘化钾溶液2.0ml，盖紧瓶塞（注意不要有气泡产生），将瓶颠倒混合数次，此时有黄棕色沉淀产生，待沉淀下降至瓶高的一半时，再混匀一次。

（三）游离碘

再次颠倒混合，待沉淀下降至瓶高的一半时，小心打开瓶塞，迅速沿瓶口缓慢加入2.0ml硫酸，盖紧瓶塞，颠倒混合至沉淀完全溶解，于暗处静置5分钟。如沉淀溶解不完可补加少量硫酸至沉淀完全溶解。

（四）滴定碘

用移液管吸取上述水样瓶中水样100ml两份，分别置于250ml碘量瓶中用硫代硫酸钠标准液滴定至淡黄色，加入1ml淀粉溶液，继续滴定至蓝色刚好褪去，记录消耗量V（ml），取两次滴定的平均值。

（五）结果计算

1. 溶解氧计算

$$\rho(O_2)=\frac{c\times V\times 8\times 1000}{V_{水样}}$$

式中，$\rho(O_2)$为水中溶解氧的质量浓度（以O_2计），单位mg/L；c为硫代硫酸钠标准溶液的浓度，mol/L；V为硫代硫酸钠标准溶液的消耗体积，ml；8为每消耗1mol相当于水样中含有8g溶解氧（O_2）。

配制试剂时将标准溶液浓度配制成0.025mol/L，则上式可简化为：

$$\rho(O_2)=2V$$

2. 溶解氧饱和度计算

$$溶解氧饱和度=\frac{实测水中溶解氧}{S'}\times 100\%$$

式中，S'为由表3-1查得S后，按公式$S'=S\times\frac{\rho}{101.3}$计算得到。若现场温度不是整数时，则用内插法得到$S$，如温度为20.3℃，则：

$$S=9.17-0.3(9.17-8.99)=9.116\ (mg/L)$$

注意，当需要精确校正加入试剂后原水样的体积时，可将计算结果乘校正系数：

$$K=\frac{V}{V-V_1}$$

式中，K为体积校正系数；V为溶解氧瓶的容积，ml；V_1为加入硫酸锰溶液与碱性碘化钾溶液的体积之和，ml。

实训18 水中耗氧量含量的测定

一、实训目的

1. 掌握耗氧量的操作技术和数据的处理与计算。
2. 熟悉高锰酸钾法测需氧量的原理。
3. 了解实验过程中的注意事项。

二、测定原理

高锰酸钾在酸性溶液中将还原性物质氧化，过量的高锰酸钾用草酸钠还原，再用高锰酸钾标准溶液回滴过量的草酸钠，根据高锰酸钾消耗量计算耗氧量（以O_2计）。当取水样100ml时，本法最低检测质量浓度为0.05mg/L，最高可测需氧量为5.0mg/L（以计）。

三、仪器与试剂

（一）仪器

1. 锥形瓶（250ml）。
2. 棕色酸式滴定管（50ml）。
3. 电热恒温水浴锅（可调至100℃）。
4. 定时钟。

（二）试剂

1. 硫酸溶液（1+3） 将1份浓硫酸（ρ_{20}=1.84g/ml）在水浴冷却下缓慢加入到3份水中，煮沸，趁热滴加高锰酸钾溶液至呈微红色。

2. 草酸钠标准储备溶液［c(1/2$Na_2C_2O_4$）=0.1000mol/L］ 称取经105～110℃烘烤1小时并冷却后的草酸钠0.6701g，溶于少量水中，定量转移至100ml容量瓶内，加水稀释至刻度，混匀，置暗处保存。

3. 草酸钠标准使用液［c(1/2$Na_2C_2O_4$）=0.0100mol/L］ 吸取上述草酸钠标准储备溶液10.00ml于100ml容量瓶中，加水稀释至刻度，混匀。

4. 高锰酸钾溶液［c(1/5$KMnO_4$）=0.1000mol/L］ 此高锰酸钾溶液的配制与标定方法见附录。使用前需校正此溶液准确浓度为0.1000mol/L。

5. 高锰酸钾溶液［c(1/5$KMnO_4$）=0.010mol/L］ 取浓度为0.1000mol/L的高锰酸钾溶液100ml于1L容量瓶中，用水稀释至刻度，混匀。

四、实训内容

1. 锥形瓶预处理 在250ml锥形瓶内加入玻璃珠数粒，硫酸溶液（1+3）1ml及少量0.0100mol/L高锰酸钾溶液，加热煮沸数分钟，取下锥形瓶，用0.0100mol/L草酸钠标准使用液滴定至微红色，将溶液倾去。

2. 取样 吸取100ml充分混匀的水样（若水样中有机物含量过高，可取适量水样用水稀释至100ml）于上述处理过的锥形瓶中，加入硫酸溶液（1+3）5ml，混匀。自滴定管中准确加入0.0100mol/L高锰酸钾溶液10.00ml，混匀。

3. 水浴加热　立即将锥形瓶放入沸水浴中准确加热30分钟（从水浴重新沸腾开始计时，水浴液面要高于锥形瓶内溶液液面）。若加热过程中红色明显减退，须将水样稀释后重做。

4. 滴定　取下锥形瓶，趁热自滴定管中滴加0.0100mol/L草酸钠标准使用溶液10.00ml，充分振摇，使红色褪尽。于白色背景上，立即用0.0100mol/L高锰酸钾溶液滴定至微红色即为终点，记录消耗的高锰酸钾溶液量（ml）。如果超过5ml，应取少量水样稀释后重做。

5. 测定校正系数　向滴定至终点的水样中，趁热（70~80℃）准确加入0.0100mol/L草酸钠标准使用溶液10.00ml，立即用0.0100mol/L高锰酸钾标准溶液滴定至微红色，记录消耗的高锰酸钾溶液量（ml）。如高锰酸钾标准溶液物质的量浓度准确为0.0100mol/L，滴定时用量应为10.00ml，否则应按下式计算高锰酸钾溶液的校正系数K。

$$K=\frac{10.00}{V_2}$$

6. 空白试验　如水样经过稀释，则另取蒸馏水100ml，按上述步骤操作，记录高锰酸钾溶液用量。

五、结果计算

1. 水样未经稀释　取样量为100ml时：

$$\rho(O_2)=\frac{[(10+V_1)K-10]\times c\times 8\times 1000}{100}$$

$$=[(10+V_1)K-10]\times 0.8$$

2. 水样稀释

$$\rho(O_2)=\frac{\{[(10+V_1)K-10]-[(10+V_0)K-10]R\}c\times 8\times 1000}{V}$$

式中，$\rho(O_2)$为需氧量（以O_2计），mg/L；c为高锰酸钾标准溶液的浓度［$c(1/5KMnO_4)$ = 0.010mol/L］；R为稀释水样时，蒸馏水在100ml体积内所占比例。例如，取水样50ml，加水稀释至100ml，则：

$$R=\frac{100-50}{100}=0.5$$

式中，V为水样体积，ml；V_1为测定过程中加入草酸钠标准使用液10.00ml后，再滴定时所消耗高锰酸钾标准使用液的体积，ml；K为高锰酸钾标准使用液校正系数；V_0为试剂空白试验时消耗高锰酸钾标准使用液的体积，ml；8为1.00ml高锰酸钾标准溶液［$c(1/5KMnO_4)$ =1.000mo/L］相当于以mg表示的氧的质量，mg/mmol。

实训19　水中亚硝酸盐氮含量的测定

一、实训目的

1. 掌握重氮化偶合分光光度法测定水中亚硝酸盐氮的原理、方法、计算和注意事项。
2. 熟悉烘箱、万分之一电子天平、分光光度计的使用。
3. 了解测定水中亚硝酸盐氮的测定意义。

二、测定原理

在pH 1.7以下，水中亚硝酸盐与对氨基苯磺酰胺重氮化，再与盐酸N-（1-萘）-乙二胺产生偶合反应，生成紫红色的偶氮染料，540nm处比色定量。

三、仪器与试剂

（一）试剂

本法所有试剂均需不含亚硝酸盐氮的纯水配制，实验用水可通过加碱重蒸馏去离子水制备或使用超纯水。

1. 氢氧化铝悬浮液 称取125g硫酸铝钾［$KAl(SO_4)_2 \cdot 12H_2O$］或硫酸铝铵［$NH_4Al(SO_4)_2 \cdot 12H_2O$］，溶于1000ml纯水中。加热至60℃，缓缓加入55ml氨水（ρ_{20}=0.88g/ml），使氢氧化铝沉淀完全。充分搅拌后静置，弃去上清液，用纯水反复洗涤沉淀，直至倾出上清液中不含氯离子（用硝酸银硝酸溶液试验）为止。然后加入300ml纯水成悬浮液，使用前振摇均匀。

2. 对氨基苯磺酰胺溶液（10g/L） 称取5g对氨基苯磺酰胺，溶于350ml盐酸溶液（1+6）中，用纯水稀释至500ml。

3. 盐酸N-（1-萘）-乙二胺溶液（1.0g/L） 称取0.2g盐酸N-（1-萘）-乙二胺（$C_{10}H_7NH_2CHCH_2 \cdot NH_2 \cdot 2HCl$），溶于200ml纯水中。密闭棕色试剂瓶保存，储存于冰箱内。可稳定数周，如试剂色变深，应弃去重配。

4. 亚硝酸盐氮标准储备液［$\rho(NO_2\text{-}N)$=50μg/ml］ 称取0.2463g在玻璃干燥器内放置24小时的亚硝酸钠（$NaNO_2$），溶于纯水中，并定容至1000ml。每升中加2ml三氯甲烷保存。

5. 亚硝酸盐氮标准使用溶液［$\rho(NO_2\text{-}N)$=0.10μg/ml］ 取10.00ml亚硝酸盐氮标准储备液于容量瓶中，用纯水定容至500ml，再从中吸取10.00ml，用纯水于容量瓶中定容至100ml。

（二）仪器

1. 具塞比色管（50ml）。
2. 分光光度计。

四、实训内容

1. 试样处理

（1）若水样浑浊或色度较深，可先取100ml，加入2ml氢氧化铝悬浮液，搅拌后静置数分钟，过滤。

（2）先将水样或处理后的水样用酸或碱调近中性。若水样呈碱性，于100ml水样中加入酚酞指示剂1滴，边搅拌边加入磷酸溶液（1+9）至红色刚消失；若水样呈酸性，则加氢氧化钠溶液调节至中性。

2. 测定

（1）取50.00ml处理后的水样置于比色管中。另取50ml比色管8支，按表4-12加入试剂或操作。

表4-12　重氮化偶合分光光度法测亚硝酸盐氮时各管试剂加入量

管号	0	1	2	3	4	5	6	7	水样
亚硝酸盐氮标准使用液（ml）	0.00	0.50	1.00	2.50	5.00	7.50	10.00	12.50	—
纯水（ml）	加至50ml刻度，混匀								
水样（ml）	—	—	—	—	—	—	—	—	50.00
对氨基苯磺酰胺溶液（ml）	各加1.00ml，混匀，放置2~8min								
盐酸N-（1-萘）-乙二胺溶液（ml）	各加1.00ml，立即混匀								

（2）于540nm波长，用1cm比色皿，以纯水作参比，在10分钟至2小时内，测定吸光度。如亚硝酸盐氮浓度低于4μg/L时，改用3cm比色皿。

（3）绘制标准曲线，从曲线上查出水样中亚硝酸盐氮的含量。

3. 结果计算　水样中亚硝酸盐氮的质量浓度计算见下式。

$$\rho(NO_2-N)=\frac{m}{V}$$

式中，ρ（NO_2-N）为水样中亚硝酸盐氮的质量浓度，mg/L；m为从标准曲线上查得样品管中亚硝酸盐氮的质量，μg；V为水样体积，ml。

实验20　水中氟化物含量的测定

一、实训目的

1. 掌握氟化物测定的方法及原理；离子活度计和磁力搅拌器的使用；用半对数坐标纸绘制标准曲线。

2. 熟悉测定水中氟化物的测定意义。

二、测定原理

氟离子选择电极的氟化镧单晶膜对氟离子有选择性响应，在氟化镧电极膜两侧的不同浓度氟溶液之间存在电位差，这种电位差通常称为膜电位。膜电位的大小与氟化物溶液的离子活度有关。以氟电极为指示电极，饱和甘汞电极为参比电极，放入被测溶液中，组成一原电池，利用电动势与离子活度负对数值的线性关系直接求出水样中氟离子浓度。

三、仪器与试剂

（一）试剂

1. 冰乙酸　ρ_{20}=1.06g/L。

2. 氢氧化钠溶液（400g/L）　称取40g氢氧化钠，溶于纯水中并稀释至100ml。

3. 盐酸溶液（1+1）　将盐酸（ρ_{20}=1.196g/ml）与纯水等体积混合。

4. 离子强度缓冲液Ⅰ　称取348.2g柠檬酸三钠（$Na_3C_6H_5O_7\cdot5H_2O$），溶于纯水中。用盐酸溶液调节pH为6后，用纯水稀释至1000ml。

5. 离子强度缓冲液Ⅱ　称取59g氯化钠（NaCl），3.48g柠檬酸三钠（$Na_3C_6H_5O_7\cdot$

$5H_2O$），量取57ml冰乙酸，溶于纯水中，用氢氧化钠溶液调节pH为5.0~5.5后，用纯水稀释至1000ml。

6. 氟化物标准储备溶液［ρ（F^-）=1.00mg/ml］ 经称取经105℃干燥2小时的氟化钠（NaF）0.2210g，溶解于纯水中，并稀释定容至100ml储存于聚乙烯瓶中。

7. 氟化物标准使用溶液［ρ（F^-）=10.00μg/ml］ 吸取氟化物标准储备溶液5.00ml于500ml容量瓶中用纯水稀释到刻度。

（二）仪器

1. 氟离子选择电极和饱和甘汞电极。
2. 离子活度计或精密酸度计。
3. 电磁搅拌器。

四、实训内容

（一）标准曲线法

1. 吸取10.00ml水样于50ml烧杯中。若水样总离子强度过高，应取适量水样稀释到10ml。
2. 另取8支50ml烧杯，按表4-13配制氟化物标准系列。

表4-13 离子选择电极法测氟化物的标准系列配制

管号	0	1	2	3	4	5	6	7
氟化物标准使用液（ml）	0.00	0.20	0.40	0.60	1.00	1.50	2.00	3.00
蒸馏水（ml）	各加至10 ml							
离子强度调节缓冲液（ml）	各加10 ml，混均							
氟化物含量（mg/L）（以F^-计）	0.00	0.20	0.40	0.60	1.00	1.50	2.00	3.00

注：水样中干扰物质较多时用离子强度缓冲液Ⅰ，较清洁水样用离子强度缓冲液Ⅱ。

3. 放入搅拌子于电磁搅拌器上搅拌水样溶液，插入氟离子电极和甘汞电极，在搅拌下读取平衡电位值（指每分钟电位值改变小于0.5mV，当氟化物浓度甚低时，约需5分钟以上）。

4. 以电位值（mV）为纵坐标，氟化物活度［ρ（F^-）=-logaF^-］为横坐标，在半对数纸上绘制标准曲线。根据测得的样品电位值在标准曲线上查得水样中氟化物的质量浓度。

（二）标准加入法

1. 吸取50.00ml水样于200ml烧杯中，加50ml离子强度缓冲液（水样中干扰物质较多时用离子强度缓冲液Ⅰ，较清洁水样用离子强度缓冲液Ⅱ）。同标准曲线法中操作步骤3，读取平衡电位值E_1（mV）。

2. 于水样中加入一小体积（小于0.5ml）的氟化物标准储备液，在搅拌下读取平衡电位值E_2（mV）。

（三）结果计算

1. 标准曲线法 氟化物质量浓度（以F^-计，mg/L）可直接在标准曲线上查得。

2. 标准加入法

$$\rho(F^-)=\frac{\dfrac{\rho_1 V_1}{V_2}}{\lg^{-1}\left(\dfrac{E_1-E_2}{K}\right)-1}$$

式中，ρ（F^-）为水样中氟化物的质量浓度，mg/L；ρ_1为加入标准储备溶液的质量浓度，mg/L；V_1为加入标准储备溶液的体积，ml；V_2为水样体积，ml；K为测定水样的温度t（℃）时的斜率，其值为$0.1985\times(273+t)$；E_1为水样未加氟化物标准储备液时的平衡电位，mV；E_2为水样加入氟化物标准储备液后的平衡电位，mV。

扫码“看一看”

实训21　水中六价铬与总铬的测定

一、实训目的

1. 掌握水中六价铬和总铬测定原理及分析方法。
2. 熟悉分光光度计的基本操作方法和实验数据处理方法。
3. 了解铬的测定意义。

二、测定原理

在酸性溶液中，六价铬与二苯碳酰二肼反应生成紫红色化合物，于波长540nm处进行分光光度测定。水中总铬包括Cr^{3+}和Cr^{6+}，在碱性条件下，用高锰酸钾将低价铬氧化成Cr^{6+}，然后与二苯碳酰二肼反应显色，可测定总铬。

三、仪器与试剂准备

（一）试剂

测定过程中，除非另有说明，均使用符合国家标准或专业标准的分析纯试剂和蒸馏水或同等纯度的水，所有试剂应不含铬。

1. 二苯碳酰二肼丙酮溶液（2.5g/L） 称取0.25g二苯碳酰二肼［$OC(HNNHC_6H_5)_2$，又名二苯氨基脲］，溶于100ml丙酮中。盛于棕色瓶中置冰箱内可保存半月，颜色变深时不能再用。

2. 硫酸溶液（1+7） 将10ml硫酸（ρ_{20}=1.84g/ml）缓缓加入70ml纯水中。

3. 六价铬标准溶液［ρ(Cr)=1μg/ml］ 称取0.1414g经105～110℃烘至恒量的重铬酸钾，溶于纯水中，并于容量瓶中用纯水定容至500ml，此浓溶液1.00ml含100μg六价铬。吸取此浓溶液10.0ml于容量瓶中，用纯水定容至1000ml。

4. 氢氧化钠溶液（1mol/L）。
5. 高锰酸钾溶液（25g/L）。
6. 乙醇溶液（95%）。
7. 硫酸溶液（1mol/L）。

（二）仪器

1. 分光光度计，比色皿（30mm）。
2. 具塞比色管（50ml）。

所有玻璃仪器（包括采样瓶）要求内壁光滑，不能用铬酸洗涤液浸泡。可用合成洗净剂洗涤后再用浓硝酸洗涤或硝酸与硫酸混合液洗涤，然后用自来水、纯水淋洗干净。

四、实训内容

（一）六价铬的测定

1. 取同型50ml比色管10个，按表4-14配制标准系列。

表4-14 二苯碳酰二肼分光光度法测六价铬的水样和标准系列配制

管号	0	1	2	3	4	5	6	7	8	水样
六价铬标准溶液（ml）	0.00	0.20	0.50	1.00	2.00	4.00	6.00	8.00	10.00	-
水样（ml）	-	-	-	-	-	-	-	-	-	50.00
蒸馏水（ml）	各加至刻度，混均									
硫酸（ml）	各加2.5ml									
二苯碳酰二肼（ml）	各加2.5ml，混均，放置10min									

2. 于540nm波长，用3cm比色皿，以纯水为参比，测量吸光度。

3. 如水样有颜色时，另取与相同量的水样于100ml烧杯中，加入2.5ml硫酸溶液，于电炉上煮沸2分钟，使水样中的六价铬还原为三价。溶液冷却后转入50ml比色管中，加纯水至刻度后再多加2.5ml，摇匀后加入2.5ml二苯碳酰二肼溶液，摇匀，放置10分钟。按以上步骤测量水样空白吸光度。

4. 绘制标准曲线，在曲线上查出样品管中六价铬的质量。

5. 有颜色的水样，在计算时，用测得样品溶液的吸光度值减去水样空白吸光度值后，再在标准曲线上查出样品管中六价铬的质量。

（二）总铬的测定

1. 取50.00ml无色透明或经预处理的水样，置于250ml锥形瓶中，将水样调节至中性，加入0.5ml氢氧化钠溶液（1mol/L），25g/L高锰酸钾溶液至明显红色，加数粒玻璃珠，煮沸5~10分钟，煮沸过程中，如紫红色褪去，则补加高锰酸钾溶液，保持溶液显紫红色。

2. 待水样稍冷后，沿瓶壁加入95%乙醇2ml，继续加热煮沸，直至溶液变为棕色为止。

3. 取下锥形瓶，加入0.5ml硫酸（1mol/L），使溶液呈中性，过滤于50ml比色管中，冷却后，加蒸馏水至50ml作为样品管。

4. 以下步骤同与Cr^{6+}中的1、2、3、4、5相同。

（三）结果计算

1. 水样中六价铬的质量浓度计算

$$\rho(Cr^{6+}) = \frac{m}{V}$$

式中，ρ（Cr^{6+}）为水样中六价铬的质量浓度，mg/L；m为从标准曲线上查得的样品管中六价铬的质量，μg；V为水样体积，ml。

2. 水样中总铬的质量浓度计算

$$\rho(Cr) = \frac{m}{V}$$

式中，ρ（Cr）为水样中总铬的质量浓度，mg/L；m为从标准曲线上查得的样品管中总铬的质量，μg；V为水样体积，ml。

水中总铬包括Cr^{3+}和Cr^{6+}，Cr^{3+}的浓度可按下式计算求出：

$$Cr^{3+}=总铬-Cr^{6+}$$

实验22 水中铜含量的测定

一、实训目的

1. 掌握火焰原子吸收分光光度法测定金属元素的原理；原子吸收分光光度计的使用及维修。

2. 熟悉铜的测定意义。

3. 了解火焰原子吸收法测定条件的选择方法。

二、测定原理

水样中金属离子被原子化后，吸收来自同种金属元素空心阴极灯发出的共振线（铜，324.7nm；铅，283.3nm；铁，248.3nm；锰，279.5nm；锌，213.9nm；镉，228.8nm等），吸收共振线的量与样品中该元素的含量成正比。在其他条件不变的情况下，根据测量被吸收后的谱线强度，与标准系列比较定量。

三、仪器与试剂

（一）试剂

1. 各种金属离子标准储备溶液

（1）铁标准储备溶液［ρ（Fe）=1mg/ml］ 称取1.000g纯铁粉［ω（Fe）≥99.9%］或1.4300g氧化铁（Fe_2O_3，优级纯），加入10ml硝酸溶液（1+1），慢慢加热并滴加盐酸（ρ_{20}=1.19g/ml）助溶，至完全溶解后加纯水定容至1000ml。

（2）铜标准储备溶液［ρ（Cu）=1mg/ml］ 称取1.000g纯铜粉［ω（Cu）≥99.9%］，溶于15ml硝酸溶液（1+1）中，用纯水定容至1000ml。

（3）锰标准储备溶液［ρ（Mn）=1mg/ml］ 称取1.2912g氧化锰（MnO，优级纯）或称取1.0000g金属锰［ω（Mn）≥99.8%］，加硝酸溶液（1+1）溶解后，用纯水定容至1000ml。

（4）锌标准储备溶液［ρ（Zn）=1mg/ml］ 称取1.000g纯锌［ω（Zn）≥99.9%］，溶于20ml硝酸溶液（1+1）中，用纯水定容至1000ml。

（5）镉标准储备溶液［ρ(Cd)=1mg/ml］ 称取1.000g纯镉粉，溶于5ml硝酸溶液（1+1）中，用纯水定容至1000ml。

（6）铅标准储备溶液［ρ（Pb）=1mg/ml］ 称取1.5985 g经干燥的硝酸铅［$Pb(NO_3)_2$］，溶于约200ml纯水中，加入1.5ml硝酸（ρ_{20}=1.42g/ml），用纯水定容至1000ml。

2. 硝酸 ρ_{20}=1.42g/ml，优级纯。

3. 盐酸 ρ_{20}=1.19g/ml，优级纯。

（二）仪器

1. 原子吸收分光光度计及铜、铁、锰、锌、镉、铅空心阴极灯。
2. 电热板。
3. 抽气瓶和玻璃砂芯滤器。

四、实训内容

（一）水样预处理

1. 澄清的水样可直接进行测定；悬浮物较多的水样，分析前需酸化并消化有机物。若需测定溶解的金属，则应在采样时将水样通过0.45 μm滤膜过滤，然后按每升水样加1.5ml硝酸酸化使pH小于2。

2. 水样中的有机物一般不干扰测定，为使金属离子能全部进入水溶液和促使颗粒物质溶解以有利于萃取和原子化，可采用盐酸-硝酸消化法。于每升酸化水样中加入5ml硝酸，混匀后取定量水样，按每100ml水样加入5ml盐酸的比例加入盐酸，在电热板上加热15分钟。冷至室温后，用玻璃砂芯漏斗过滤，最后用纯水稀释至一定体积。

（二）水样测定

1. 将各种金属标准储备溶液用每升含1.5ml硝酸的纯水稀释，按表4-15配制标准系列。

表4-15　火焰原子吸收法测定铜、铅等标准系列的配制

元素	铜	铁	锰	锌	镉	铅
质量浓度（mg/L）	0.2~5.0	0.3~5.0	0.1~3.0	0.05~1.0	0.05~2.0	1.0~20

2. 将标准、空白溶液和样品溶液依次喷入火焰，测量吸光度。
3. 绘制标准曲线并查出各待测金属元素的质量浓度。

（三）结果计算

可从标准曲线直接查出水样中待测金属的质量浓度（mg/L）。

本章小结

水质的感官形状和物理指标主要包括如水温、臭和味、色度、浑浊度、肉眼可见物、pH、电导率。水温的测定方法是温度计法；臭和味的测定方法包括嗅气与尝味法、臭（味）阈值法；色度的检测方法主要有铂钴标准比色法和稀释倍数法；浑浊度的检测方法包括福尔马肼标准散射仪比浊法和福尔马肼目视比浊法；肉眼可见物的测定方法是直接观察法；pH的测定方法为玻璃电极法；电导率的测定方法为电极法。总硬度是指水中钙、镁离子及其盐类的总量，根据其煮沸后是否可被去除，可分为暂时性和永久性硬度。测定水中总硬度的常用方法是乙二胺四乙酸二钠滴定法。挥发酚是低沸点的一元酚，有较强的毒性。国家规定生活饮用水的检测方法是4-氨基安替比林分光光度法。阴离子合成洗涤剂是目前应用最广泛的一种表面活性剂，测定方法主要是亚甲蓝分光光度法和二氮杂菲分光光度法。

水中有机污染物成分复杂，一般用综合指标“三氧”间接反映水体收到有机污染的状况。“三氧”即溶解氧（DO）、耗氧量（OC）、生化需氧量（BOD）。溶解氧的检测方法有碘量法、修正碘量法和膜电极法。耗氧量的测定根据所使用的氧化剂不同主要有高锰酸钾法和重铬酸钾法。前者适用于较清洁的水样，后者适用被有机物污染较严重的水样。水中生化需氧量是微生物在生化作用过程中消耗的溶解氧，目前国内外广泛采用20℃五天培养法，测定方法有直接培养发和稀释培养法。

氨氮（NH_3-N）是指水中以游离氨和（或）铵盐的形式存在的氮，水中有机氮、氨、亚硝酸盐、硝酸盐之间可通过生物化学反应相互转化。氨氮的主要测定方法有纳氏试剂分光光度法，亚硝酸盐的主要测定方法有重氮化偶合分光光度法，硝酸盐氮的测定方法有麝香草酚分光光度法、紫外分光光度法等。氟化物的测定方法主要是离子选择电极法。

水质检测中金属指标中三价铬是人体必需的微量元素，但六价铬对人体具有较强的毒性。六价铬的测定方法是二苯碳酰二肼分光光度法，总铬的测定方法是高锰酸钾氧化－二苯碳酰二肼分光光度法，铁的测定方法是二氮杂菲分光光度法、铜和铅的测定方法可用原子吸收法。

扫码“练一练”

习 题

一、选择题

1. 铂－钴标准比色法测定水的色度，其测定范围是（ ）度。

A．0~50 B．5~50 C．0~35 D．5~35

2. 测定水的色度的标准方法是

A．稀释倍数法 B．铬－钴比色法

C．铂－钴标准比色法 D．电导分析法

3. 我国水质卫生标准规定，生活饮用水色度不超过（ ）度。

A．5 B．10 C．15 D．20

4. 水质卫生标准规定生活饮用水的浑浊度应为（ ）NTU。

A．不少于0.5 B．不超过1

C．至少为1.5 D．不超过1.5

5. 对不同浑浊度范围读数的精度要求不同，若浑浊度为10~100NTU，则读数精度为

A．1NTU B．5NTU C．10NTU D．50NTU

6. 记录水温，一般应准确至（ ）℃。

A．0.1 B．0.3 C．0.5 D．1.0

7. 以下（ ）可以通过煮沸后去除掉。

A．总硬度 B．暂时性硬度

C．永久性硬度 D．以上都不能

8. 4－氨基安替比林法测挥发酚时，pH应控制的范围是

A．pH<4.6 B．pH7.0 ± 0.5 C．pH10.0 ± 0.2 D．pH>12.0

9. 目前应用最广泛的合成洗涤剂是

A．阴离子型 B．阳离子型 C．非离子型 D．两性离子型

10. 水源水测定溶解氧的常用方法是

A. 碘量法　　B. 修正碘量法

C. 膜电极法　　D. 以上都不是

11. 当水样中氯化物含量过高时，可以采用（　）测定需氧量。

A. 酸性高锰酸钾法　　B. 碱性高锰酸钾法

C. 碘量法　　D. 分光光度法

12. 酸性高锰酸钾法测需氧量时，当红色退去很快或者变黄时，应

A. 补加高锰酸钾　　B. 稀释样品后再测定

C. 减少水样的体积　　D. 降低pH

13. 氨氮测定时，以下（　）水样需用蒸馏法消除干扰。

A. 清洁水　　B. 较清洁水

C. 工业废水　　D. 均不需预处理

14. 水质检测氨氮检出结果超标，说明该水质是

A. 清洁水　　B. 新近污染

C. 以前被污染　　D. 污染被净化

15. 氨氮测定时，水样含有余氯时，在测定前应（　）脱氯。

A. 蒸馏　　B. 加入硫酸锌

C. 加入酒石酸钾钠　　D. 加入硫代硫酸钠

16. 测定氨氮的方法是（　）。

A. 重氮偶合分光光度法　　B. 纳氏试剂分光光度法

C. 紫外分光光度法　　D. 格氏试剂法

17. 用于氨氮测定的水样，如不能立即测定，需调pH小于

A. 2　　B. 3　　C. 4　　D. 5

18. 重氮化偶合光度法测定水中亚硝酸盐氮含量，亚硝酸盐与（　）反应生成重氮盐。

A. 碘化汞钾　　B. 对氨基苯磺酰胺

C. 盐酸乙二胺　　D. 二磺酸酚

19.《生活饮用水卫生标准》(GB 5749—2006）规定硝酸盐氮含量不得超过

A. 1mg/L　　B. 5mg/L　　C. 10mg/L　　D. 20mg/L

20.（　）水体含氟比较高。

A. 雨水　　B. 地表水　　C. 生活饮用水　　D. 温泉水

21.《生活饮用水卫生标准》(GB 5749—2006）规定：生活饮用水的氟化物含量（以F^-计）不超过。

A. 0.5mg/L　　B. 1.0mg/L　　C. 1.5mg/L　　D. 2.0mg/L

22. 离子选择电极法测定水中氟化物含量，利用膜电位的大小与氟化物溶液的离子（　）有关。

A. 浓度　　B. 强度　　C. 活度　　D. 密度

23. 离子选择电极法测定水中氟化物含量，参比电极是

A. 饱和甘汞电极　　B. 氟离子选择电极

C. 氢电极　　D. 钠离子选择电极

24. 离子选择电极法测定水中氟化物含量，用标准加入法分析时，电位差应相差

A．10~20mV　　B．20~30mV　　C．30~40mV　　D．40~50mV

25. 对人体具有较强毒性的金属元素是

A．铁　　B．铜　　C．三价铬　　D．六价铬

26.《生活饮用水卫生标准》（GB 5749—2006）规定生活应用水中铜的浓度不得超过

A．0.5mg/L　　B．1.0mg/L　　C．2.0mg/L　　D．5.0mg/L

二、简答题

1. 简述测定水中纳氏试剂分光光度法测定氨氮原理。
2. 离子选择电极法测定水中氟化物的原理、离子强度调节缓冲液的作用是什么？
3. 用EDTA法测水的总硬度时，溶液的pH应控制在什么范围，怎么控制？
4. 用4-氨基安替比林分光光度法测定挥发酚时，预蒸馏的目的是什么？
5. 简述溶解氧的测定方法及原理。
6. 简述测定水中亚硝酸盐氮的测定方法及原理。
7. 简述耗氧量测定的测定方法及原理。

第五章

空气理化检验

学习目标

1. **掌握**　空气污染物的存在状态；采气体积的换算；空气污染物浓度的表示方法；滤膜质量法测定粉尘浓度、焦磷酸重量法测定游离二氧化硅、氮氧化物、二氧化硫、铅、甲醛和苯系物的检测原理和检测方法。

2. **熟悉**　空气样品的采集原则和采样仪器；空气样品的采样方法；粉尘浓度、游离二氧化硅、氮氧化物、二氧化硫、铅、甲醛、苯系物的理化性质。

3. **了解**　空气污染物的来源和分类；空气样品的常用采样仪器；粉尘浓度、游离二氧化硅、氮氧化物、二氧化硫、铅、甲醛、苯系物的测定意义。

4. 学会采气体积的换算和有害物质浓度的表示方法，滤膜质量法测定粉尘浓度，氮氧化物、二氧化硫、铅、甲醛、苯系物的检测方法。

空气是人类生存的重要物质条件，是重要的外界环境因素之一，一般包括环境空气、工作场所空气、公共场所空气和室内空气。空气理化性质的改变、污染物的进入，都可能导致空气质量下降，影响生态环境，危害人体健康。空气理化检验是判断特定范围内空气质量的重要手段，通过检测，人们可以了解空气中有毒有害物质的种类、数量和来源，指导人们控制空气污染，保障人群健康。根据检验对象的不同，空气理化检验可分为环境空气质量检验、室内空气和公共场所空气质量检验和工作场所空气质量检验。

扫码“学一学”

第一节　空气样品的采集

案例讨论

【案例】

1930年12月15日，马斯河谷内13个工厂排放的大量烟雾在河谷上空无法扩散，造成严重大气污染。河谷地区的居民有几千人生病，症状表现为胸痛、咳嗽、呼吸困难等。一周内有60多人死亡，是同期正常死亡人数的十多倍。马斯河谷烟雾事件是20世纪最早记录的大气污染惨案。

【讨论】

1. 马斯河谷烟雾事件中主要污染物是什么？

2. 空气中的污染物的来源是什么？如何采集空气中的污染物？

一、空气污染物的来源和分类

（一）空气污染物的来源

1. 环境空气污染物的来源　一般分为自然污染源和人为污染源两大类。自然污染源是由自然原因形成的，如火山爆发、森林大火等；人为污染源是由于人们从事生产、生活活动产生的。人为污染源又分为固定污染源（如烟囱、工业排气管等）和流动污染源（如汽车、拖拉机等）。两者比较，人为污染源数量更多、污染时间更长、影响范围更大，是空气污染的主要来源。

（1）工业企业　属于固定污染源，是空气污染物的主要来源之一。燃料的燃烧是造成空气污染的最主要来源。目前，我国工业燃料主要是煤和石油，燃料燃烧完成时的主要污染物是CO_2、SO_2、NO_2、水气和灰分，燃烧不完全时的污染物是CO、硫氧化物、氮氧化物、醛类、炭粒和多环芳烃等。工业企业生产过程中的各环节都可能排放污染物。生产原料和工艺过程不同，排出污染物的种类和数量也不同。

（2）生活性污染　主要来源于生活炉灶和采暖锅炉。民用生活炉灶和采暖锅炉消耗大量煤炭，成为空气污染的一个重要来源。

（3）交通运输　汽车、火车、飞机、轮船、拖拉机和摩托车等是人类生产生活的主要交通运输工具，使用的燃料主要是汽油、柴油等石油制品，燃烧后排放的主要污染物是CO、NO_x、PAH、颗粒物和醛类等。随着机动车数量的增加，汽车尾气成为我国城市空气污染物的主要来源之一。

2. 室内空气污染物的来源　室内空气污染包括物理性、化学性、生物性和放射性污染，根据污染物形成的原因和进入室内的渠道，主要污染来源有：①室内燃料燃烧或食物高温加热产生；②人们在室内活动时，通过呼出气和汗液排出大量代谢产物，吸烟是室内空气污染的一项重要来源；③电器和办公用具可导致电磁辐射等物理性污染和臭氧等化学性污染；④建筑材料和装饰材料含有的有害物质，一些非天然的建筑材料、装饰材料中含有的甲醛、VOC、氡等有毒物质；⑤来自室外的污染物。

3. 工作场所空气中污染物的来源　工作场所空气中的污染物来源主要有：①生产性毒物，是在生产过程中形成的可能对人体产生有害影响的化学物质，主要以气体、蒸气、烟、雾形态存在于生产环境空气中。生产性毒物可来源于原料、中间产品、辅料、副产品或废弃物，也可来源于热分解产物及反应产物，如磷化铝遇湿分解为磷化氢，聚氯乙烯受热分解产生氯化氢等；②生产性粉尘，是指在生产过程中形成的、能较长时间飘浮在空气中的固体微粒。很多工农业生产过程中都可产生生产性粉尘，如矿山开采、筑路、矿石粉碎、机械加工等，水泥、玻璃、陶瓷、化学工业等生产过程中的粉末状物质的配料、混合、包装等，金属切割、焊接等。生产环境中沉积的降尘也可因机械振动、气流变化等形成二次扬尘，污染工作场所空气。

（二）空气污染物的分类

1. 按属性　空气污染物按属性可分为四大类：物理性污染物（如噪声、电磁辐射等）、化学性污染物（如SO_2、NO_x、H_2S、$PM_{2.5}$等）、生物性污染物（经空气传播的病原微生物、植物花粉等）和放射性污染物（如氡、α射线、β射线等），其中以化学性污染物种类最多、污染范围最广。

2. 按形成过程 根据污染物形成过程，空气污染物可分为一次污染物和二次污染物。一次污染物是指由污染源直接排入空气环境中，其物理性质和化学性质没有发生变化的污染物，又称为原始污染物。例如，火山爆发和森林火灾形成的烟尘。二次污染物是指一次污染物在空气中与其他物质发生化学反应，或在太阳辐射作用下发生化学反应而形成新的污染物，又称为次生污染物或次级污染物。例如，SO_2在大气中氧化遇水形成硫酸。一般情况下，二次污染物对环境和人体的危害性比一次污染物更大。

扫码“看一看”

二、空气污染物的存在状态

污染物的理化性质和形成过程决定其在空气中的存在状态。根据存在状态的不同，空气污染物可分为气体和蒸气状态污染物、气溶胶状态污染物。

（一）气体和蒸气状态污染物

1. 气体状态污染物 是指常温、常压下以气体状态分散在空气中的污染物。这类物质的沸点较低，在常温下以气体的形式存在，从污染源进入空气后，仍然以分子的形式存在，例如SO_2、CO、CO_2、NO_2等。

2. 蒸气状态污染物 是指某些固体或液态物质受热升华或蒸发而分散在空气中的污染物，例如，汞蒸气、苯蒸气和硫酸蒸气等。蒸气遇冷后，仍能逐渐恢复到原有的固体或液体状态。

气体和蒸气状态污染物以分子状态均匀分布在空气中，其分散情况与其相对密度、温度、气流等因素有关，相对密度大的向下沉降，相对密度小的可以长时间的飘浮在空气中。

（二）气溶胶状态污染物

气溶胶是由固体颗粒或液体颗粒分散在空气中形成的一种多相分散体系。气溶胶粒度大小不同，其化学性质和物理性质差异也较大。通常气溶胶粒子的直径为0.1～10 μm，粒径更大的粒子不易悬浮于空气中，而更小的粒子因蒸气压力较大，容易合并成较大的粒子。

气溶胶按其形成方式可将分为三类：①分散性气溶胶，由固体或液体物质经粉碎或喷射，形成微小粒子，分散在空气中形成的气溶胶称为分散性气溶胶；②凝聚性气溶胶，由于气体或蒸气（包括固态升华而形成的蒸气）遇冷凝聚成液态或固态微粒形成的气溶胶称为凝聚性气溶胶；③化学反应形成的气溶胶，一次污染物在空气中发生多种化学反应而形成的颗粒状物质，悬浮在空气中形成气溶胶称为化学反应形成的气溶胶。

气溶胶按其物理形态可分为三类，即尘、烟和雾。①尘，是指由于机械作用粉碎和运转所产生的颗粒物，其化学性质与母体材料相同，其粒径大于1 μm；②烟，是燃烧产物，是炭粒、水汽、灰分等燃烧产物的混合物，其粒径为0.01～1 μm；③雾，是由大量微小水滴或冰晶形成的悬浮体系，粒径一般小于10 μm。雾一般由蒸气冷凝或液体雾化而产生，例如硫酸雾、硝酸雾等。在气象学上，雾是指使大气能见度减少到1km内的水滴悬浮体系。$PM_{2.5}$、雾霾和灰霾都属于气溶胶状态的空气污染物质。

1. $PM_{2.5}$ 是由一次粒子和二次粒子组成的气溶胶颗粒，主要由尘土性粒子、植物和矿物燃料燃烧产生的炭黑（有机碳）粒子、气态污染物通过化学转化形成的空气颗粒物等组成。与粗颗粒物相比较，$PM_{2.5}$粒径更小，降低能见度的能力更强，因此，$PM_{2.5}$是降低空气能见度、形成灰霾的主要原因。

2. 雾霾 是雾和霾的组合现象，雾是由大量悬浮在近地面空气中的微小水滴或冰晶组成的气溶胶系统，是近地面层空气中水汽凝结（或凝华）的产物。形成雾时，空气的湿度常常处于或接近于饱和状态，而形成霾时空气相对湿度不大。霾和雾可以相互转化，当相对湿度增加时，霾粒子吸湿成为雾滴；当相对湿度降低时，雾滴脱水后霾粒子又再悬浮在大气中。霾和雾两者都影响空气的能见度，造成视程障碍。

3. 灰霾 主要成分是颗粒物和气态污染物，是大量极细微的干尘粒等均匀地浮游在空气中，使水平能见度小于10km，远处光亮物微带黄、红色，黑暗物微带蓝色，空气普遍有混浊的现象。灰霾产生消光作用的主要是$PM_{2.5}$。灰霾和雾霾的主要区别在于空气湿度不同，通常湿度大于90%时称为雾，而湿度小于80%时称为霾，湿度在80%~90%时则为雾霾混合体。不论是灰霾，还是雾霾，都是大量极细微尘粒或烟粒对空气的严重污染。

三、空气样品的采集

空气污染物种类多，存在状态复杂，受空气流动性的影响大，因此，正确采集空气样品，确保样品的代表性，是空气理化检验工作非常重要的技术环节。

（一）采样原则

1. 采样方法的确定原则 应根据空气中待测物质种类、理化性质、污染物的存在状态、逸散情况和测定方法的检出限等方面确定合适的采样方法，选择合适的采样容器和吸收材料，以达到高的采样效率。

2. 采样点的选择原则 采集样品的地点称为采样点。应根据测定目的选择合适的采样点，使所采集的样品具有良好的代表性和真实性。为了解环境空气污染范围，应全面调查监测区域污染源的类型和位置、主要污染源的排放量、排放高度、地形资料、气象资料等，根据监测目的，合理选择空气样品的采样点。为了解劳动者进行职业活动时空气污染程度和对人体的危害情况，采样点应选择有害物质浓度最大、工人接触时间最长的地点，并在呼吸带的位置进行采样。室内空气的采样点应均匀分布，避开通风道和通风口，距离墙壁0.5m以上的位置采集，采样点的高度应与人的呼吸带高度一致，相对高度为0.5~1.5m。公共场所空气采样通常选择在公共场所人群经常活动且停留时间较长的地点。

3. 采样时间和采样频率 采样时间是指采样开始到结束所持续的时间。采样频率是在一定范围内的采样次数。采样时间和采样频率应根据采样目的和污染物逸散情况进行选择，以保证采集的样品具有代表性。采样持续时间取决于污染物的排出情况，若生产过程中污染物的逸散是连续的、微量的，采样则应持续较长的时间；若有害物质的逸散是间断性的，如加料、出料的瞬间，则需要在此短暂的时间内完成采样，以测定其瞬间浓度。

4. 最小采气量和采样效率

（1）最小采气量 当空气中待测物的浓度为最高容许浓度值时，保证所采用的分析方法能够检出待测物所需要采集空气的最小量称为最小采气量。采集的空气样品量太少，样品中待测物的浓度没有达到分析方法灵敏度所要求的采集量，会使检测结果呈阴性。为了避免这一情形的出现，在空气理化检验采样时提出了最小采气量的要求。

空气样品的最小采气量与分析方法的绝对检出限和样品溶液总体积成正比；与卫生标准规定的有害物质的最高容许浓度值和分析时所取样品溶液体积成反比。

$$V_{\min} = \frac{s \times a}{V \times b} \tag{5-1}$$

式中，$V_{\min}$为最小采气量，L；s为分析方法的绝对检出限，μg；a为被测物质在空气中的最高容许浓度，mg/m^3；V为样液总体积，ml；b为分析所取样液量，ml。

为了确保防止出现假阴性结果，采样量扩大一倍。

在计算最小采气量时应注意各参数的单位，计算出的最小采气量是标准状态下的体积，采样时必须换算成采样条件下的体积。

（2）采样效率及其评价方法　在规定的条件（如采样速度、被采集物质浓度、采样温度和采样时间等）下，某采样方法所采集到的待测物的量占其总量的百分数称为采样效率。采样效率越高，采样误差越小，测定结果的误差也越小。一般要求采样效率大于90%以上。

5. 采样注意事项

（1）采样前　应进行采样调查（包括污染物的存在状态、逸散情况、干扰物质等），制定检测方案，准备采样器材，包括采样装置的检查、校准等。

（2）采样时　要按照检测方案进行采样，每个采样点都应采集空白样品（除不采集空气样品外，其他操作与样品完全相同）和测定气象条件（一般测气温和气压，必要时也测气湿和风速）；详细如实地做好有关记录。

（3）采样后　样品应进行适当的处理后妥善保管和及时送检，并根据其是否易挥发和变质等情况，采取相应的防护措施，防止样品污染或损失。如吸收液易挥发，应将吸收液补充到原有的体积。用滤膜采集样品后，应及时用镊子将其从采样夹中取出，并将采样面向内对折2~3次后放入采样盒内，以防固体颗粒脱落造成损失。

扫码“看一看”

（二）采样仪器

空气采样仪器是以一定流量采集空气样品的仪器，又称为空气采样器。一般由采样容器、流量计和抽气动力三部分组成。

1. 抽气动力　采样过程中需要使用采气动力，使空气抽入采样装置。常用采气动力有手抽气筒、水抽气瓶、电动抽气机和压缩空气吸引器等。实际工作中，应根据采样现场条件、采样方法和采气体积选择合适采气动力。

2. 气体流量计　是用于测量气体流量的仪器。当收集器或采气动力不能直接反映出所采集的空气体积时，必须使用气体流量计记录采集空气样品的流速或体积。气体流量计的种类较多，常见的有皂膜流量计、湿式流量计、孔口流量计和转子流量计。皂膜流量计和湿式流量计测量的是流过气体的体积值，结果比较精确，一般用来校正其他流量计。孔口流量计和转子流量计测量的是流过气体的流速，计算采样体积时需要乘以采样时间，经常用于现场采样流量的测量。

3. 采样容器　由于空气中污染物的存在状态不同，检测方法不同，选用的采集器也应不相同。采样前要检查采集器的气密性，测定采样效率，一般要求采样效率大于90%以上，常用的采样容器通常有以下几种。

（1）气泡吸收管　由内管和外管两部分组成（图5-1）。外管直径上大下小，用于盛吸收液，上部直径较大，可以避免吸收液采样时随气流溢出，下部细小，可以增加吸收液的液柱高度，从而增加空气与吸收液的接触时间。采样时，空气由内管上孔进入，经过吸收液从外管排出。气泡吸收管有大型和小型两种规格，大型气泡吸收管可盛5~10ml吸收液，采样速度一般为0.5L/min；小型气泡吸收管可盛1~3ml吸收液，采样速度一般为0.3L/min。气泡吸收管主要用于采集气体、蒸气状态的物质。

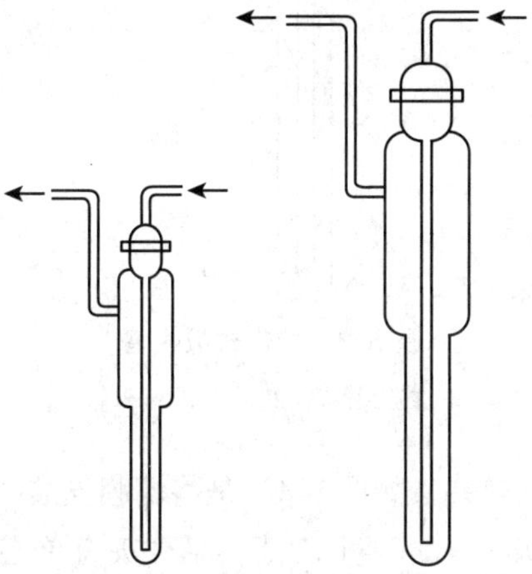

图5-1　气泡吸收管

1. 小型气泡吸收管；2. 大型气泡吸收管

（2）多孔玻板吸收管　也称玻砂滤板吸收管，有直形和U形两种（图5-2）。内管底部有一片用玻砂烧结的多孔小玻板，采样时，空气进入吸收液形成气泡，经过多孔玻板上的微孔时，大气泡被分散为更细小的气泡，增大空气与吸收液的接触面积，使被测物质吸收得更完全，从而提高采样效率。多孔玻板吸收管可盛5~10ml吸收液，采样速度一般为0.1~1L/min，适用于采集气体、蒸气、雾及部分烟状态的物质。

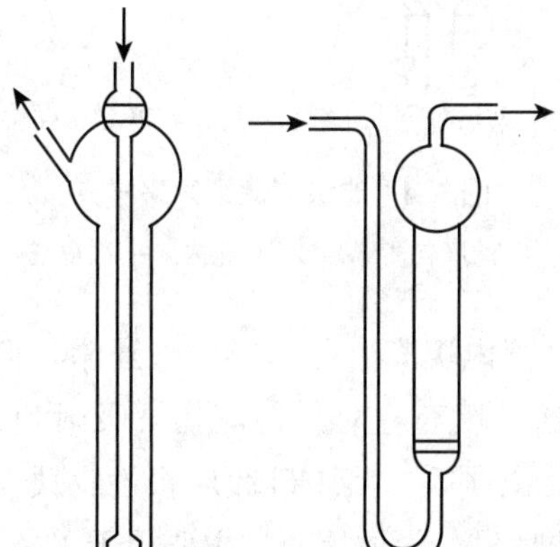

图5-2　多孔玻板吸收管

1. 直形多孔玻板吸收管；2. U形多孔玻板吸收管

（3）冲击式吸收管　外形与直形多孔玻板吸收管相同（图5-3），但内管的管尖处突然收缩变小，采气流量大时，待测物随气流以很快的速度冲出内管管口，由于惯性作用冲击到吸收管的底部，与吸收液作用而被吸收。冲击式吸收管可盛10ml吸收液，采样速度一般为3~5L/min，适用于采集粉尘、烟、雾状物质。

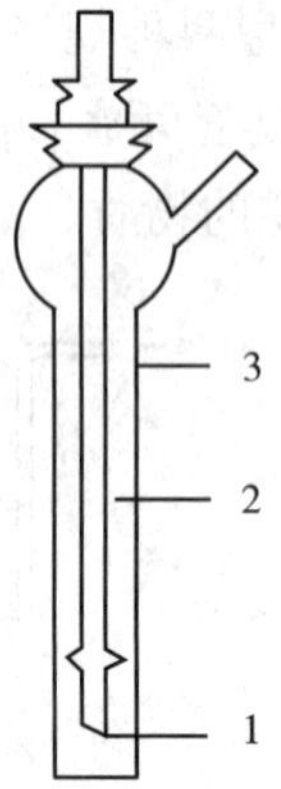

图5-3　冲击式吸收管

1. 内管管尖；2. 内管；3. 外管

（4）滤料采样夹　滤料采样夹（如图5-4）是将滤膜安装在采样夹上，当空气通过采样夹时，被测物质即被阻留或吸附在滤料上。滤料采样夹有单层和双层之分，单层采样夹放一张滤料，双层采样夹可放一张或两张滤料串联采样，采样速度一般为5~20L/min。滤料采样夹适用于采集烟、尘气溶胶，不适用于采集雾状气溶胶。在实际工作中，常用的滤料有用由植物纤维制成的慢性定量滤纸、玻璃纤维制成的玻璃纤维滤纸、聚氯乙烯纤维制成的滤膜，硝酸纤维素或醋酸纤维素制成的微孔滤膜。

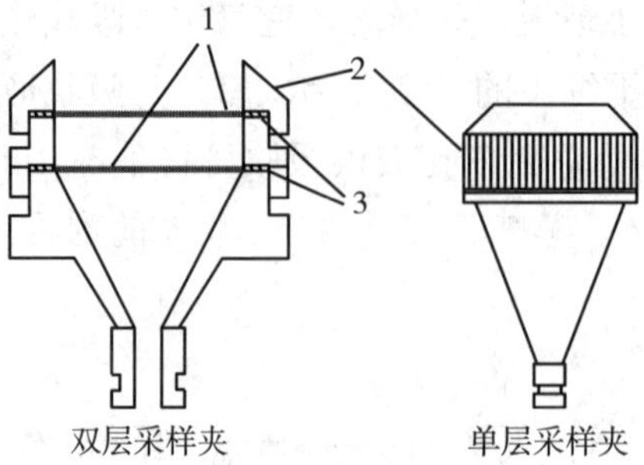

图5-4　滤膜（滤纸）采样夹

1. 滤膜（滤纸）；2. 具孔盖；3. 橡皮纸

（5）固体填充柱　是一种管内填充有固体颗粒（通常是硅胶或活性炭）的玻璃管（图5-5），在一定条件下当空气通过填充柱时，待测物被吸附和富集。常用的填充剂有硅胶、活性炭、氧化铝、高分子多孔微球等，其中硅胶对极性物质有强烈的吸附作用，活性炭可用于非极性和弱极性有机物的吸附。固体填充柱主要用于采集气体和蒸气状污染物。

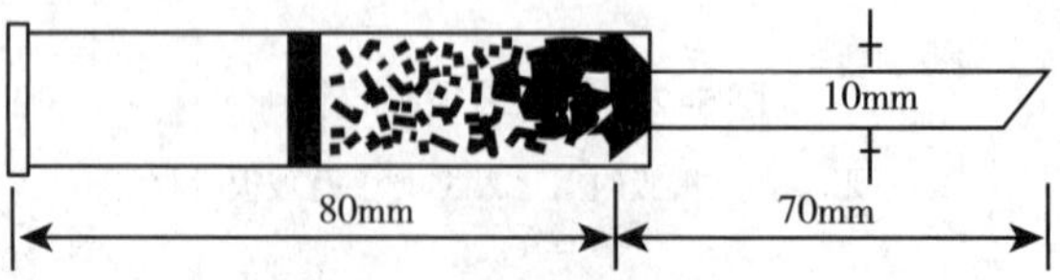

图5-5　固体颗粒采样管

（6）集气瓶　常用的玻璃集气瓶有大小两种（图5-6），大瓶容量一般为1000ml，小瓶为300ml左右，可采用置换法采样或真空法采样。集气瓶适用于采集气体、蒸气状态物质。

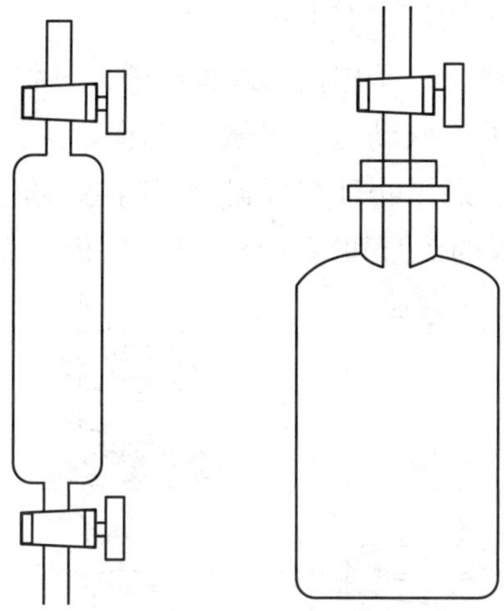

图5-6　集气瓶

扫码"看一看"

（三）空气样品的采样方法

气态污染物的采样方法一般分为直接采样法和浓缩采样法两大类。

1. 直接采样法　是将空气样品直接采集在合适的空气采集器内，再带回实验室进行分析的采样方法。该方法适用于空气污染物浓度较高、分析方法灵敏度较高和现场不宜使用动力采样的情况，其测定结果代表空气中有害物质的瞬间浓度或短时间内的平均浓度。根据所用空气采集器和操作方法的不同，直接采样法可分为塑料袋采样法、注射器采样法、置换采样法和真空采样法。直接采样法简单方便，但要注意防止采样容器内壁的吸附和解吸。用直接采样法采集的空气样品应该尽快测定。

2. 浓缩采样法　由于空气中待测物质浓度较低，为了达到分析方法检出限的要求，需要将一定体积的空气样品通过采样容器，使待测物质被吸收、吸附或阻留、富集在采样容器中，这种采样方法称为浓缩法。浓缩法测定结果为采样时间内待测物质的平均浓度。对于气态污染物，浓缩采样法主要有溶液吸收法、固体填充柱采样法、低温冷凝浓缩法和无动力（无泵）采样法。前三种为有动力采样法，无动力（无泵）采样法多用于个体采样监测。

（1）溶液吸收法　以吸收管为采集器，以液体介质为吸收液，以抽气泵为动力进行采样。常用的吸收液有水、水溶液和有机溶剂等，一般遵循以下原则选择吸收液：①吸收液应对待测物有较大的溶解度，或与待测物能快速反应；②采集的待测物在吸收液中应有足够长的稳定时间；③吸收液成分不影响分析测定；④吸收剂应价廉、易得，尽量选用无毒无害的吸收剂。

（2）固体填充柱采样法　是利用空气通过固体填充柱时，其中的待测物质被固体填充剂吸附、阻留，从而达到采集、浓缩的目的。采样后，将待测物解吸或洗脱，供测定用。与溶液吸收法相比，固体填充剂采样法可长时间采样，克服了溶液吸收法在采样过程中溶剂挥发带来的误差，待测物在固体填充剂中更稳定，可存放几天甚至数周，且固体填充剂采样管携带更为方便。

（3）低温冷凝浓缩法　又称为冷阱法，是一种特殊的固体填充柱采样法。某些沸点较低的气态物质在常温下用固体吸附剂很难完全阻留，利用制冷剂将空气冷凝并降低填充剂的温度，有利于空气中低沸点物质的吸附和采集。

（4）无动力（无泵）采样法　又称被动式采样法，是将采样装置或气样捕集介质暴露于采样现场的空气中，不需要抽气动力，依靠空气污染物分子自然扩散、迁移、沉降等作用而直接被采集的采样方式。通常个体采样器为无动力采集气态污染物。个体采样的测定结果可用于个体污染物接触量的监测和室内空气质量评价。采样头示意图如图5-7所示。

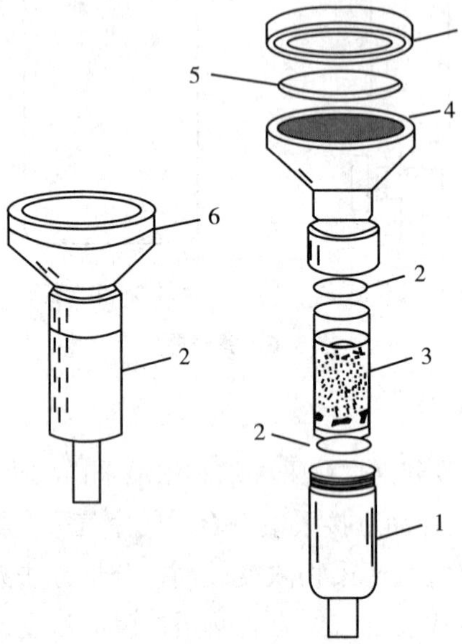

图5-7　采样头示意图

1. 吸附剂套筒；2. 硅胶密封垫；3. 玻璃采样筒；4. 滤膜支架；5. 滤膜；6. 滤膜夹

四、空气污染物浓度的表示方法

（一）采气体积的换算

在测定空气中有害物质浓度时，由于采样现场的气象条件不同，气体的体积会随着气温和气压的不同而改变。为了使空气污染物的测定结果具有可比性，必须将采样体积换算成标准状况下的体积，再计算空气中有害物质的浓度。

标准状态采样体积一般是指气温为0℃，气压为101.325kPa下采集的空气样品的体积。在采集空气样品时，应记录采样时现场的气温和气压，然后根据理想气体状态方程将其换算成标准状况下的采样体积。

$$V_0 = V_t \times \frac{273 \times P}{(273 + t) \times 101.325} \tag{5-2}$$

式中，V_0为标准状况下的采样体积，L；V_t为温度为t℃，大气压为P时的实际采样体积，L；t为采样点的气温，℃；P为采样点的大气压，kPa。

但应注意工作场所标准采样体积是指气温为20℃，大气压为101.325kPa下采集的空气样品体积，其计算公式为：

$$V_0 = V_t \times \frac{293 \times P}{(273 + t) \times 101.325} \tag{5-3}$$

式中，V_0为标准状况下的采样体积，L；V_t为温度为t℃，大气压为P时的实际采样体积，L；t为采样点的气温，℃；P为采样点的大气压，kPa。

（二）空气污染物浓度的表示方法

1. 质量体积表示法　以每立方米空气中含有污染物的毫克数表示，单位为mg/m^3。这是我国法定计量单位之一，可用于表示气体、蒸气、气溶胶状态污染物的浓度。

2. 体积表示法　以每立方米空气中含有污染物的毫升数表示，即ml/m^3（百万分之一，ppm），仅适用于表示气体和蒸气状态污染物的浓度，不适用于表示气溶胶状态污染物的浓度。

3. 个数、体积表示法　以每立方米空气中含有多少个分子、原子或自由基表示，单位为个数$/m^3$。通常用来表示空气中浓度水平极低的污染物的含量。

空气中污染物的浓度可以用质量体积表示法与体积表示法进行换算，由ppm换算成mg/m^3。

$$mg/m^3 = \frac{M \times ppm}{22.4} \quad (5\text{-}4)$$

式中，M为污染物的摩尔质量，g/mol；22.4为气体的摩尔体积，即1摩尔气体在标准状况下的体积值，L。

考点提示　空气污染物的存在状态，采气体积的换算，空气污染物浓度的表示方法，采样容器的选择。

扫码“学一学”

第二节　空气中颗粒物的测定

空气中固态和液态颗粒状态的物质统称空气颗粒物。风沙尘土、火山爆发、森林火灾和人类生产生活活动中燃料的燃烧是空气颗粒物的重要来源。空气颗粒物污染是影响人类健康的主要环境危害之一，其危害程度主要与其化学成分和粒径大小有关，其中，PM_{10}和$PM_{2.5}$对人体健康危害最大。PM_{10}指环境空气中空气动力学当量直径≤10 μm的颗粒物，也称可吸入颗粒物。$PM_{2.5}$指环境空气中，空气动力学当量直径≤2.5 μm的颗粒物，也称细颗粒物。

一、粉尘浓度的测定

（一）概述

1. 理化性质

（1）化学成分、浓度和接触时间　粉尘的化学成分决定其对人体的作用性质和危害程度。粉尘化学成分的不同，对人体可有致纤维化、刺激、中毒和致敏等不同的危害。同一种粉尘，浓度愈高，接触时间越长，对人体危害越严重。

（2）粉尘的分散度　各种粒径范围内颗粒物的量占颗粒物总量的百分数称为粉尘的分散度，常用不同大小的尘粒所占百分比表示。分散度是物质被粉碎的程度，有粒子分散度和质量分散度两种表示方法。单位质量中，粉尘的颗粒物越多，粉尘分散度越高，在空气中悬浮的时间越长，人体吸入机会越多，危害越大。

（3）粉尘的溶解度　具有化学毒性的粉尘，如铅、锰及其化合物，溶解度越大，越易被人体吸收，毒性越大；无毒性粉尘，如糖、面粉等，溶解度大易被人体吸收和排出，毒性小；致纤维化的粉尘，如石棉、石英，在人体内的溶解度小，但在体内可持续产生危害作用。

（4）粉尘的比重、形状和硬度　粉尘颗粒的比重和形状与沉降速度有关，比重越大、愈接近球形，则沉降速度愈快，愈容易降落。边缘锐利、粗糙、坚硬的尘粒对皮肤和上呼吸道黏膜的刺激性更强。

（5）粉尘的荷电性　物质在粉尘或流动过程中由于相互摩擦、碰撞或吸附空气中的离子而带电。粉尘的荷电性与尘粒的大小、比重、温度和湿度有关，一般粉尘粒径越小，越容易带电荷。粉尘颗粒带有不同电性的电荷时，有利于粉尘颗粒凝聚，加速沉降。一般认为荷电的粉尘易被阻留于肺部。

（6）粉尘的爆炸性　高分散度、一定浓度的可氧化性粉尘遇到明火、电火花或放电时可发生爆炸，如煤尘、糖尘、面粉、铝尘等。发生爆炸的条件是氧化速度快、分散度高、比表面积大和荷电的粉尘。所以在采集这类样品时，不能用带电的动力采样，注意防爆。

2. 污染来源　生产性粉尘是指在生产过程中形成的，并能较长时间飘浮在空气中的固体微粒，如矿山开采、爆破、隧道开凿、筑路、矿石粉碎等。根据其性质，生产性粉尘可分为三类：①无机粉尘，包括矿物性粉尘、金属性粉尘和人工无机粉尘（如水泥、玻璃纤维、金刚砂等）；②有机粉尘，包括动物性粉尘、植物性粉尘、人工有机尘（如合成染料、合成树脂、合成纤维、TNT炸药、有机农药等）；③混合性粉尘，大部分生产性粉尘是以两种或多种粉尘的混合形式存在，称之为混合性粉尘。

（二）测定意义

空气中粉尘浓度的上升容易引起上呼吸道感染，使鼻炎、慢性咽炎、慢性支气管炎、支气管哮喘、肺气肿、尘肺等呼吸系统疾病加重；对心血管疾病、中枢神经系统、人类生殖功能的改变都有影响，还可导致患有心血管病、呼吸系统疾病和其他疾病的敏感体质患者的死亡。

（三）测定方法

粉尘浓度是指单位体积空气中所含粉尘的质量或数量。粉尘浓度的测定包括总粉尘浓度的测定和呼吸性粉尘浓度的测定。总粉尘指可进入整个呼吸道（鼻、咽和喉、胸腔支气管、细支气管和肺泡）的粉尘，简称总尘。呼吸性粉尘指按呼吸性粉尘标准测定方法所采集的可进入肺泡的粉尘粒子，其空气动力学直径均在7.07 μm以下（空气动力学直径为5 μm的粉尘粒子的采样效率为50%），简称呼尘。

粉尘浓度测定的方法有滤膜重量法、压电晶体测尘仪、β射线测尘仪等，分为质量法（mg/m^3）和计数法（个数/m^3）两大类。我国现行职业卫生标准GBZ/T 192.1—2007和GBZ/T 192.2—2007分别测定工作场所空气中总粉尘浓度和呼吸性粉尘浓度，都采用滤膜质量法，单位为mg/m^3。本教材采用滤膜质量法测定粉尘浓度。

1. 原理　当一定体积的待测空气样品通过已知重量的滤膜时，空气中的粉尘颗粒被阻留在滤膜上，根据采样前后滤膜重量之差和采样体积，计算空气中总粉尘浓度。

2. 分析步骤

（1）滤膜准备　用万分之一天平准确称量经过干燥、除去静电的滤膜，毛面向上，安装在滤膜夹上，放入样品盒备用。

（2）采样　在采样点，安装好粉尘采样器，将装有滤膜的采样夹安装在采样头上，调整流量开始采样，记录滤膜编号、采样时间、气体流量和采样点生产工作情况。采样结束后，用镊子取下滤膜，将受尘面向内折叠几次，用衬纸包好，贮于样品盒中，带回实验室。

（3）称量　将滤膜从样品盒中取出，将采样后的滤膜置于干燥器内2小时以上，除静电后，在分析天平上准确称重，记录滤膜和粉尘的质量。

3. 方法说明

（1）采样前检查滤膜有无破损和皱折，检查粉尘采样器的气密性。

（2）聚氯乙烯滤膜易溶于有机溶剂，不耐高温，滤膜不宜在55℃以上的高温现场或存在有机溶剂可能溶解滤膜的条件下使用，在此情况下可使用超细玻璃纤维滤膜采样。已采样的聚氯乙烯滤膜可留作测定粉尘分散度或用碱熔钼蓝比色法测定游离二氧化硅之用。

（3）为避免误差，粉尘采样量不能太大也不能太小，采样量小于1mg会使称量误差增大；采样量太大则会导致粉尘堵塞滤膜微孔，采气阻力增大，粉尘颗粒易脱落，采样误差大。所以采样量要适当，直径40mm平面滤膜的采样增量一般应在1~10mg之间。

（4）若空气相对湿度在90%以上或发现滤膜上有水雾时，应将采样后的滤膜置于干燥器内干燥2小时后再称重，以后每干燥30分钟称重一次，直至相邻两次称量的质量之差不大于0.2mg为止。

（5）称量样品时应使用称量滤膜时的同一台天平，以减少称量误差。

（6）采样时应采集平行样品，平行样品间的相对偏差应小于20%，并取其平均值为采样地点的粉尘浓度。相对偏差大于20%的样品为无效样品，应重新采样测定。

（7）采样器的流量计和分析天平应按国家规定的时间检定和校验。在有爆炸危险的工作场所，应使用防爆型采样器。

二、粉尘游离二氧化硅的测定

（一）概述

1. 理化性质　游离二氧化硅是指没有与金属、金属氧化物结合的二氧化硅，常以结晶形态存在。化学式是SiO_2，无色透明晶体或白色粉末，熔点高，硬度大，在水中的溶解度极小，化学性质稳定。游离型二氧化硅可与热的强碱溶液、熔融的氢氧化钠、熔融的氢氧化钾、熔融的碳酸钠作用转变为可溶性的硅酸盐；与氟化氢气体或氢氟酸反应生成四氟化硅气体。

2. 污染来源　游离二氧化硅在自然界分布十分广泛，是地壳的主要成分。约有95%的矿石含有数量不等的游离二氧化硅。矿山开采、冶金、筑路、玻璃、陶瓷、耐火材料等很多的生成过程都会产生含游离二氧化硅的粉尘。

（二）测定意义

含有游离二氧化硅的粉尘是危害职业人群健康的最主要职业有害因素之一，长期吸入含有游离二氧化硅的粉尘可导致硅沉着病，又称为矽肺，是尘肺中最为常见的一种类型。

（三）测定方法

游离二氧化硅的测定方法有焦磷酸重量法、红外分光光度法、X线衍射法、碱熔钼蓝比色法等。我国现行职业卫生标准GBZ/T 192.4—2007推荐使用前三种方法测定工作场所粉尘中游离二氧化硅的含量。实际工作中，常用焦磷酸重量法，本教材也采用焦磷酸重量法进行游离二氧化硅的测定。

1. 原理 粉尘中的硅酸盐及金属氧化物能溶于加热到245~250℃的焦磷酸中，游离二氧化硅几乎不溶，过滤后，游离二氧化硅以残渣形式存在，称量分离出的游离二氧化硅，计算其在粉尘中的百分含量。

2. 分析步骤

（1）采样 在采样点用聚氯乙烯滤膜采集空气中的粉尘。

（2）测定 将采样后的样品干燥后，准确称取一定质量粉尘样品，加入磷酸和硝酸铵，搅拌，迅速加热至245~250℃保持15分钟，冷却至40~50℃后，加入50~80℃的蒸馏水稀释，边加边搅拌，煮沸后静置，用慢速定量滤纸趁热过滤，用盐酸溶液、热水洗涤滤液为中性（pH5.6左右）。将沉淀和滤纸一起置于瓷坩埚中低温烘干，炭化，800~900℃下灼烧30分钟以上。稍冷后，放入干燥器冷却，称量至恒重。

3. 方法说明

（1）本法需要的粉尘样品量一般应大于0.1g，可用直径75mm滤膜大流量采集空气中的粉尘，也可在采样点采集呼吸带高度的新鲜沉降尘，并记录采样方法和样品来源。

（2）焦磷酸溶解硅酸盐时温度不得超过250℃，否则容易形成胶状物。样品经焦磷酸溶解后，应在缓慢充分搅拌下用80℃左右的热水稀释，并充分搅拌，以防止产生硅酸胶体。

（3）样品中含有碳酸盐时，遇酸会产生气泡，因此应缓慢加热，以免样品溅出损失。

（4）若粉尘样品含有煤、其他碳素及有机物，应放在瓷坩埚或铂坩埚中，在800~900℃下灰化30分钟以上，使碳及有机物完全灰化，取出冷却后，将残渣用焦磷酸洗入锥形瓶或烧杯中。若含有硫化矿物（如黄铁矿、黄铜矿、辉铜矿等），应加入氧化剂硝酸铵将其氧化，防止形成硫化物沉淀及有机物残留。

（5）若粉尘中含有焦磷酸难溶的物质时，如碳化硅、绿柱石、电气石、黄玉等，需用氢氟酸在铂坩埚中处理，用氢氟酸处理时必须在通风橱内操作。

（6）用铂坩埚处理样品时，过滤残渣必须洗至无磷酸根反应，否则会损坏铂坩埚。

考点提示 滤膜质量法测定粉尘浓度的原理和方法说明，焦磷酸重量法测定游离二氧化硅的原理和方法说明。

扫码“学一学”

第三节 空气中无机污染物的测定

案例讨论

【案例】

20世纪40年代，洛杉矶市已拥有250万辆汽车，每日交通和炼油厂、供油站等污染源排放的大量碳氢化合物、氮氧化合物和一氧化碳，在阳光作用下与空气中的其他成分发生化学反应，生成含有臭氧、氧化氮、乙醛和其他氧化剂的烟雾持续滞留市区，引起人和动物的眼睛和黏膜受刺激、头痛、呼吸障碍、慢性呼吸道疾病恶化、儿童肺功能异常等机体损害。在1952年12月的光化学烟雾事件中，洛杉矶市数千人出现眼睛痛、头痛、呼吸困难等刺激症状，65岁以上近400多人因发生中毒和呼吸衰竭而死亡。光化学烟雾呈浅蓝色，是汽车尾气、工厂等污染源排入大气的碳氢化合物和氮氧化物等一次污染物，在紫外线作用下发生光化学反应生成臭氧、氧化氮、乙醛等二次污染物的混合物所致的一种污染现象。可通过控制污染源的排放、无污染运输、利用化学抑制剂和植树造林等措施进行防治。

【讨论】

1. 光化学烟雾是怎么产生的？

2. 如何采集空气中的氮氧化物，如何测定？

一、氮氧化物的测定

（一）概述

1. 理化性质　氮氧化物又称氧化氮，是氮的氧化物的总称，常以NO_x表示。它包括N_2O、NO、NO_2、N_2O_3、N_2O_4、N_2O_5 6种形式的氧化物，因分解、相互反应或与氧反应而相互转化。一氧化氮是无色无嗅气体或蓝色液、固体，不溶于水，易被空气中氧气氧化成NO_2，也可被还原剂还原成N_2。二氧化氮（四氧化二氮）具刺激性嗅味的红棕色气体或黄色液体、白色固体，可助燃；在0~140℃，NO_2与N_2O_4共存，温度降低，NO_2比率下降。NO_2溶于水生成等量的HNO_3和HNO_2；与碱反应生成等量的亚硝酸盐和硝酸盐；可被还原剂还原成N_2。

卫生检验工作中，氮的氧化物一般是指NO和NO_2。我国环境保护标准HJ 479—2009定义，氮氧化物指空气中以一氧化氮和二氧化氮形式存在的氮的氧化物。

2. 污染源　空气中的氮氧化物主要来自于自然因素和人为因素，自然因素包括火山爆发、森林火灾、微生物对含氮有机物的分解、雷电等；人为因素主要来自燃料的燃烧（如煤炭、石油、天然气等），含氮化合物的生产（如氮肥、硝酸、硝基炸药、硝化纤维、苯胺染料等），含氮物质的使用（如开山、采矿等使用硝基炸药爆破，卫星发射时火箭推进器所产生的废气，燃放烟花爆竹等），气割、电焊、氩弧焊及电弧发光，交通运输排放的废气（如汽车、火车、飞机、轮船等）。以汽油、柴油为燃料的汽车，其尾气中氮氧化物的浓度非常高，且95%以上的氮氧化物是NO，进入空气后逐渐氧化成二氧化氮。当二氧化氮的量达到一定程度时，遇劲风、逆温和强烈阳光照射等条件，反应形成光化学烟雾。

课堂互动　如果某地每天约消费1吨天然气、3吨石油、5吨燃煤，请问可产生多少千克的氮氧化物？

3. 卫生标准　《环境空气质量标准》（GB 3095—2012）中氮氧化物（换算成NO_2）的浓度限值为：日平均值一级标准0.08mg/m^3，二级标准0.08mg/m^3，三级标准0.12mg/m^3；《室内空气质量标准》（GB/T 18883—2002）中NO_2的浓度限值为1小时均值0.24mg/m^3；《工作场所中有害因素职业接触限值》（GBZ 2.1—2007）中规定NO_2的浓度限值为短时间接触容许浓度10mg/m^3。

（二）测定意义

各种形式的氮氧化物都有毒性，对人体健康影响很大，其中又以NO和NO_2的毒性最强，而NO_2的毒性又是NO的4~5倍。

氮氧化物主要经呼吸道进入人体，主要损害的靶器官是呼吸系统，人吸入氮氧化物后，经几小时至72小时潜伏期后，出现胸闷、咳嗽、咳痰，伴有轻度头痛、头晕、无力、心悸、恶心、发热等症状，引起急性或慢性中毒。

NO吸入人体后直接到达肺的深部被血液吸收。主要作用于深呼吸道、细支气管及肺泡，由此造成呼吸困难或窒息，甚至损害中枢神经。NO_2进入呼吸道深部后，存在于肺泡中并缓慢溶解于肺泡表面的液体中，与水作用形成硝酸及亚硝酸，对肺组织形成强烈的刺激与腐蚀作用，导致化学性肺炎和肺水肿。形成的硝酸及亚硝酸进入血液后，可转变成硝酸盐和亚硝酸盐，亚硝酸盐可使低铁血红蛋白转变为高铁血红蛋白，从而导致缺氧，血压下降，血管扩张，造成中枢神经损害和心肌损害等。

空气中，氮氧化物还可与共存的二氧化硫、一氧化碳、臭氧及烃类化合物等发生复杂的光化学反应，生成危害性更大的二次污染物——光化学烟雾，对肺功能造成损伤作用，也可显著降低动物对呼吸道感染的抵抗力。

空气中的二氧化氮吸收水分可形成亚硝酸和硝酸，使降水pH降低，形成酸雨。

（三）测定方法

空气中氮氧化物的测定方法主要有盐酸萘乙二胺分光光度法、化学发光法、库仑原电池法、差分吸收光谱分析法和邻联甲苯胺检气管比长度法等。我国现行检验方法HJ 479—2009、2013年修订的GBZ/T 160.29都采用盐酸萘乙二胺分光光度法测定空气中的氮氧化物。

知识拓展

氮氧化物的测定方法各有其优缺点及适用范围。盐酸萘乙二胺分光光度法干扰因素少，灵敏度高，操作简便快速，应用广泛；但其主要缺点是转换系数不稳定，并且使用了具有致癌作用的盐酸萘乙二胺试剂。化学发光法简便快速、灵敏度高、选择性好，干扰少，准确度高，响应时间短，线性范围可达5~6个数量级；但所用仪器成本昂贵，不易推广。氮氧化物自动监测仪器常用库仑原电池法，该法是根据库仑原电池原理制成的氮氧化物专用分析仪，仪器结构简便，但空气中常见的共存物（SO_2、H_2S、O_3和Cl_2等）干扰测定，使用该仪器测定时，必须选用前置过滤器滤去干扰成分。当前市场广泛应用的氮氧化物便携式检测仪大多是基于电化学传感器原理的仪器。

本教材采用盐酸萘乙二胺分光光度法进行空气中氮氧化物的测定。

1. 原理 当空气通过三氧化铬氧化管时，其中的NO被氧化成NO_2。NO_2与水反应生成亚硝酸，与对氨基苯磺酸发生重氮化反应，再与盐酸萘乙二胺偶合生成玫瑰红色偶氮染料，540nm处测定吸光度，标准曲线法定量。用两只吸收管平行采样，一只带氧化管，另一只不带，通过氧化管测得NO和NO_2的总浓度，不通过氧化管测得NO_2浓度，由两管测得的浓度之差，为NO浓度。

2. 分析步骤

（1）采样　将一定体积的吸收液装入两个多孔玻板吸收管中，将氧化管（图5-8）串联在吸收管之间。以一定流量采集空气样品，直至吸收液呈现淡红色。如不显色，则采气量不得少于5L。采集不少于2个的现场空白样品，记录采样时的气温和气压。

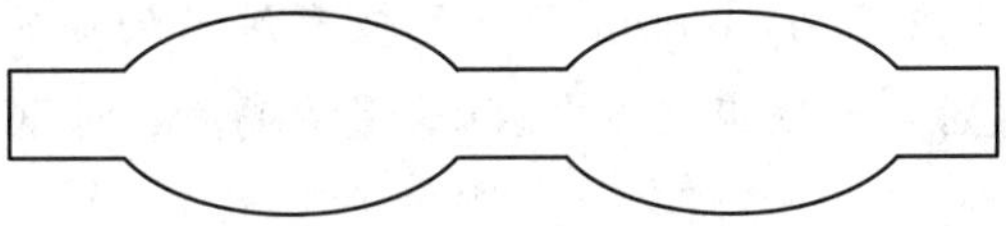

图5-8　氧化管

（2）采样后　将样品放置20分钟以上，在540nm处，水为参比，分别测定标准系列溶液、空白溶液和样品的吸光度，标准曲线法定量。

3. 方法说明

（1）本法采样时，使空气中氮氧化物首先通过三氧化铬氧化管，将NO氧化成NO_2。

（2）三氧化铬氧化管内填充有三氧化铬–石英砂混合氧化剂（1+19），两端用脱脂棉塞紧。氧化剂呈红棕色，若颜色改变，应及时更换。三氧化铬氧化管在相对湿度35%～80%范围内使用比较合适。

（3）Saltzman转换系数（*f*）是在吸收液中气体NO_2转变为NO_2^-的系数。*f*=0.88是指在吸收液中1mol NO_2（气）能转换为0.88mol NO_2^-离子；或者说，在该显色反应中，1mol NO_2（气）与0.88mol NO_2^-离子产生相同程度的颜色。因此，当用$NaNO_2$溶液配制的标准曲线法测定NO_2时，在结果计算中应该由测得的NO_2^-的量除以转换系数（*f*），才是空气样品中NO_2的真实含量。当空气中二氧化氮质量浓度高于0.72mg/m^{3}时，*f*取值为0.77。

（4）吸收液中的冰醋酸可以提供显色反应所必需的酸度，还可以使吸收液在采样过程中产生丰富的泡沫，使NO_2与吸收液充分接触，从而提高采样效率。

（5）空气中二氧化硫浓度为氮氧化物浓度30倍时，对二氧化氮的测定产生负干扰。空气中过氧乙酰硝酸酯（PAN）对二氧化氮的测定产生正干扰。空气中臭氧浓度超过0.25mg/m^{3}时，对二氧化氮的测定产生负干扰。采样时，在采样瓶入口端串接一段15～20cm长的硅橡胶管，可排除干扰。

（6）吸收储备液和吸收液必须无色，若呈微红色需要更换蒸馏水或重新配制试剂。

（7）吸收管在采样、运输和保存过程中应采取避光措施。

二、二氧化硫的测定

（一）概述

1. 理化性质　二氧化硫是无色，具有强烈刺激性臭味的有害气体，分子式为SO_2，易溶于水，可溶于乙醇和乙醚。在空气中，SO_2可与水、尘粒结合形成气溶胶。SO_2是一种还原剂，在亚铁和锰等金属离子的催化作用下，氧化生成SO_3，SO_3化学性质活泼，毒性比SO_2大10倍左右，与水作用形成硫酸，以气溶胶状态存在于空气。

2. 污染源　SO_2是最常见的空气污染物，主要来源于自然因素和人为污染两个方面。自然因素包括火山爆发，H_2S从沼泽、洼地和大陆架等地进入空气后，氧化形成的SO_2等；人为污染80%来源于含硫燃料的燃烧（如煤、石油）、工业生产（如硫酸及硫酸制造、火力发电、漂白、制冷、熏蒸消毒、造纸等）及生活炉灶等。

知识拓展

据统计，燃烧1吨煤和1吨含硫石油可分别产生10~60kg和50kg的SO_2。大气对流层中SO_2的平均浓度为0.6μg/m^3，空气轻度污染的城市空气中SO_2浓度可达0.29~0.43mg/m^3，重度污染时城市空气中SO_2含量更高。人对SO_2的嗅阈值为3mg/m^3，刺激阈值为10mg/m^3。

3. 卫生标准 《环境空气质量标准》(GB 3095—2012)中SO_2的浓度限值为日平均值一级标准0.05mg/m^3，二级标准0.15mg/m^3，三级标准0.25mg/m^3。《室内空气质量标准》(GB/T 18883—2002)中SO_2的浓度限值为一小时均值0.5mg/m^3。《工作场所中有害因素职业接触限值》(GBZ 2.1—2007)中规定SO_2的浓度限值短时间接触容许浓度为10mg/m^3。

(二)测定意义

SO_2对人体健康的损伤主要表现为呼吸系统，导致支气管炎、肺炎，严重者可导致肺水肿和呼吸麻痹。SO_2与烟尘共存时，产生的联合危害作用比SO_2单独存在时更严重。吸附在可吸入颗粒物上的SO_2可进入肺组织深部，毒性增加3~4倍。空气中SO_2溶于水蒸汽形成亚硫酸雾，经氧化成为硫酸雾，硫酸雾是SO_2的二次污染物，对呼吸道的附着性更强，它的刺激作用比SO_2大10倍。硫酸雾凝聚成大颗粒后形成酸雨，对湖泊、建筑物、森林、古文物等造成腐蚀，长期作用，对土壤和地下水也可造成不可估量的损失。

(三)测定方法

测定空气中SO_2的方法较多，常用的有盐酸副玫瑰苯胺分光光度法、碘量法、定电位电解法、气相色谱法、恒电流库仑法、紫外荧光法和离子色谱法等。我国现行检验标准方法HJ 482—2009、2013年修订的检验标准方法GBZ/T 160.33都采用甲醛缓冲溶液吸收-盐酸副玫瑰苯胺分光光度法测定环境空气和工作场所中的SO_2。

知识拓展

二氧化硫的测定方法各有其优缺点及适用范围。盐酸副玫瑰苯胺分光光度法灵敏度高、选择性好，分为甲醛缓冲溶液吸收-盐酸副玫瑰苯胺分光光度法(简称甲醛法)和四氯汞钾溶液吸收-盐酸副玫瑰苯胺分光光度法(简称四氯汞钾法)两种方法，甲醛法所用试剂无毒害，目前已被广泛采用；定电位电解法简便快速，重复性好，能进行连续监测；气相色谱法选择性好；恒电流库仑法，所用仪器结构简单，使用方便，但选择性较差；紫外荧光法选择性好、不消耗化学试剂、适用于连续自动监测等特点，是世界卫生组织全球空气监测系统采用的方法；离子色谱法实验条件容易控制，操作简单，方法灵敏，精密度高，抗干扰能力强，分析结果准确。差分吸收光谱法可同时监测环境空气中的SO_2、NO_2、NO_x、O_3、甲醛、苯系物等多种气体成分，美国EPA推荐该法用于环境空气的自动监测。

本教材采用盐酸副玫瑰苯胺分光光度法测定空气中的SO_2。

1. 原理　空气中的SO_2被甲醛缓冲溶液吸收后，生成稳定的羟甲基磺酸。在碱性条件下释放出二氧化硫，与盐酸副玫瑰苯胺反应，生成紫红色的化合物，该化合物在575nm处测量吸光度，标准曲线法定量。

2. 分析步骤

（1）采样　根据空气中二氧化硫浓度的高低，采用内装10.00ml吸收液的U型多孔玻板吸收管，以一定的流量采样。记录采样时的气温和气压，同时做采样空白。

（2）测定　将采样后的吸收液转入比色管中，用少量吸收液洗涤吸收管，合并洗液于比色管中，并用吸收液稀释至刻度。在样品溶液中加入氨基磺酸钠溶液、氢氧化钠溶液，混匀，迅速导入事先装有一定体积盐酸副玫瑰苯胺溶液的比色管中，立即混匀，放入恒温水浴显色。显色后以水为参比，测定吸光度值，同时做空白对照试验，用标准曲线测定样品中二氧化硫的浓度。

3. 方法说明

（1）显色剂——盐酸副玫瑰苯胺不易溶于水，应先研细后，再用盐酸溶解。配制的溶液放置3天，达到稳定状态后才能使用。盐酸副玫瑰苯胺溶液的浓度对显色有影响，一般应控制空白管的吸光度值$A<0.170$。盐酸副玫瑰苯胺可用正丁醇萃取分离法去除杂质，降低空白值。盐酸副玫瑰苯胺溶液中的盐酸用量对显色也有影响，盐酸溶液的浓度选用1mol/L较为适宜。

（2）吸收液为甲醛－邻苯二甲酸氢钾缓冲液，采样时吸收液的最佳温度是23~29℃。

（3）样品在采集、运输、存储过程中，应避免日光直射，否则吸收的SO_2会急剧减少。

（4）温度对显色有显著影响，温度高，显色快，但褪色也快；温度低，显色慢，但稳定时间较长。因此，在显色时标准管和样品管的温度、时间要严格控制一致，通常采用恒温水浴调至（22±1）℃控制温度。

（5）氮氧化物、臭氧及金属离子（Fe^{3+}、Mn^{2+}、Cr^{3+}、Cu^{2+}等）对测定有干扰。氮氧化物与水作用可生成亚硝酸，干扰显色反应，应加入氨基磺酸钠消除氮氧化物的干扰。金属离子含量高时，可加掩蔽剂（EDTA-2Na）除去。

（6）六价铬能使化合物的紫红色褪去，使测定结果偏低，故应避免用铬酸洗液洗涤玻璃仪器。

（7）显色反应需在酸性溶液中进行，故应将样品管和标准系列管倒入PRA溶液中（强酸性）。

（8）甲醛浓度对显色有影响。甲醛溶液浓度过高，空白值增加，浓度过低，显色时间延长，选用0.2%甲醛溶液较为合适，配制甲醛溶液时，可直接用36%~38%甲醛的上层清液加蒸馏水稀释，不需要标定。

（9）用过的比色皿及比色管应及时用稀酸洗涤，否则红色很难洗净。

三、铅的测定

（一）概述

1. 理化性质　铅是一种银白色的重金属，质地柔软。金属铅难溶于水，可与稀硝酸反应，但不与浓硝酸反应。有氧条件下，铅可溶于乙酸、柠檬酸等有机酸，生成可溶性铅盐，大多数铅盐都溶于稀硝酸，难溶于水，而乙酸铅和硝酸铅则易溶于水。金属铅在空气中受到氧、水和二氧化碳作用，表层易氧化而生成氧化铅或碱式碳酸铅保护膜，失去金属光泽。金属铅加热至400~500℃时产生大量铅蒸气，进入空气后，迅速氧化为氧化亚铅，并进一步氧化为氧化铅、氧化铅转变为三氧化二铅，450~470℃时，三氧化二铅又转变为四氧化三铅。高温时，除氧化铅外，铅的其他氧化物都不稳定，最后都可分解为氧化铅和氧气。

2. 污染源 铅主要存在于铅矿中，空气中的铅来源于自然污染和人为污染两个方面。自然污染主要包括土壤风化侵蚀、地壳岩石或矿床的风化、火山爆发以及森林火灾等。人为污染是空气铅污染物的主要来源，包括铅矿开采、冶炼、铅盐生产、铅蓄电池、电缆、油漆、涂料、染发剂、化妆品、放射线材料、杀虫剂、铅管和铅弹的制造行业等。另外，汽车尾气中的四乙基铅是剧毒物质。

知识拓展

四乙基铅曾经被广泛用作燃料添加剂，被加入汽油中作为防爆剂，因此有大量的铅随着汽车尾气被排放至空气中，2002年，我国停止生产和使用含铅汽油，在石油提炼过程中不加四乙基铅作为防爆剂，改用无铅汽油，在一定程度上明显改善了环境铅污染的状况。

3. 卫生标准 《环境空气质量标准》（GB 3095—2012）规定，铅的年平均浓度限值为0.5 μg/m^3（一级标准）；《工作场所中有害因素职业接触限值》（GBZ 2.1—2007）为化学有害因素中规定铅及其无机化合物（按Pb计）的PC-TWA为铅烟0.03mg/m^3、铅尘0.05mg/m^3、四乙基铅（按Pb计）0.02mg/m^3。

（二）测定意义

铅及其化合物都具有一定的毒性，可在人体内蓄积，进入机体后对神经、造血、消化、肾脏、心血管和内分泌等多个系统产生危害。主要中毒症状有胃肠炎、头晕、失眠、肌肉关节酸痛、震颤、全身无力、贫血、便秘、腹痛、肾病、高血压、口腔金属味和齿龈金属线，严重时可造成瘫痪。儿童、孕妇和老年人是铅易感人群，研究表明，儿童长期暴露于含铅环境中会导致智力下降和生长发育迟缓。铅对人和动物细胞有明显的遗传毒性，是一种潜在致癌物。

（三）测定方法

空气中铅的测定方法很多，主要有二硫腙分光光度法、火焰原子吸收光谱法、石墨炉原子吸收光谱法、氢化物发生原子荧光光谱法、电感耦合等离子体发射光谱法等。工作场所空气中铅及其化合物的测定采用酸消解-火焰原子吸收光谱法和溶剂洗脱-双硫腙分光光度法（GBZ/T 300.15—2017）；环境空气中铅浓度测定的采用石墨炉原子吸收分光光度法（HJ 539—2009）。

知识拓展

铅的各种测定方法都有其优缺点及各自的适用范围。经典方法是二硫腙分光光度法，灵敏度高，测定结果准确，易于推广，但操作复杂，要求严格，并且需要使用剧毒试剂氰化钾。原子吸收光谱法快速、准确、干扰少且易排除，其中火焰原子吸收光谱法，适用于测定铅浓度较高的污染源等排放的气体；石墨炉原子吸收光谱法的检出限较低，可测定环境空气中的铅，但复杂样品的机体有干扰，要进行排除。氢化物发生原子荧光光谱法灵敏度高，使用国产仪器，价格低廉，易于推广应用，是一种较好的测定方法。电感耦合等离子体发射光谱法快速简便，检出限低，灵敏度高，精密度高，分析快速，线性范围宽，但仪器价格昂贵，维护成本高，不适合普及推广。

本教材采用火焰原子吸收光谱法测定空气中的铅。

1. 原理　用微孔滤膜采集空气中气溶胶状态的铅及其无机化合物，包括铅尘、铅烟和硫化铅等，经酸消解后，在283.3nm波长处，用乙炔－空气火焰原子吸收分光光度计测定吸光度值，标准曲线法定量。

2. 分析步骤

（1）采样　在采样点，将装好微孔滤膜的采样夹，以一定流量采集空气样品。记录采样时的气温和气压，同时做空白对照。

（2）样品处理　将采过样的滤膜放入烧杯中，加入高氯酸－硝酸消化液，在电热板上加热消解，至溶液无色、透明、近干。用硝酸溶液溶解残渣，定量转移入具塞比色管中，稀释刻度，摇匀。

（3）测定　将原子吸收分光光度计调节至最佳测定状态，在283.3nm处测定标准系列、样品空白、样品溶液的吸光度值。标准曲线法测定样品中铅的含量。

3. 方法说明

（1）火焰原子吸收光谱法采样时分为短时间采样、长时间采样、定点采样和个体采样。

（2）火焰原子吸收光谱法测得的是总铅，不能分别检测铅尘、铅烟和铅化合物，平均采样效率为98.5%。

（3）火焰原子吸收光谱法适用于测定工作场所空气中气溶胶态铅及其无机化合物的浓度；方法的检出限为0.06 μg/ml；当采样体积为75L时，最低定量浓度为0.02mg/m^3；平均相对标准偏差为4.0%。

（4）可用硝酸－过氧化氢－盐酸体系进行微波消解的方法处理样品。

（5）样品溶液中含有100 μg/ml Sn^{4+}或Zn^{2+}时，对样品测定结果产生一定的正干扰；在微酸性溶液中，W^{6+}干扰测定，加入酒石酸可消除。

考点提示　空气中氮氧化物、二氧化硫和铅的检测方法和检测原理。

第四节　空气中有机污染物的测定

扫码“学一学”

一、甲醛的测定

（一）概述

1. 理化性质　甲醛是一种无色液体，具有强烈的刺激性气味，易溶于水、醇、酮和醚；通常以水合甲醛的形式存在于水溶液中，为防止甲醛聚合可加入少量甲醇。甲醛的碱性溶液具有强还原性，可被碘溶液氧化成甲酸。甲醛具有凝固蛋白质的作用，可用于杀菌、防腐。35%~40%的甲醛水溶液俗称福尔马林，具有防腐杀菌性能，可用于保存解剖标本、外科手术器械的消毒、种子消毒等。

2. 污染来源 甲醛是重要的化工原料，广泛用于合成纤维、合成树脂、工程塑料、农药和染料等行业。甲醛是室内空气主要污染物之一，最主要来源是胶合板、大芯板、中纤板、刨花板（碎料板）等装饰装修材料和家具中的黏合剂遇热或潮解时释放甲醛。研究表明，香烟烟雾中甲醛含量为70~100mg/kg。

3. 卫生标准 《室内空气质量标准》（GB/T 18883—2002）规定，室内空气中甲醛最高容许浓度（1小时均值）为0.1mg/m^3；《工作场所有害因素职业接触限值》（GBZ 2.1—2007）规定，工作场所空气中甲醛最高容许浓度为0.5mg/m^3。

（二）测定意义

甲醛主要经呼吸道进入体内，也可经皮肤进入人体。甲醛的主要危害表现为对皮肤黏膜的刺激作用，还可引起嗅觉异常、过敏、肝肺功能异常和免疫功能异常等。儿童和孕妇对甲醛尤为敏感，危害更大。长期接触低剂量甲醛可导致慢性呼吸道疾病、鼻咽癌、结肠癌、脑瘤、细胞核基因突变、妇女月经紊乱、妊娠综合征、新生儿染色体异常、白血病，还可导致青年记忆力下降，智力下降，世界卫生组织确定甲醛为致癌和致畸物质。

（三）测定方法

甲醛的测定方法可分为分光光度法、气相色谱法、高效液相色谱法、示波极谱法、微分脉冲极谱法、荧光分析法和化学发光法，其中常用的是分光光度法和气相色谱法。

GB/T 18204.2—2014选择AHMT分光光度法、酚试剂分光光度法、气相色谱法等作为公共场所空气中甲醛的标准检测方法。GBZ/T 300.99—2017选择酚试剂分光光度法作为工作场所空气中甲醛测定的标准方法。

知识拓展

分光光度法测定空气中甲醛的方法共有5种，各有优缺点及适用范围。4-氨基-3-联氨-5-巯基-1, 2, 4-三氮杂茂（简称AHMT）分光光度法、酚试剂分光光度法、乙酰丙酮分光光度法、变色酸分光光度法和盐酸副玫瑰苯胺分光光度法。乙酰丙酮分光光度法操作简单，重现性好，共存的酚和乙醛不干扰测定，但灵敏度较低。变色酸分光光度法显色稳定，快速灵敏，但需使用浓硫酸，操作不便，共存的酚干扰测定。酚试剂分光光度法在常温下可以显色，灵敏度比前两种方法的都高，但乙醛、丙醛会对测定结果产生干扰，AHMT分光光度法在室温下显色，二氧化硫和二氧化氮共存时不干扰测定，灵敏度较高，但必须严格控制显色时间。

本教材采用酚试剂分光光度法测定甲醛。

1. 原理 空气中的甲醛与酚试剂反应生成嗪，嗪在酸性条件下被高铁离子氧化形成蓝绿色化合物，最大吸收波长630nm，其吸光度值与甲醛含量成正比，标准曲线法定量。

2. 分析步骤

（1）采样 在采样点，以酚试剂为吸收液，用大型气泡吸收管采集气体。记录采样时的气温和气压，同时做空白对照。

（2）测定　将采样后的样品液转移至比色管中，用少量吸收液洗涤吸收管，合并，用水定容至采样前的吸收液体积。在样品溶液中加入硫酸铁铵溶液，混匀后静置。显色后以水为参比，测定吸光度值，同时做空白对照试验，用标准曲线测定样品中甲醛的浓度。

3. 方法说明

（1）酚试剂与乙醛（>2 μg）和丙醛反应也能生成蓝绿色化合物，此法测得的结果是样品中以甲醛表示的总醛含量。

（2）空气中的二氧化硫会造成测定结果偏低，测定前将气样通过硫酸锰滤纸过滤，可除去其干扰，相对湿度大于88%时，去除效率比较好。

（3）显色温度和时间。温度低于15℃时显色不完全，20~35℃时，15分钟显色完全，放置4小时稳定不变。

（4）日光照射能氧化甲醛，故选用棕色吸收管采样，避光运输、存放样品。

（5）方法检出限为0.05μg/5ml，当采样量为10L时，最低检出浓度为0.01mg/m^3。

二、苯、甲苯、二甲苯的测定

（一）概述

1. 理化性质　苯、甲苯、二甲苯为同系物，均为无色、易挥发液体，具有芳香性气味，难溶于水，易溶于乙醇、乙醚、丙酮、二硫化碳、三氯甲烷等有机溶剂。当这三种物质在空气中的蒸气浓度达到一定范围（苯1.2%~2.6%，甲苯1.6%~6.8%，二甲苯1%~5.3%）时，具有爆炸危险。

2. 污染来源　苯、甲苯、二甲苯是合成纤维、合成橡胶、化肥、农药、染料、炸药、洗涤剂和香料等化学工业的基本原料，也是化学工业优良的有机溶剂，苯、甲苯、二甲苯主要来自于化工生产过程和室内装饰材料。另外，烟草的烟雾中也含有一定量的苯和甲苯。

3. 卫生标准　《室内空气质量标准》（GB/T 18883—2002）规定的容许浓度（1小时均值）：苯为0.11mg/m^3，甲苯为0.2mg/m^3，二甲苯为0.2mg/m^3。GBZ 2.1—2007规定工作场所空气中的接触限值：时间加权平均容许浓度苯为6mg/m^3，甲苯为50mg/m^3，二甲苯为50mg/m^3；短时间接触容许浓度苯为10mg/m^3，甲苯为100mg/m^3，二甲苯为100mg/m^3。

（二）测定意义

苯、甲苯、二甲苯常以蒸气状态存在于空气中，主要经呼吸道进入人体。苯具有中等毒性，当空气中苯的浓度达到2%时，人呼吸5~10分钟可致死。苯的急性中毒主要表现为中枢神经系统损伤，慢性中毒以造血系统和不同程度地神经系统损伤为主，表现为神经衰弱综合征，白细胞、红细胞和血小板减少等症状，还可能造成牙龈和鼻黏膜出血，并伴有头晕、头痛、乏力、记忆力减退。目前，苯已被确认为致癌物。甲苯和二甲苯属低毒类有机化合物，其毒性作用与苯相似，主要是对中枢神经系统和内脏神经系统的麻痹作用和对皮肤黏膜的刺激作用，长期接触，可出现不同程度的神经衰弱综合征。

知识拓展

苯、甲苯、二甲苯中，苯属中等毒性，甲苯和二甲苯属低毒性。甲苯对中枢神经的损害和刺激作用比苯强，而对造血系统损害比苯弱；二甲苯毒性作用比苯和甲苯小，但对黏膜的刺激作用比苯强，二甲苯的三种异构体毒性略有差异，以间二甲苯的毒性最强。

（三）测定方法

苯、甲苯、二甲苯的蒸气通常共存于空气中，因此，在分析时必须使三者互不干扰，又能达到分别检测的目的。目前广泛采用气相色谱法，该法不仅能满足上述要求，而且灵敏、简便、快速。根据色谱分离柱和检测器的不同，具体方法较多。HJ 583—2010和HJ 584—2010分别采用了溶剂解吸-气相色谱法和热解吸-气相色谱法测定苯系物；GBZ/T 300.66—2017用溶剂解吸-气相色谱法、热解吸-气相色谱法测定工作场所空气样品中的苯、甲苯、二甲苯。本教材采用溶剂解吸-气相色谱法测定苯、甲苯、二甲苯。

1. 原理 用溶剂解吸型活性炭采样管采集空气样品，或用内装活性炭片的无泵型采样器采样。活性炭吸附空气中的苯、甲苯和二甲苯，用二硫化碳洗脱后进样，色谱柱分离，火焰离子化检测器检测，以保留时间定性，峰高（或峰面积）定量（图5-9）。

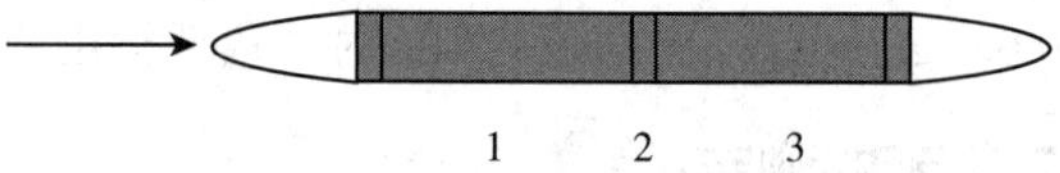

图5-9 两段式活性炭吸附管

1. 第一段；2. 玻璃棉或石英棉；3. 第二段

2. 分析步骤

（1）采样　在采样点，用溶剂解吸型活性炭采样管采集空气样品。记录采样时的气温和气压，同时做空白对照。

（2）测定　分别取出采样管前段和后段的活性炭，加入适量的二硫化碳，封闭，不适振摇，解吸30分钟。将气相色谱仪调节至最佳测定状态，进样，火焰离子化检测器检测，测定标准系列、空白解吸液、样品解吸液的峰高（或峰面积），标准曲线法定量各苯系物的含量。

3. 方法说明

（1）每分析一批样品，必须测定样品空白。将活性炭管或无泵型采样器带至采样点，除不采集空气样品外，其余操作同样品。每组样品制备2~10个样品空白。

（2）每使用一批新的活性炭管时，需测定苯系物在活性炭管中的解吸效率，解吸效率应>80%。

（3）当采样管后段活性炭中待测物测定值大于前段活性炭测定值25%时，应重新采样。

（4）采样时，无泵型采样器不能直对风扇或风机。采样时，采样量不能超过活性炭管的吸附容量。

考点提示 酚试剂分光光度法测定空气中甲醛的原理，气相色谱法测定苯、甲苯、二甲苯的原理，活性炭吸附管采集苯系物的方法。

实训23　粉尘浓度的测定

一、实训目的

1. 掌握滤膜质量法测定粉尘浓度的原理和操作方法。

2. 熟悉粉尘浓度结果的计算方法。

3. 学会滤膜的正确安装方法和粉尘采样器的使用方法。

二、测定原理

抽取一定体积的含尘空气，将粉尘阻留在已知质量的滤膜上。根据采样后滤膜增加的质量，求出单位体积空气中粉尘的质量（mg/m^3）。

三、仪器与试剂

1. 粉尘采样器。

2. 滤膜、滤膜夹、样品盒、镊子、秒表。

3. 干燥器（内盛变色硅胶）。

4. 分析天平。

四、实训内容

1. 滤膜的准备

（1）称量前，将滤膜置于干燥器内2小时以上。

（2）用镊子取下滤膜两面的夹衬纸，将滤膜通过除静电器，除去滤膜的静电，放在分析天平上准确称重，记录滤膜的质量。在衬纸和记录表上记录滤膜的编号和质量。

（3）打开滤膜夹，将已称重的直径为40mm的滤膜毛面向上平铺于锥形环上，然后旋紧固定环，滤膜放置应平整，不能有裂隙或褶皱。直径75mm的滤膜折叠成漏斗状，贮于样品盒中。

2. 采样

（1）先用两个装有滤膜（未称重的滤膜即可）的滤膜夹装入采样器的采样头中旋紧，开动采样器调节至所需的流量。然后关停采样器，换上已称量的滤膜夹。

（2）启动采样器开始采样，立即记录采样的起始时间。并根据采样点的粉尘浓度估计值及滤膜上所需粉尘增量，确定采样的持续时间；记录滤膜编号、气体流量、采样时间、采样地点等情况。

（3）定点采样。在采样点，将装好滤膜的粉尘采样夹置于呼吸带高度采集，短时间采样的流量为15~40L/min；长时间采样的流量为1~5L/min，时间为1~8小时。

（4）个体采样。将装好滤膜的小型个体采样夹佩戴在采样对象的前胸上部，进气口尽量接近呼吸带，以1 ~5L/min流量采集1~8小时空气样品。

（5）采样结束后，用镊子将滤膜从滤膜夹上取下，受尘面向内折叠几次，用衬纸包好，贮于样品盒中，带回实验室。

（6）将滤膜从样品盒中取出，将采样后的滤膜置于干燥器内2小时以上，除静电后，在分析天平上准确称重，记录滤膜和粉尘的质量。

3. 计算

$$c = \frac{m_2 - m_1}{V \cdot t} \times 1000$$

式中，c为空气中粉尘的浓度，mg/m^3；m_1为采样前滤膜的质量，mg；m_2为采样后滤膜的质量，mg；V为采样流量，L/min；t为采样流量，min。

实训24 空气中氮氧化物含量的测定

一、实训目的

1. 掌握空气中氮氧化物的测定原理。
2. 熟悉采样方法、样品的处理、测定和仪器的使用方法。
3. 学会氮氧化物的采样、测定方法。

二、测定原理

空气中的氮氧化物经三氧化铬氧化生成二氧化氮，二氧化氮被吸收液吸收后形成亚硝酸，亚硝酸与吸收液中的对氨基苯磺酸进行重氮化反应，再与盐酸萘乙二胺发生偶合反应，生成玫瑰红色偶氮化合物，于540nm处测定吸光度，标准曲线法定量。

三、仪器与试剂

（一）试剂

除非另有说明，分析时均使用符合国家标准的分析纯试剂和不含亚硝酸根的蒸馏水或同等纯度的水。水纯度的检验方法：吸收液的吸光度不得超过0.005。

1. 冰乙酸（G.R.级）。
2. $NaNO_2$（G.R.级）。

3. 氧化剂（三氧化铬－石英砂） 筛取20~40目石英砂，用（1+2）盐酸溶液浸泡一夜，水洗至中性，并于105℃烘干。把三氧化铬和石英砂按重量比1∶20混合，加少量水调匀，在105℃烘干，烘干过程中应搅拌几次。做好的三氧化铬－石英砂颜色应为暗红色，且是松散的，若是黏在一起，说明三氧化铬比例太大，可适当增加一些石英砂，重新制备。将三氧化铬－石英砂装入双球玻璃管，两端用少量脱脂棉塞好，即制成氧化管。用乳胶管将其两端连接封紧，保存待用。

4. 吸收液 50ml冰乙酸与900ml水混匀，加入5.0g对氨基苯磺酸，搅拌至溶解，再加入0.05g盐酸萘乙二胺［$C_{10}H_7NH(CH_2)_2NH_2\cdot 2HCl$］，用水稀释至1000ml。此为贮备液，装于棕色瓶中，密封存放于冰箱内可保存一个月。按贮备液∶水＝4∶1，混匀，即为应用液，临用前配制。

5. 亚硝酸钠标准溶液 称取于105℃干燥24小时的亚硝酸钠0.1500g，溶于水，定量转移至1000ml容量瓶中，稀释至刻度。此液为0.10mg/ml（以NO_2计）标准贮备液，贮于棕色瓶，置于冰箱内可保存3个月。临用前，用水稀释成5.0μg/ml的标准溶液。

（二）仪器

1. 棕色多孔玻板吸收管。
2. 空气采样器（流量范围0~1L/min）。
3. 双球形氧化管，球内径为15mm，内装约8g三氧化铬－石英砂，两端用玻璃棉塞紧。
4. 分光光度计。
5. 具塞比色管（10ml）。
6. 刻度吸量管。

四、实验内容

1. 采样　将两支各装有5.00ml吸收液的多孔玻板吸收管平行放置，一支进气口接氧化管，并使管口略微向下倾斜；另一支不接氧化管。各以0.2~0.5L/min流量采集空气样品，直至吸收液呈现淡红色；如不显色，则采气量不得少于5L。记录采样时间、气温和气压，同时做采样空白。

2. 样品处理　用采过样的吸收管中的吸收液洗涤进气管内壁2~3次，放置15分钟，在波长540nm处用10mm比色杯测定吸光度，同时测定空白管的吸光度。

3. 绘制标准曲线　按表5-1配制标准系列溶液。

表5-1　氮氧化物标准系列

管　号	0	1	2	3	4	5	6
标准应用液（ml）	0.00	0.05	0.10	0.20	0.30	0.50	0.70
水（ml）	1.00	0.95	0.90	0.80	0.70	0.50	0.30
吸收贮备液（ml）	4.00	4.00	4.00	4.00	4.00	4.00	4.00
NO^-_2含量（μg）	0.00	0.25	0.50	1.00	1.50	2.50	3.50

混匀，室温放置15分钟。在波长540nm处测定标准系列溶液的吸光度，以吸光度值为纵坐标，亚硝酸根含量（μg）为横坐标，绘制标准曲线，计算出回归方程式。

样品溶液的吸光度值减去空白溶液的吸光度值后，由标准曲线找出或由回归方程计算样品溶液中氮氧化物的含量（g）。

4. 结果计算　试样中氮氧化物的浓度按下式进行计算。

$$\rho(NO_2)=\frac{m-m_0}{0.76V_0}$$

式中，ρ（NO_2）为空气中二氧化氮的浓度，mg/m^3；m为样品溶液中氮氧化物的含量，mg；m_0为空白溶液中氮氧化物的含量，mg；0.76为二氧化氮的转换系数；V_0为标准状况下的采样体积，L。

用重复性条件下获得的两次独立测定结果的算术平均值表示，在重复性条件下获得的两次独立测定结果的绝对差值不得超过算术平均值的10%。

实训25　空气中二氧化硫含量的测定

一、实训目的

1. 掌握盐酸副玫瑰苯胺分光光度法测定空气中二氧化硫的原理、方法。
2. 熟悉采样方法、二氧化硫标准溶液的配制与标定。
3. 学会盐酸副玫瑰苯胺分光光度法测定空气中二氧化硫的采样、测定方法。

二、测定原理

空气中的SO_2被甲醛缓冲溶液吸收后，生成稳定的羟甲基磺酸。在碱性条件下释放出二氧化硫，与盐酸副玫瑰苯胺反应，生成紫红色的化合物，该化合物在575nm处测量吸光度，标准曲线法定量。

三、仪器与试剂

（一）试剂

所用的一般试剂纯度应为分析纯，基准试剂要求为优级纯。所有的实验用水均为重蒸馏水或去离子水，水质在25℃时电导率应小于1.0 μg/cm，pH 6.0~7.2。

1. 碘化钾（固体）。

2. 氢氧化钠溶液（1.5mol/L）。

3. 环己二胺四乙酸二钠（CDTA-2Na）溶液（0.050mol/L） 称取1.82g反式-1, 2环己二胺四乙酸（CDTA），加入6.5ml 1.5mol/L氢氧化钠溶液，溶解后用水稀释至100ml。

4. 吸收储备液 将5.5ml 36%~38%的甲醛溶液、20.0ml 0.050mol/L CDTA-2Na溶液以及2.04g邻苯二甲酸氢钾溶于少量水中，三种溶液混合，用水稀释至100ml，贮于冰箱，保存一年。

5. 吸收液 将吸收储备液用水稀释100倍，临用前配制。

6. 氨基磺酸铵溶液（6.0g/L） 称取0.60g氨基磺酸铵（$H_2NSO_3NH_4$），加入1.5mol/L氢氧化钠溶液4.0ml，待溶解后，用水稀释至100ml，摇匀，现用现配。

7. 盐酸副玫瑰苯胺（PRA）贮备液（2g/L）。

8. 盐酸副玫瑰苯胺应用液（0.5g/L） 吸取PRA贮备液25.00ml于100ml容量瓶中，加85%的浓磷酸溶液30ml，浓盐酸12ml，用水稀释至刻度，摇匀，临用现配。

9. 碘贮备液［$c_{1/2}$=0.10mol/L］ 称取12.7g碘于烧杯中，加入40g碘化钾和25ml水，搅拌至全部溶解后，用水稀释至1000ml，贮存于棕色试剂瓶中。

10. 碘应用液［$c_{1/2}$=0.050mol/L］ 量取250ml碘贮备液，用水稀释至500ml，贮于棕色试剂瓶中。

11. 5g/L淀粉溶液 称取0.50g可溶性淀粉，用少量水调成糊状，慢慢倒入100ml沸水中，继续煮沸直至溶液澄清透明，冷却后贮于试剂瓶中，临用现配。

12. 碘酸钾标准溶液［$c_{1/6}$=0.1000mol/L］ 称取3.5668g碘酸钾（优质纯，110℃烘干2小时），溶解于水，移入1000ml容量瓶中用水稀释至刻度线，摇匀。

13. 硫代硫酸钠贮备液［c=0.1mol/L］ 称取25g硫代硫酸钠（$Na_2SO_3 \cdot 5H_2O$），加0.20g无水碳酸钠，溶解于新煮沸并已冷却的水中，用水定容至1000ml，贮于棕色瓶中，放置一周后标定其浓度。若溶液呈现混浊时，应过滤后标定。

14. 硫代硫酸钠标准溶液［c=0.05mol/L］ 取250.00ml硫代硫酸钠贮备液于500ml容量瓶中，用新煮沸并已冷却的水稀释至刻度线，摇匀，临用现配。

标定方法：移取0.1000mol/L碘酸钾标准溶液10.00ml，置于250ml碘量瓶中，加75ml新煮沸并已冷却的水，加1.0g碘化钾，振荡至完全溶解后，再加（1+9）盐酸溶液10.0ml，立即盖好瓶塞，混匀。在暗处放置5分钟后，用硫代硫酸钠溶液滴定至淡黄色，加淀粉指示剂2ml，继续滴定至蓝色刚好消失即为终点。记录硫代硫酸钠溶液的用量（V，ml）。平行滴定3次，平行滴定所用硫代硫酸钠溶液的体积之差不应超过0.04ml，取其平均值用下式计算硫代硫酸钠标准溶液的浓度。

$$c = \frac{0.1000 \times 10.00}{V}$$

式中，c为硫代硫酸钠溶液的浓度，mol/L；V为滴定时消耗硫代硫酸钠溶液的体积，ml。

15. EDTA-2Na溶液（0.5g/L） 称取0.25gNa_2 EDTA · $2H_2O$，溶于500ml新煮沸并已冷却的水中，临用现配。

16. 亚硫酸钠标准溶液 称取0.20g亚硫酸钠及0.010g乙二胺四乙酸二钠，将其溶解于200ml新煮沸并已冷却的水中，轻轻摇匀（避免振荡，以防充氧），放置2~3小时后标定。此溶液每毫升相当于含320~400μg二氧化硫。

标定方法：移取上述亚硫酸钠溶液20.00ml于250ml碘量瓶中，加入50ml新煮沸并冷却的水，20.00ml碘应用液以及1ml冰乙酸，盖塞，摇匀，于暗处放置5分钟，用硫代硫酸钠标准溶液滴定至黄色，加入2ml淀粉溶液，继续滴定至蓝色刚刚消失即为终点。记录硫代硫酸钠标准溶液的用量。

另取配制亚硫酸钠溶液所用的，EDTA-2Na溶液20.00ml，同时进行空白滴定。

平行滴定三次，平行滴定所用硫代硫酸钠溶液的体积之差，不应超过0.04ml，取其平均值用下式计算二氧化硫的浓度。

$$c = \frac{c(NaS_2O_3) \times (V_0 - V_1) \times 32.02}{20.00} \times 1000$$

式中，c为亚硫酸钠标准溶液的准确浓度，μg/ml；V_1为标准溶液滴定所用硫代硫酸钠溶液的体积，ml；V_0为空白滴定所用硫代硫酸钠溶液的体积，ml；c（NaS_2O_3）为硫代硫酸钠标准溶液的浓度，mol/L；20.00为亚硫酸钠标准溶液的体积，ml；32.02为二氧化硫的（1/2SO_2）的摩尔质量，g/mol。

标定后，立即用吸收液稀释成每毫升含10.00μg的二氧化硫标准贮备液，贮存于冰箱中，可保存三个月。使用时，再用吸收液稀释为每毫升含1.00μg二氧化硫的标准使用液，此溶液保存在冰箱中，可稳定一个月。

（二）仪器

1. 多孔玻板吸收管（10ml）。
2. 气体采样器，流量0~1L/min。
3. 分光光度计。
4. 10ml具塞比色管。
5. 恒温水浴箱。
6. 空盒气压计。

四、实训内容

1. 采样 用内装10.00ml吸收液的U型多孔玻板吸收管，以0.5L/min流量采样10~20L，记录采样时的气温和气压。

2. 样品处理 将采样后的吸收液放置20分钟，全部转入10ml比色管中，用少量吸收液洗涤吸收管，合并洗涤液于比色管中，并用吸收液稀释至刻度，此为样品液。

3. 样品测定 按表5-2配制标准系列溶液。

表5-2　SO_2标准系列溶液

管　号	0	1	2	3	4	5	6	样品	空白
SO_2标准应用液（ml）	0.0	0.5	1.0	2.0	5.0	8.0	10.0	—	—
吸收液（ml）	10.0	9.5	9.0	8.0	5.0	2.0	0.0	—	—
SO_2含量（μg）	0.0	0.5	1.0	2.0	5.0	8.0	10.0	—	—
样品吸收液或空白对照吸收液（ml）	—	—	—	—	—	—	—	10.0	10.0
6.0g/L氨基磺酸钠溶液（ml）					0.5				
1.50mol/L氢氧化钠（ml）					0.5				
					混匀，放置10min				

另取7支具塞比色管，各加入0.5g/L PRA溶液1.00ml，将样品和标准系列管中的溶液分别倒入盛有PRA溶液的管中，立即具塞摇匀，放入恒温水浴中显色。显色温度与室温之差应控制在3℃之内。根据具体情况按表5-3选择显色温度和显色时间。

表5-3　显色温度和显色时间

显色温度（℃）	10	15	20	25	30
显色时间（min）	40	25	20	15	5
稳定时间（min）	35	25	20	15	10
试剂空白溶液吸光度	0.030	0.035	0.040	0.050	0.060

在波长575nm下，以水为参比，测定吸光度。以标准系列管吸光度值对二氧化硫含量（μg）绘制标准曲线或计算回归方程。将测得样品管吸光度值，查标准曲线或代入回归方程，即得样品溶液中二氧化硫含量（μg）。

4. 结果计算　试样中的二氧化硫浓度按下式进行计算。

$$c = \frac{a}{V_0}$$

式中，c为空气中二氧化硫的浓度，mg/m^3；a为样品溶液中二氧化硫的含量，μg；V_0为换算成标准状况下的采样体积，L。

实训26　空气中甲醛含量的测定

一、实训目的

1. 掌握酚试剂分光光度法测定甲醛的原理、方法、计算。
2. 学会甲醛的采集操作技术。
3. 了解测定甲醛的意义。

二、测定原理

空气中的甲醛与酚试剂反应生成嗪，嗪在酸性溶液中被高铁离子氧化形成蓝绿色化合物，根据颜色深浅，在630nm处比色定量。

三、仪器与试剂

（一）试剂

1. 吸收液原液　称量0.10g酚试剂［$C_6H_4SN(CH_3)C:NNH_2 \cdot HCl$，简称MBTH］，加水溶解，倾于100ml具塞量筒中，加水至刻度。放冰箱中保存，可稳定三天。

2. 吸收液　量取吸收原液5ml，加95ml水，即为吸收液。采样时，临用现配。

3. 1%硫酸铁铵溶液　称量1.0g硫酸铁铵［$NH_4Fe(SO_4)_2 \cdot 12H_2O$］用0.1 mol/L盐酸溶解，并稀释至100 ml。

4. 碘溶液［c=0.1000mol/L］　称量40g碘化钾，溶于25ml水中，加入12.7g碘。待碘完全溶解后，用水定容至1000ml，移入棕色瓶中，暗处贮存。

5. 1mol/L氢氧化钠溶液　称量40g氢氧化钠，溶于水中，并稀释至1000ml。

6. 0.5mol/L硫酸溶液　取28ml浓硫酸缓慢加入水中，冷却后，稀释至1000ml。

7. 硫代硫酸钠标准溶液［$c(Na_2S_2O_3)$=0.1000mol/L］　可用从试剂商店购买的当量试剂，也可按附录制备。

8. 0.5%淀粉溶液　将0.5g可溶性淀粉，用少量水调成糊状后，再加入100ml沸水，并煮沸2~3分钟至溶液透明。冷却后，加入0.1g水杨酸或0.4g氯化锌保存。

9. 甲醛标准贮备溶液　取2.8ml含量为36%~38%甲醛溶液，放入1L容量瓶中，加水稀释至刻度。此溶液1ml约相当于1mg甲醛，其准确浓度用下述碘量法标定。

甲醛标准贮备溶液的标定：精确量取20.00ml待标定的甲醛标准贮备溶液，置于250ml碘量瓶中。加入20.00ml碘溶液［$c_{1/2}(I_2)$=0.1000mol/L］和15ml 1mol/L氢氧化钠溶液，放置15分钟。加20ml 0.5mol/L硫酸溶液，再放置15分钟，用硫代硫酸钠溶液滴定，至溶液呈现淡黄色时，加入1ml 0.5%淀粉溶液继续滴定至恰使蓝色褪去为止，记录所用硫代硫酸钠溶液体积V_2，ml。同时用水作试剂空白滴定，记录空白滴定所用硫代硫酸钠标准溶液的体积V_1，ml。甲醛溶液的浓度用以下公式计算。

$$\text{甲醛溶液的浓度} = \frac{(V_1 - V_2) \times c_1 \times 15}{20}$$

式中，V_1为试剂空白消耗［$c(Na_2S_2O_3)$=0.1000mol/L］硫代硫酸钠溶液的体积，ml；V_2为甲醛标准贮备溶液消耗［$c(Na_2S_2O_3)$=0.1000mol/L］硫代硫酸钠溶液的体积，ml；c_1为硫代硫酸钠溶液的准确物质的量浓度；15为甲醛的当量；20为所取甲醛标准贮备溶液的体积，ml。

二次平行滴定，误差应小于0.05ml否则重新标定。

甲醛标准溶液：临用时，将甲醛标准贮备溶液用水稀释成1.00ml含10μg甲醛，立即再取此溶液10.00ml，加入100ml容量瓶中，加入5ml吸收原液，用水定容至100ml，此液1.00ml含1.00μg甲醛，放置30分钟后，用于配制标准色列管，此标准溶液可稳定24小时。

（二）仪器

1. 大型气泡吸收管　出气口内径为1mm，出气口至管底距离等于或小于5mm。

2. 恒流采样器　流量范围0~1L/min。流量稳定可调，恒流误差小于2%，采样前和采样后应用皂沫流量计校准采样系列流量，误差小于5%。

3. 具塞比色管　10ml。

4. 分光光度计 在630nm测定吸光度。

四、实训内容

1. 样品采集 用一个内装5ml吸收液的大型气泡吸收管，以0.5L/min流量，采气10L。并记录采样点的温度和大气压力，采样后样品在室温下应在24小时内分析。

2. 样品处理 采样后，将样品溶液全部转入比色管中，用少量吸收液洗吸收管，合并使总体积为5ml。

3. 测定

（1）标准曲线的绘制 取10ml具塞比色管，用甲醛标准溶液按表5-4制备标准系列。

表5-4 甲醛标准系列

管号	0	1	2	3	4	5	6	7	8
标准溶液（ml）	0.00	0.10	0.20	0.40	0.60	0.80	1. 00	1. 50	2.00
吸收液（ml）	5.0	4.9	4.8	4.6	4.4	4.2	4.0	3.5	3.0
1%硫酸铁铵溶液（ml）	各加入0.4 ml，摇匀，放置15 min								
吸光度的测定	用1cm比色皿，在波长630 nm下，以水作参比								
甲醛含量（μg）	0.0	0.1	0.2	0.4	0.6	0.8	1.0	1.5	2.0

以甲醛含量为横坐标，吸光度为纵坐标，绘制曲线，并计算回归线斜率，以斜率倒数作为样品测定的计算因子B_g（μg/吸光度）。

（2）样品测定 按绘制标准曲线的操作步骤测定吸光度；在每批样品测定的同时，用5ml未采样的吸收液作试剂空白，测定试剂空白的吸光度。

4. 结果计算

$$c = \frac{(A - A_0) \times B_g}{V_0}$$

式中，c为空气中甲醛浓度，mg/m^3；A为样品溶液的吸光度；A_0为空白溶液的吸光度；B_g为由标准曲线方程得到的计算因子，μg/吸光度；V_0为换算成标准状态下的采样体积，L。

实训27 空气中苯系物含量的测定

一、实训目的

1. 掌握气相色谱法测定苯系物的原理和定量方法。
2. 熟悉活性炭吸附管采集苯系物的方法。
3. 了解标准气的配制方法。

二、测定原理

用活性炭管采集空气中苯、甲苯、二甲苯，用二硫化碳解吸或热解吸后进样，经气相色谱柱分离，氢焰离子化检测器检测，以保留时间定性，峰高或峰面积定量。

三、仪器与试剂

（一）试剂

1. 二硫化碳，色谱鉴定无干扰峰。

2. 苯，20℃时，1L液体的质量为0.8787mg。

3. 甲苯，20℃时，1L液体的质量为0.8669mg。

4. 邻二甲苯、间二甲苯和对二甲苯，20℃时，1L液体的质量分别为0.8802mg、0.8642mg和0.8611mg。

5. 标准溶液容量瓶中加入二硫化碳，准确称量后，分别加入一定量的苯、甲苯和/（或）二甲苯，再准确称量，用二硫化碳定容。由称量之差计算溶液的浓度，为苯、甲苯和/（或）二甲苯标准溶液，或用国家认可的标准溶液配制。

（二）仪器

1. 活性炭管，溶剂解吸型，内装100mg/50mg活性炭。

2. 溶剂解吸瓶，10ml。

3. 注射器，1ml。

4. 微量注射器。

5. 采样器，流量范围为0~500ml/min。

6. 气相色谱仪，具氢焰离子化检测器，仪器操作参考条件如下。①色谱柱：30m × 0.32mm × 0.5m，FFAP；②柱温：80℃；③气化室温度：150℃；④检测室温度：250℃；⑤载气（氮）流量：1ml/min；⑥分流比：10 ：1。

四、实训内容

1. 采样

（1）短时间采样　在采样点，用活性炭管以100ml/min流量采集15分钟空气样品。

（2）长时间采样　在采样点，用活性炭管以50ml/min流量采集2~8小时空气样品。

（3）采样后　立即封闭活性炭管两端，置清洁容器内运输和保存。样品在室温下可保存7天，置4℃冰箱内可保存14天。

（4）样品空白　在采样点，打开活性炭管两端，并立即封闭，然后同样品一起运输、保存和测定。每批次样品不少于2个样品空白。

2. 样品处理　将活性炭放入溶剂解吸瓶中，加入1.0ml二硫化碳，封闭后，解吸30分钟，不时振摇，样品溶液供测定。

3. 标准曲线的制备　取4~7支容量瓶，用二硫化碳稀释标准溶液成表5-5所列的浓度范围的标准系列。

表5-5　标准系列的浓度范围

物质	苯	甲苯	邻二甲苯	对二甲苯	间二甲苯	乙苯
浓度范围（μg/mL）	0.0~878.7	0.0~866.9	0.0~880.2	0.0~864.2	0.0~861.1	0.0~870.0

4. 样品测定

（1）标准曲线的绘制　参照仪器操作条件，将气相色谱仪调节至最佳测定状态，进样

1.0 μl，分别测定标准系列各浓度的峰高或峰面积。以测得的峰高或峰面积对相应的苯、甲苯、二甲苯和乙苯浓度（μg/mL）绘制标准曲线或计算回归方程，其相关系数应≥0.999。

（2）用测定标准系列的操作条件测定样品溶液和样品空白溶液，测得的峰高或峰面积值由标准曲线或回归方程得出样品溶液中苯、甲苯、二甲苯和乙苯的浓度（μg/ml）。若样品溶液中待测物浓度超过测定范围，用二硫化碳稀释后测定，计算时乘以稀释倍数。

5. 结果计算 按下式分别计算空气样品中苯、甲苯、二甲苯的浓度。

$$c=\frac{c_0V}{V_0D}$$

式中，c为空气样品中苯、甲苯、二甲苯的浓度，mg/m^3；c_0为测得的样品溶液中苯、甲苯、二甲苯的浓度（减去样品空白），μg/mL；V_0为标准状态下的样品的采样体积，L；V为样品溶液的体积，ml；D为解吸效率。

6. 注意事项

（1）现场可能存在的其他干扰物与苯、甲苯、二甲苯具有相同的保留时间时，干扰苯等的测定，应改变色谱操作条件，予以排除。

（2）空气中水蒸气或水雾量太大，以至在炭管中凝结时，严重影响活性炭的穿透容量和采样效率。空气湿度在90%时，活性炭管的采样效率仍然符合要求。

（3）由于色谱分析条件常因实验条件不同而有差异，所以应根据所用气相色谱仪的型号和性能，制定能分析苯、甲苯、二甲苯的最佳色谱分析条件。

本章小结

空气污染物可分为气体和蒸气状态污染物、气溶胶状态污染物，应根据测定目的选择合适的采样点，使所采集的样品具有良好的代表性和真实性。空气采样仪器是以一定流量采集空气样品的仪器，一般由采样容器、流量计和抽气动力三部分组成，一般要求采样效率大于90%以上。采样方法可分为直接采样法和浓缩采样法两大类。标准状态下的体积是指气温为0℃，气压为101.325kPa下采集的空气体积。在采集空气样品时，应记录采样时现场的气温和气压，然后根据气体状态方程将其换算成标准状况下的采样体积。

粉尘浓度是指单位体积空气中所含粉尘的质量或数量，粉尘浓度测定的方法有滤膜重量法。游离二氧化硅是指没有与金属、金属氧化物结合的二氧化硅，测定方法有焦磷酸重量法。无机污染物的测定主要介绍了氮氧化物中的二氧化氮，测定方法是盐酸萘乙二胺分光光度法；二氧化硫的测定方法是甲醛缓冲溶液吸收－盐酸副玫瑰苯胺分光光度法；铅的测定方法是火焰原子吸收分光光度法。有机污染物的测定主要介绍了甲醛，测定方法是酚试剂分光光度法；苯、甲苯、二甲苯的测定是气相色谱法。

扫码“练一练”

习 题

一、选择题

1. 气泡吸收管常用于采集（ ）状态的物质。

A. 气体和气溶胶　　B. 气体和蒸气

C. 气溶胶和蒸气　　D. 气体、蒸气和气溶胶

2. 空气理化检验中，属法定计量单位的是

A．mg/m^3　　B．ppm　　C．ml/m^3　　D．ppb

3. 下列收集器中，既可采集气体和蒸气状态的物质，也可采集雾状和颗粒较小的烟状污染物的收集器是

A．气泡吸收管　　B．多孔玻板吸收管

C．冲击式吸收管　　D．玻璃纤维滤纸

4. 大气采样器和粉尘采样器通常使用的流量计一般是

A．孔口流量计　　B．皂膜流量计

C．转子流量计　　D．湿式流量计

5. 用塑料袋采集现场空气样品带回实验室进行分析的方法属于

A．直接采样法　　B．置换采样法

C．真空采样法　　D．浓缩法

6. 空气理化检验工作中，要求其采样效率是

A．大于80%　　B．大于85%　　C．大于90%　　D．大于95%

7. 滤膜重量法测定空气中粉尘浓度，通常认为最适宜集尘量为

A．1~5mg　　B．5~10mg　　C．1~10mg　　D．0.1~1g

8. 聚氯乙烯滤膜可用来采集

A．金属气溶胶　　B．SO_2　　C．粉尘　　D．有机物

9. 焦磷酸重量法测定粉尘游离二氧化硅，反应的温度是

A．220~240℃　　B．220~250℃

C．240~255℃　　D．245~250℃

10. 汽油中常用（　）作为防暴剂，在其燃烧过程中，生成氧化铅随汽车尾气排放到空气中。

A．硝酸铅　　B．乙酸铅　　C．四乙基铅　　D．硫化铅

11. 二胺分光光度法测定空气中氮氧化物时加入三氧化铬管的作用是

A．氧化NO　　B．干燥　　C．除杂　　D．吸收样品

12. 盐酸萘乙二胺分光光度法测定空气中氮氧化物时，关于冰乙酸的作用说法错误的是

A．产生泡沫，使NO_2与吸收液充分接触　　B．氧化NO

C．提供显色反应所需的酸度　　D．提高采样效率

13. 盐酸萘乙二胺分光光度法测定空气中NO_2时，NO_2先与（　）进行重氮化反应。

A．冰乙酸　　B．盐酸奈乙二胺

C．三氧化铬　　D．对氨基苯磺酸

14. 盐酸副玫瑰苯胺分光光度法测定空气中二氧化硫的描述错误的是

A．甲醛缓冲溶液为吸收液　　B．用气泡吸收管采样

C．金属离子用EDTA掩蔽　　D．最后生成紫红色化合物

15. 甲醛－盐酸副玫瑰苯胺分光光度法测定环境空气或废气中二氧化硫时，加入磷酸及CDTA可消除或减少的干扰物为

A．氮氧化物　　B．臭氧　　C．某些金属离子　　D．非金属

16. 甲醛－盐酸副玫瑰苯胺分光光度法测定环境空气或废气中二氧化硫时，显色反应需

在（ ）性溶液中进行。

A．酸　B．碱　C．中性　D．非极

17. 甲醛被酚试剂吸收后，反应生成

A．醌　B．嗪　C．酸　D．丙烯睛

18. 酚试剂分光光度法测定甲醛时，有SO_2干扰时应

A．用高锰酸钾氧化　B．用高碘酸钾氧化

C．用高氯酸氧化　D．将气样通过硫酸锰滤纸过滤

19. 苯系物的常用测定方法是

A．分光光度法　B．气相色谱法

C．高效液相色谱法　D．滤膜质量法

二、简答题

1. 简述滤膜质量法测定粉尘浓度的原理，并选择2个操作“注意事项”进行说明。

2. 简述盐酸萘乙二胺分光光度法测定空气中二氧化氮的原理，并分析影响测定结果准确度的因素。

3. 简述甲醛缓冲溶液吸收-盐酸副玫瑰苯胺分光光度法二氧化硫的的原理，并分析影响测定结果准确度的因素。

4. 简述空气中甲醛的测定方法，并说明各自有何优缺点。

5. 简述气相色谱法测定空气中苯、甲苯、二甲苯的原理及采样方法。

附　　录

附录1　水样采集与保存

序号	项目	贮存容器	采水量（ml）	保存剂	保存时间	备注
1	pH	P或G	—	—	—	现场测定
2	SS	P或G	500	4℃冷藏	7天	—
3	电导率	P或G	100	2~5℃冷藏	24小时	—
4	色度、臭、味	P或G	200	2~5℃暗处冷藏	24小时	—
5	水温	—	—	—	—	现场测定
6	透明度	—	—	—	—	现场测定
7	浊度	P或G	100	—	尽快分析	
8	铜	P或G	500	HNO_3，pH<2	1个月	—
9	铅	P或BG	500	HNO_3，pH<2	1个月	—
10	锌	P或BG	500	HNO_3，pH<2	1个月	—
11	镉	P或BG	500	HNO_3，pH<2	1个月	—
12	总汞	P或BG	500	HNO_3，pH<2，再加$K_2Cr_2O_7$使浓度为0.05%	数月	—
13	总铁	P或BG	200	HNO_3，pH<2	1个月	—
14	锰	P或BG	200	HNO_3，pH<2	1个月	—
15	总铬	P或G	150	HNO_3，pH<2	1个月	不得使用磨口及内壁已磨毛的容器，以避免对铬的吸附
16	六价铬	P或G	150	NaOH，pH7~9	24小时	
17	镍	P或BG	150	HNO_3，pH<2	1个月	—
18	钡	P或G	150	HNO_3，pH<2	1个月	—
19	钴	P或BG	150	HNO_3，pH<2	1个月	—
20	铍	P或G	150	HNO_3，pH<2	24小时	酸化时不能用H_2SO_4
21	银	P或BG	150	HNO_3，pH<2	尽快	—
22	钙、镁	P或BG	250	HNO_3，pH<2	数月	酸化时不能用H_2SO_4

续表

序号	项 目	贮存容器	采水量（ml）	保存剂	保存时间	备注
23	钙、镁总量（总硬度）	P 或 BG	250	HNO_3，pH<2	数月	酸化时不能用 H_2SO_4
24	钾、钠	P	250	HNO_3，pH<2	数月	—
25	总砷	P 或 G	100	H_2SO_4，pH<2	6 个月	—
26	硒	G 或 BG	500	NaOH，pH>11	6 个月	—
27	氨氮	P 或 G	150	—	尽快分析	H_2SO_4，pH<2 但不过量，利于保存
28	氟化物	P	300	—	7 天	—
29	氯化物	P 或 G	200	—	7 天	—
30	余氯	P 或 G	100	—	6 小时	最好现场测定
31	硫化物	P 或 G	500	1mol/L ZnAc 1ml	1 天	现场固定
32	溴化物	P 或 G	250	—	28 天	—
33	硫酸盐	P 或 G	150	—	7 天	—
34	总氰化物	P 或 G	500	NaOH，pH>12	24 小时	现场固定
35	氰化物	P 或 G	500	NaOH，pH>12	24 小时	现场固定
36	硝酸盐氮	P 或 G	500	加 H_2SO_4，pH<2	24 小时	—
37	亚硝酸盐氮	P 或 G	250	—	尽快分析	—
38	总磷	P 或 G	150	冷藏或加 H_2SO_4，pH<2	24 小时或 28 天	—
39	总氮	P 或 G	500	加 H_2SO_4，pH<2	24 小时	—
40	BOD_5	P 或 G	1000	置于暗处	24 小时	—
41	COD_{cr}	G	200	H_2SO_4，pH<2	5 天	—
42	COD_{mn}	G	300	H_2SO_4，pH<2，0~5℃保存	2 天	—
43	TOC	棕色 G		H_2SO_4	7 天	仪器法不加
44	动植物油	G	250	1+1HCl，pH<2	20 天	单独采样
45	石油类	G	250	1+1HCl，pH<2	20 天	单独采样
46	DO（电解法） （碘量法）	G G	300 300	— 1ml $MnSO_4$ 和 2ml 碱性 KI	— 8 小时	现场测定 现场固定
47	苯胺类	G	250	—	24 小时	—
48	硝基苯类	G	250	加 H_2SO_4，pH<2	尽快分析	—
49	苯系物	G	250	—	7 天	采满容器加盖密封

续表

序号	项 目	贮存容器	采水量（ml）	保存剂	保存时间	备注
50	多氯联苯	G	250	4℃冷藏	7天	采满容器加盖密封
51	挥发酚	G	500	H_3PO_4，pH<4，再加 $CuSO_4$1g/L，或 NaOH，pH>12	24小时	—
52	甲醛	P或G	500	每500ml水样中加入1ml浓 H_2SO_4	24小时	—
53	联苯胺	G	1000	—	24小时	—
54	氯苯类	G	250	0~4℃或加入0.1%水样量（V/V）浓 H_2SO_4	4天	采满容器加盖密封
55	硝基氯苯类	G	250	0~4℃或加入0.1%水样量（V/V）浓 H_2SO_4	4天	采满容器加盖密封
56	硝基苯、硝基甲苯、硝基氯苯、二硝基甲苯	棕色G	500	H_2SO_4	7天	—
57	挥发性有机物	G	60	1+1HCl，pH<2，抗坏血酸，低温保存	7天	采满容器加盖密封
58	半挥发性有机物	G	1200	1+1HCl，pH<2，无水 Na_2SO_3，低温保存	7天	采满容器加盖密封
59	阴离子洗涤剂	G	500	冷藏或加 $CHCl_3$	24小时或7天	—
60	有机磷农药	G	250	4℃低温	3天	—
61	六六六、滴滴涕	G	250	4℃冷藏	7天	采满容器加盖密封
62	挥发性卤代烃类	G	250	1+1HCl，pH<2，抗坏血酸，低温保存	7天	采满容器加盖密封
63	水质急性毒性	P和G	250	灭菌、冷藏	1天	—
64	细菌总数	G	250	无菌、冷藏	<6小时	—
65	粪大肠菌群	G	500	无菌	<6小时	—
66	碱度	P	250	4℃低温	24小时	—

注：G（玻璃），P（聚乙烯塑料），BG（硼硅玻璃）。

附录2　相当于氧化亚铜质量的葡萄糖、果糖、乳糖、转化糖质量表（mg）

单位：mg

氧化亚铜	葡萄糖	果糖	含水乳糖	转化糖
10	4.0	4.5	6.7	4.5
15	6.3	7.0	10.4	6.5
20	8.4	9.2	13.6	9.1
25	10.4	11.5	16.9	11.2
30	12.7	14.1	20.6	13.7
35	14.8	16.3	23.8	15.8
40	16.9	18.7	27.0	18.0
45	19.2	21.1	30.6	20.4
50	21.4	23.5	34.0	22.7
55	23.5	25.9	37.4	24.9
60	25.8	28.5	41.0	27.3
65	27.9	30.8	44.3	29.5
70	30.1	33.1	47.6	31.8
75	32.3	35.6	51.0	34.1
80	34.5	37.9	54.4	36.3
85	36.8	40.4	58.0	38.7
90	39.0	42.8	61.3	41.0
95	41.3	45.3	64.8	43.4
100	43.5	47.8	68.2	45.7
105	45.6	50.1	71.4	47.9
110	48.0	52.7	75.0	50.4
115	50.0	54.9	78.2	52.5
120	52.3	57.4	81.8	54.8
125	54.6	59.9	85.1	57.3
130	57.0	62.4	88.8	59.7
135	59.2	64.9	92.1	62.0
140	61.5	67.4	95.6	64.5
145	63.8	69.9	99.0	66.8
150	66.0	72.2	102	69.1
155	68.4	74.8	106	71.5
160	70.5	77.1	109	73.8
165	72.8	80.0	113	76.4

续表

氧化亚铜	葡萄糖	果糖	含水乳糖	转化糖
170	75.2	82.2	116	78.6
175	77.5	84.6	119	80.9
180	79.9	87.3	123	83.5
185	82.2	89.6	126	85.9
190	84.5	92.2	130	88.3
195	86.8	94.7	133	90.7
200	89.3	97.3	137	93.1
205	91.5	99.7	140	95.5
210	94.0	102	144	98.0
215	96.5	105	147	100

附录3　常用标准溶液的配制与标定

一、氢氧化钠标准滴定溶液

1. 配制　称取110g氢氧化钠，溶于100ml无二氧化碳的水中，摇匀，注入聚乙烯容器中，密闭放置至溶液清亮。按下表的规定量，用塑料管量取上层清液，用无二氧化碳的水稀释至1000ml，摇匀。

氢氧化钠标准滴定溶液浓度 c_{NaOH}（mol/L）	氢氧化钠溶液体积 V（ml）
1.0	54
0.5	27
0.1	5.4

2. 标定　按下表的规定量，称取于105~110℃电烘箱中干燥至恒量的工作基准试剂邻苯二甲酸氢钾，加无二氧化碳的水溶解，加2滴酚酞指示液（10g/L），用配制的氢氧化钠溶液滴定至溶液呈粉红色，并保持30秒，同时做空白试验。

氢氧化钠标准滴定溶液浓度 c_{NaOH}（mol/L）	工作基准试剂邻苯二甲酸氢钾的质量 m（g）	无二氧化碳水的体积 V（ml）
1.0	7.5	80
0.5	3.6	80
0.1	0.75	50

氢氧化钠标准溶液的浓度［c（NaOH）］，按下式计算。

$$c(\text{NaOH}) = \frac{m \times 1000}{(V_1 - V_2) \times M}$$

式中，m为邻苯二甲酸氢钾的质量，g；V_1为氢氧化钠溶液体积，ml；V_2为空白试验消耗氢氧化钠溶液体积，ml；M为邻苯二甲酸氢钾的摩尔质量，g/mol，[M（$KHC_8H_4O_4$）=204.22]。

二、盐酸标准滴定溶液

1. 配制 按下表的规定量，量取盐酸，注入1000ml水中，摇匀。

盐酸标准滴定溶液浓度 c_{HCl}（mol/L）	盐酸的体积 V（ml）
1.0	90
0.5	45
0.1	9

2. 标定 按下表的规定量，称取于270~300℃高温炉中灼烧至恒量的工作基准试剂无水碳酸钠，溶于50ml水中，加10滴溴甲酚绿－甲基红指示液，用配制的盐酸溶液滴定至溶液由绿色变为暗红色，煮沸2分钟，加盖具钠石灰管的橡胶塞，冷却，继续滴定至溶液再呈暗红色，同时做空白试验。

盐酸标准滴定溶液浓度 c_{HCl}（mol/L）	工作基准试剂无水碳酸钠的质量 m（g）
1.0	1.90
0.5	0.95
0.1	0.20

盐酸标准滴定溶液的浓度［c（HCl)］，按下式计算。

$$c(\mathrm{HCl}) = \frac{m \times 1000}{(V_1 - V_2) \times M}$$

式中，m为无水碳酸钠质量，g；V_1为盐酸溶液体积，ml；V_2为空白试验消耗盐酸溶液体积，ml；M为无水碳酸钠的摩尔质量，g/mol，[M（1/2 Na_2CO_3）=52.994]。

三、硫酸标准滴定溶液

1. 配制 按下表的规定量，量取硫酸，缓缓注入1000ml水中，冷却，摇匀。

硫酸标准滴定溶液浓度 $c_{1/2\,H_2SO_4}$（mol/L）	硫酸的体积 V（ml）
1.0	30
0.5	15
0.1	3

2. 标定 按下表的规定量，称取于270~300℃高温炉中灼烧至恒量的工作基准试剂无水碳酸钠，溶于50ml水中，加10滴溴甲酚绿－甲基红指示液，用配制的硫酸溶液滴定至溶液由绿色变为暗红色，煮沸2分钟，加盖具钠石灰管的橡胶塞，冷却，继续滴定至溶液再呈暗红色，同时做空白试验。

硫酸标准滴定溶液浓度 $c_{1/2\ H_2SO_4}$（mol/L）	工作基准试剂无水碳酸钠的质量 m（g）
1.0	1.90
0.5	0.95
0.1	0.20

硫酸标准滴定溶液的浓度［c（1/2 H_2SO_4）］，按下式计算。

$$c\ (1/2\ H_2SO_4) = \frac{m \times 1000}{(V_1 - V_2) \times M}$$

式中，m为无水碳酸钠质量，g；V_1为硫酸溶液体积，ml；V_2为空白试验消耗硫酸溶液体积，ml；M为无水碳酸钠的摩尔质量，g/mol，［M（1/2 Na_2CO_3）=52.994］。

四、碳酸钠标准滴定溶液

（一）方法一

1. 配制　按下表的规定量，称取无水碳酸钠，溶于1000ml水中，摇匀。

碳酸钠标准滴定溶液浓度 $c_{1/2\ Na_2CO_3}$（mol/L）	无水碳酸钠的质量 m（g）
1.0	53
0.1	5.3

2. 标定　量取35.00~40.00ml配制的碳酸钠溶液，加下表规定量的水，加10滴溴甲酚绿-甲基红指示液，用下表规定的相应浓度的盐酸标准滴定溶液滴定至溶液由绿色变为暗红色，煮沸2分钟，加盖具钠石灰管的橡胶塞，冷却，继续滴定至溶液再呈暗红色，同时做空白试验。

碳酸钠标准滴定溶液浓度 $c_{1/2\ Na_2CO_3}$（mol/L）	水的加入量 V（ml）	盐酸标准滴定溶液浓度 c_{HCl}（mol/L）
1.0	50	1.0
0.1	20	0.1

碳酸钠标准滴定溶液的浓度［c（1/2 Na_2CO_3）］，按下式计算。

$$c\ (1/2Na_2CO_3) = \frac{(V_1 - V_2) \times c_1}{V}$$

式中，V_1为盐酸标准滴定溶液体积，ml；V_2为空白试验消耗盐酸标准滴定溶液体积，ml；c_1为盐酸标准滴定溶液浓度，mol/L；V为碳酸钠溶液体积，ml。

（二）方法二

按下表的规定量，称取于270~300℃高温炉中灼烧至恒量的工作基准试剂无水碳酸钠，溶于水，移入1000ml容量瓶中，稀释至刻度。

碳酸钠标准滴定溶液浓度 $c_{1/2\ Na_2CO_3}$（mol/L）	工作基准试剂无水碳酸钠的质量 m（g）
1.0	53.00 ± 1.00
0.1	5.30 ± 0.20

碳酸钠标准滴定溶液的浓度［c（1/2 Na_2CO_3）］，按下式计算。

$$c(1/2\ Na_2CO_3)=\frac{m\times1000}{V\times M}$$

式中，m为无水碳酸钠质量，g；V为无水碳酸钠溶液体积，ml；M为无水碳酸钠的摩尔质量，g/mol，［M（1/2 Na_2CO_3）=52.994］。

五、重铬酸钾标准滴定溶液［c（1/6 $K_2Cr_2O_7$）=0.1mo/L］

（一）方法一

1. 配制 称取5g重铬酸钾，溶于1000ml水中，摇匀。

2. 标定 量取35.00~40.00ml配制的重铬酸钾溶液，置于碘量瓶中，加2g碘化钾及20ml硫酸溶液（20%），摇匀，于暗处放置10分钟。加150ml水（15~20℃），用硫代硫酸钠标准滴定溶液［c（$Na_2S_2O_3$）=0.1mol/L］滴定，近终点时加2ml淀粉指示液（10g/L），继续滴定至溶液由蓝色变为亮绿色，同时做空白试验。

重铬酸钾标准滴定溶液的浓度［c（1/6 $K_2Cr_2O_7$）］，按下式计算。

$$c(1/6\ K_2Cr_2O_7)=\frac{(V_1-V_2)\times c_1}{V}$$

式中，V_1为硫代硫酸钠标准滴定液体积，ml；V_2为空白试验消耗硫代硫酸钠标准滴定溶液体积，ml；c_1为硫代硫酸钠标准滴定溶液浓度，mol/L；V为重铬酸钾溶液体积，ml。

（二）方法二

称取（4.90 ± 0.20）g已于（120 ± 2）℃的电烘箱中干燥至恒量的工作基准试剂重铬酸钾，溶于水，移入1000ml容量瓶中，稀释至刻度。

重铬酸钾标准滴定溶液的浓度［c（1/6 $K_2Cr_2O_7$）］，按下式计算。

$$c(1/6\ K_2Cr_2O_7)=\frac{m\times1000}{V\times M}$$

式中，m为重铬酸钾质量，g；V为重铬酸钾溶液体积，ml；M为重铭酸钾的摩尔质量，g/mol，［M（1/6 $K_2Cr_2O_7$）=49.031］。

六、硫代硫酸钠标准滴定溶液［c（$Na_2S_2O_3$）=0.1mol/L］

1. 配制 称取26g五水合硫代硫酸钠（或16g无水硫代硫酸钠），加0.2g无水碳酸钠，溶于1000ml水中，缓缓煮沸10分钟，冷却。放置2周后用4号玻璃滤锅过滤。

2. 标定 称取0.18g已于（120 ± 2）℃干燥至恒量的工作基准试剂重铬酸钾，置于碘量瓶中，溶于25ml水，加2g碘化钾及20ml硫酸溶液（20%），摇匀，于暗处放置10分钟。加150ml水（15~20℃），用配制的硫代硫酸钠溶液滴定，近终点时加2ml淀粉指示液（10g/L），继续滴定至溶液由蓝色变为亮绿色，同时做空白试验。

硫代硫酸钠标准滴定溶液的浓度［c（$Na_2S_2O_3$）］，按下式计算。

$$c(Na_2S_2O_3) = \frac{m \times 1000}{(V_1 - V_2) \times M}$$

式中，m为重铬酸钾质量，g；V_1为硫代硫酸钠溶液体积，ml；V_2为空白试验消耗硫代硫酸钠溶液体积，ml；M为重铬酸钾的摩尔质量，g/mol，［M（1/6 $K_2Cr_2O_7$）=49.031］。

七、溴标准滴定溶液［c（1/2 Br_2）=0.1mo/L］

1. 配制　称取3g溴酸钾和25g溴化钾，溶于1000ml水中，摇匀。

2. 标定　量取35.00~40.00ml配制的溴溶液，置于碘量瓶中，加2g碘化钾及5ml盐酸溶液（20%），摇匀，于暗处放置5分钟。加150ml水（15~20℃），用硫代硫酸钠标准滴定溶液［c（$Na_2S_2O_3$）=0.1mol/L］滴定，近终点时加2ml淀粉指示液（10g/L），继续滴定至溶液蓝色消失，同时做空白试验。

溴标准滴定溶液的浓度［c（1/2 Br_2）］，按下式计算。

$$c(1/2\ Br_2) = \frac{(V_1 - V_2) \times c_1}{V}$$

式中，V_1为硫代硫酸钠标准滴定溶液体积，ml；V_2为空白试验消耗硫代硫酸钠标准滴定溶液体积，ml；c_1为硫代硫酸钠标准滴定溶液浓度，mol/L；V为溴溶液体积，ml。

八、溴酸钾标准滴定溶液［c（1/6 $KBrO_3$）=0.1mo/L］

1. 配制　称取3g溴酸钾，溶于1000ml水中，摇匀。

2. 标定　量取35.0~40.00ml配制的溴酸钾溶液置于碘量瓶中，加2g碘化钾及5ml盐酸溶液（20%），摇匀，于暗处放置5分钟。加150ml水（15~20℃），用硫代硫酸钠标准滴定溶液［c（$Na_2S_2O_3$）=0.1mol/L］滴定，近终点时加2ml淀粉指示液（10g/L），继续滴定至溶液蓝色消失，同时做空白试验。

溴酸钾标准滴定溶液的浓度［c（1/6 $KBrO_3$）］，按下式计算。

$$c(1/2\ KBrO_3) = \frac{(V_1 - V_2) \times c_1}{V}$$

式中，V_1为硫代硫酸钠标准滴定溶液体积，ml；V_2为空白试验消耗硫代硫酸钠标准滴定溶液体积，ml；c_1为硫代硫酸钠标准滴定溶液浓度，mol/L；V为溴酸钾溶液体积，ml。

九、碘标准滴定溶液［c（1/2 I_2）=0.1mol/L］

（一）配制

称取13g碘和35g碘化钾，溶于100ml水中，置于棕色瓶中，放置2天，稀释至1000ml，摇匀。

（二）标定

1. 方法一　称取0.18g已于硫酸干燥器中干燥至恒量的工作基准试剂三氧化二砷，置于碘量瓶中，加6ml氢氧化钠标准滴定溶液［c（NaOH）=1mol/L］溶解，加50ml水，加2滴酚酞指示液（10g/L），用硫酸标准滴定溶液［c（1/2 H_2SO_4）=1mo/L］滴定至溶液无色，加3g碳酸氢钠及2ml淀粉指示液（10g/L），用配制的碘溶液滴定至溶液呈浅蓝色，同时做空白试验。

碘标准滴定溶液的浓度［c（1/2 I_2）］，按下式计算。

$$c(1/2\ I_2)=\frac{m\times 1000}{(V_1-V_2)\times M}$$

式中，m为三氧化二砷质量，g；V_1为碘溶液体积，ml；V_2为空白试验消耗碘溶液体积，ml；M为三氧化二砷的摩尔质量，g/mol，[M（1/4 As_2O_3）=49.460]。

2. 方法二 量取35.00~40.00ml配制的碘溶液，置于碘量瓶中，加150ml水（15~20℃），加5ml盐酸溶液［c（HC1）=0.1mol/L］，用硫代硫酸钠标准滴定溶液［c（$Na_2S_2O_3$）=0.1mo/L］滴定，近终点时加2ml淀粉指示液（10g/L），继续滴定至溶液蓝色消失。

同时做水所消耗碘的空白试验：取250ml水（15~20℃），加5ml盐酸溶液［c（HCl）=0.1mol/L］，加0.05~0.20ml配制的碘溶液及2ml淀粉指示液（10g/L），用硫代硫酸钠标准滴定溶液［c（$Na_2S_2O_3$）=0.1mol/L］滴定至溶液蓝色消失。

碘标准滴定溶液的浓度［c（1/2 I_2）］，按下式计算。

$$c(1/2\ I_2)=\frac{(V_1-V_2)\times c_1}{V_3-V_4}$$

式中，V_1为硫代硫酸钠标准滴定溶液体积，ml；V_2为空白试验消耗硫代硫酸钠标准滴定溶液体积，ml；c_1为硫代硫酸钠标准滴定溶液浓度，mol/L；V_3为碘溶液体积，ml；V_4为空白试验中加入碘溶液体积，ml。

十、碘酸钾标准滴定溶液

（一）方法一

1. 配制 按下表的规定量，称取碘酸钾，溶于1000ml水中，摇匀。

碘酸钾标准滴定溶液浓度 $c_{1/6\ KIO_3}$（mol/L）	碘酸钾的质量 m（g）
0.3	11.0
0.1	3.6

2. 标定 按下表11的规定量，量取配制的碘酸钾溶液、水及碘化钾，置于碘量瓶中，加5ml盐酸溶液（20%），摇匀，于暗处放置5分钟。加150ml水（15~20℃），用硫代硫酸钠标准滴定溶液［c（$Na_2S_2O_3$）=0.1mol/L］滴定，近终点时加2ml淀粉指示（10g/L），继续滴定至溶液蓝色消失，同时做空白试验。

碘酸钾标准滴定溶液浓度 $c_{1/6\ KIO_3}$（mol/L）	碘酸钾溶液的体积 V（ml）	水的体积 V（ml）	碘化钾的质量 m（g）
0.3	11.00~13.00	20	3
0.1	35.00~40.00	0	2

碘酸钾标准滴定溶液的浓度［c（1/6 KIO_3）］，按下式计算。

$$c(1/2\ KIO_3)=\frac{(V_1-V_2)\times c_1}{V}$$

式中，V_1为硫代硫酸钠标准滴定溶液体积，ml；V_2为空白试验消耗硫代硫酸钠标准滴定溶液体积，ml；c_1为硫代硫酸钠标准滴定溶液浓度，mol/L；V为 碘酸钾溶液体积，ml。

（二）方法二

按下表的规定量，称取已于（180 ± 2）℃的电烘箱中干燥至恒量的工作基准试剂碘酸钾，溶于水，移入1000ml容量瓶中，稀释至刻度。

碘酸钾标准滴定溶液浓度 $c_{1/6\ KIO_3}$（mol/L）	工作基准试剂碘酸钾的质量 m（g）
0.3	10.70 ± 0.50
0.1	3.57 ± 0.15

碘酸钾标准滴定溶液的浓度［c（1/6 KIO_3）］，按下式计算。

$$c(1/6\ KIO_3) = \frac{m \times 1000}{V \times M}$$

式中，m为碘酸钾质量，g；V为碘酸钾溶液体积，ml；M为碘酸钾的摩尔质量，g/mol，［M（1/6 KIO_3）=35.667］。

十一、草酸（或草酸钠）标准滴定溶液［c（1/2 $H_2C_2O_4$）=0.1mo/L或c（1/2 $Na_2C_2O_4$）=0.1mol/L］

（一）方法一

1. 配制　称取6.4g二水合草酸（或6.7g草酸钠），溶于1000ml水中，摇匀。

2. 标定　量取35.00~40.00ml配制的草酸（或草酸钠）溶液，加100ml硫酸溶液（8+92），用高锰酸钾标准滴定溶液［c（1/5 $KMnO_4$）=0.1mol/L］滴定，近终点时加热至约65℃，继续滴定至溶液呈粉红色，并保持30秒，同时做空白试验。

草酸（或草酸钠）标准滴定溶液的浓度［c（1/2 $H_2C_2O_4$）或c（1/2 $Na_2C_2O_4$）］，按下式计算。

$$c = \frac{(V_1 - V_2) \times c_1}{V}$$

式中，V_1为高锰酸钾标准滴定溶液体积，ml；V_2为空白试验消耗高锰酸钾标准滴定溶液体积，ml；c_1为高锰酸钾标准滴定溶液浓度，mol/L；V为草酸（或草酸钠）溶液体积，ml。

（二）方法二

称取（6.70 ± 0.30）g已于（105 ± 2）℃的电烘箱中干燥至恒量的工作基准试剂草酸钠，溶于水，移入1000ml容量瓶中，稀释至刻度。

草酸钠标准滴定溶液的浓度［c（1/2 $Na_2C_2O_4$）］，按下式计算。

$$c(1/2\ Na_2C_2O_4) = \frac{m \times 1000}{V \times M}$$

式中，m为草酸钠质量，g；V为草酸钠溶液体积，ml；M为草酸钠的摩尔质量，g/mol，［M（1/2 $Na_2C_2O_4$）=66.999］。

十二、高锰酸钾标准滴定溶液［c（1/5 $KMnO_4$）=0.1mol/L］

1. 配制　称取33g高锰酸钾，溶于1050ml水中，缓缓煮沸15分钟，冷却，于暗处放置

2周，用已处理过的4号玻璃滤埚（在同样浓度的高锰酸钾溶液中缓缓煮沸5分钟）过滤，贮存于棕色瓶中。

2. 标定 称取0.25g已于105~110℃电烘箱中干燥至恒量的工作基准试剂草酸钠，溶于100ml硫酸溶液（8+92）中，用配制的高锰酸钾溶液滴定，近终点时加热至约65℃，继续滴定至溶液呈粉红色，并保持30秒，同时做空白试验。

高锰酸钾标准滴定溶液的浓度［c（1/5 $KMnO_4$）］，按下式计算。

$$c(1/5\,KMnO_4)=\frac{m\times1000}{(V_1-V_2)\times M}$$

式中，m为草酸钠质量，g；V_1为高锰酸钾溶液体积，ml；V_2为空白试验消耗高锰酸钾溶液体积，ml；M为草酸钠的摩尔质量，g/mol，［M（1/2 $Na_2C_2O_4$）=66.999］。

十三、乙二胺四乙酸二钠标准滴定溶液

（一）方法一

1. 配制 按下表的规定量，称取乙二胺四乙酸二钠，加1000ml水，加热溶解，冷却，摇匀。

乙二胺四乙酸二钠标准滴定溶液浓度 c_{EDTA}（mol/L）	乙二胺四乙酸二钠的质量 m（g）
0.10	40
0.05	20
0.02	8

2. 标定

（1）乙二胺四乙酸二钠标准滴定溶液［c（EDTA）=0.1mol/L，c（EDTA）=0.05mol/L］按下表的规定量，称取于（800±50）℃的高温炉中灼烧至恒量的工作基准试剂氧化锌，用少量水湿润，加2ml盐酸溶液（20%）溶解，加100ml水，用氨水溶液（10%）将溶液pH调至7~8，加10ml氨－氯化铵缓冲溶液甲（pH≈10）及5滴铬黑T指示液（5g/L），用配制的乙二胺四乙酸二钠溶液滴定至溶液由紫色变为纯蓝色，同时做空白试验。

乙二胺四乙酸二钠标准滴定溶液浓度 c_{EDTA}（mol/L）	工作基准试剂氧化锌的质量 m（g）
0.10	0.30
0.05	0.15

乙二胺四乙酸二钠标准滴定溶液的浓度［c（EDTA）］，按下式计算。

$$c(\mathrm{EDTA})=\frac{m\times1000}{(V_1-V_2)\times M}$$

式中，m为氧化锌质量，g；V_1为乙二胺四乙酸二钠溶液体积，ml；V_2为空白试验消耗乙二胺四乙酸二钠溶液体积，ml；M为氧化锌的摩尔质量，g/mol，［M（ZnO）=81.408］。

（2）乙二胺四乙酸二钠标准滴定溶液［c（EDTA）=0.02mol/L］称取0.42g于（800±50）℃的高温炉中灼烧至恒量的工作基准试剂氧化锌，用少量水湿润，加3ml盐酸溶液（20%）溶

解，移入250ml容量瓶中，稀释至刻度，摇匀。取35.00~40.00ml，加70ml水，用氨水溶液（10%）将溶液pH调至7~8，加10ml氨－氯化铵缓冲溶液甲（pH≈10）及5滴铬黑T指示液（5g/L），用配制的乙二胺四乙酸二钠溶液滴定至溶液由紫色变为纯蓝色，同时做空白试验。

乙二胺四乙酸二钠标准滴定溶液的浓度［c（EDTA)］，按下式计算。

$$c(\mathrm{EDTA}) = \frac{m \times (\frac{V_1}{250}) \times 1000}{(V_2 - V_3) \times M}$$

式中，m为氧化锌质量，g；V_1为氧化锌溶液体积，ml；V_2为乙二胺四乙酸二钠溶液体积，ml；V_3为空白试验消耗乙二胺四乙酸二钠溶液体积，ml；M为氧化锌的摩尔质量，g/mol，［M（ZnO）=81.408］。

（二）方法二

按下表的规定量，称取经硝酸镁饱和溶液恒湿器中放置7天后的工作基准试剂乙二胺四乙酸二钠，溶于热水中，冷却至室温，移入1000ml容量瓶中，稀释至刻度。

乙二胺四乙酸二钠标准滴定溶液浓度 c_{EDTA}（mol/L）	工作基准试剂乙二胺四乙酸二钠的质量 m（g）
0.10	37.22 ± 0.50
0.05	18.61 ± 0.50
0.02	7.44 ± 0.30

乙二胺四乙酸二钠标准滴定溶液的浓度［c（EDTA)］，按下式计算。

$$c(\mathrm{EDTA}) = \frac{m \times 1000}{V \times M}$$

式中，m为乙二胺四乙酸二钠质量，g；V为乙二胺四乙酸二钠溶液体积，ml；M为乙二胺四乙酸二钠的摩尔质量，g/mol，［M（EDTA）=372.24］。

十四、氯化钠标准滴定溶液［c（NaCl）=0.1mol/L］

（一）方法一

1. 配制　称取5.9g氯化钠，溶于1000ml水中，摇匀。

2. 标定　按GB/T 9725—2007的规定测定。其中，量取35.00~40.00ml配制的氯化钠溶液，加40ml水、10ml淀粉溶液（10g/L），以216型银电极作指示电极，217型双盐桥饱和甘汞电极作参比电极，用硝酸银标准滴定溶液［c（$AgNO_3$）=0.1mol/L］滴定，按GB/T 9725—2007中6. 2. 2的规定计算V_0。

氯化钠标准滴定溶液的浓度［c（NaCl)］，按下式计算。

$$c(\mathrm{NaCl}) = \frac{V_0 \times c_1}{V}$$

式中，V_0为硝酸银标准滴定溶液体积，ml；c_1为硝酸银标准滴定溶液浓度，mol/L；V为氯化钠溶液体积，ml。

（二）方法二

称取（5.84 ± 0.30）g已于（550 ± 50）℃的高温炉中灼烧至恒量的工作基准试剂氯化钠，

溶于水，移入1000ml容量瓶中，稀释至刻度。

氯化钠标准滴定溶液的浓度［c（NaCl）］，按下式计算。

$$c(\mathrm{NaCl}) = \frac{m \times 1000}{V \times M}$$

式中，m为氯化钠质量，g；V为氯化钠溶液体积，ml；M为氯化钠的摩尔质量，g/mol，［M（NaCl）=58.442］。

十五、硝酸银标准滴定溶液［c（$AgNO_3$）=0.1mol/L］

1. 配制 称取17.5g硝酸银，溶于1000ml水中，摇匀。溶液贮存于密闭的棕色瓶中。

2. 标定 按GB/T 9725—2007的规定测定。其中，称取0.22g于500~600℃的高温炉中灼烧至恒量的工作基准试剂氯化钠，溶于70ml水中，加10ml淀粉溶液（10g/L），以216型银电极作指示电极，217型双盐桥饱和甘汞电极作参比电极，用配制的硝酸银溶液滴定。按GB/T 9725—2007中6. 2. 2的规定计算V_0。

硝酸银标准滴定溶液的浓度［c（$AgNO_3$）］，按下式计算。

$$c(\mathrm{AgNO_3}) = \frac{m \times 1000}{V_0 \times M}$$

式中，m为氯化钠质量，g；V_0为硝酸银溶液体积，ml；M为氯化钠的摩尔质量，g/mol，［M（NaCl）=58. 442］。

参考答案

第一章

1. D　2. B　3. D　4. A　5. D　6. D

第二章

1. ABCD　2. ABC　3. A　4. B　5. D　6. ABC　7. D　8. A　9. D　10. C　11. B

第三章

1. C　2. B　3. A　4. A　5. B　6. B　7. A　8. D　9. A　10. D

11. C　12. C　13 B　14. A　15. D　16. A　17. D　18. C　19. A　20. D

21. C　22. B　23. A　24. A　25. C　26. A

第四章

1. B　2. C　3. C　4. B　5. B　6. C　7. B　8. C　9. A　10. A

11. B　12. B　13. C　14. B　15. D　16. B　17. A　18. B　19. C　20. D

21. B　22. C　23. A　24. C　25. D　26. B

第五章

1. B　2. A　3. B　4. C　5. A　6. C　7. A　8. C　9. D　10. C

11. A　12. B　13. D　14. B　15. C　16. B　17. B　18. D　19. B

参考文献

［1］朱道林.卫生理化检验技术［M］.北京：高等教育出版社，2015.

［2］梁康.卫生理化检验技术［M］.北京：人民卫生出版社，2002.

［3］黎源倩.食品理化检验［M］.北京：人民卫生出版社，2015.

［4］胡雪琴.食品理化检验分析技术［M］.北京：中国医药科技出版社，2017.

［5］黎源倩.食品理化检验［M］. 北京：人民卫生出版社，2006.

［6］孙成均.生物材料检验［M］.北京：人民卫生出版社，2017.

［7］郑铁生.临床生物化学检验［M］.北京：中国医药科技出版社，2018.

［8］连国军，曹建明.卫生理化检验学［M］.杭州：浙江大学出版社，2014.

［9］康维钧.水质理化检验［M］. 北京：人民卫生出版社，2015.

［10］张克荣.水质理化检验［M］. 北京：人民卫生出版社，2011.

［11］高蓉.卫生检验检疫实验教程：卫生理化检验分册［M］.北京：人民卫生出版社，2015.